ÉTHIQUE ET SOINS INFIRMIERS

Éthique et soins infirmiers

Sous la direction de

DANIELLE BLONDEAU

LES PRESSES DE L'UNIVERSITÉ DE MONTRÉAL

Données de catalogage avant publication (Canada)

Vedette principale au titre :

    Éthique et soins infirmiers
    Comprend des réf. bibliogr.

    ISBN 2-7606-1740-8

    1. Infirmières – Déontologie.
    2. Soins infirmiers – Pratique.
    3. Éthique médicale.
    4. Patients – Droits
    5. Relations infirmière-patient.
    6. Infirmières – Déontologie – Cas, Études de.
    I. Blondeau, Danielle, 1952- .

    RT85.E87 1999   174'.2   C99-940763-5

Les Presses de l'Université de Montréal remercient le ministère du Patrimoine canadien du soutien qui leur est accordé dans le cadre du Programme d'aide au développement de l'industrie de l'édition.

Les Presses de l'Université de Montréal remercient également le Conseil des Arts du Canada et la Société de développement des entreprises culturelles du Québec (SODEC).

Dépôt légal : 2ᵉ trimestre 1999
Bibliothèque nationale du Québec
© Les Presses de l'Université de Montréal, 1999

RÉIMPRIMÉ AU CANADA EN DÉCEMBRE 2006

Avant-propos

LES SCIENCES DE LA VIE — biologie, biochimie, médecine, biophysique, génétique, etc. — et les biotechnologies ont connu des progrès tels que nos connaissances actuelles sur la vie en général et ses relations avec l'univers s'en trouvent profondément modifiées. Par surcroît, ces découvertes ont souvent influencé les pratiques et les conduites avant même que leur pleine signification scientifique et morale ait pu être dégagée. Les changements provoqués sont si étendus, si profonds et si rapides qu'ils entraînent parfois incertitude et angoisse. On n'est plus tout à fait sûr de rien[1]. En même temps, le

---

1. Même les spécialistes ne sont pas tout à fait sûrs de ce qu'ils font. Par exemple, voir Jean Rostand (1959 : 119) : «Médecin et biologiste savent de moins en moins ce qu'ils font lorsqu'ils touchent à un être vivant.» Et W. S. Beck (1957 : 186) : «Quand on nous demande ce que sont les virus et ce qu'ils font, nous pouvons donner une réponse. Mais quand on nous interroge sur la vie, nous ne pouvons répondre que par un sourire énigmatique.» D'ailleurs, déjà en 1928, Ludwig Von Bertalanffy ([1928], 1962 : 1) écrivait, sur la crise en biologie, des lignes qui auraient pu se dire de la crise dans les sciences humaines : «Les fondements de nos pensées et de nos interrogations, considérés comme assurés jusqu'à aujourd'hui, se sont effondrés. À leur place, de nouvelles manières de voir, souvent paradoxales et apparemment contradictoires pour le commun des mortels, sont apparues sous des formes étonnamment variées. Parmi les idées qui sont encore chaudement contestées, il n'est pas encore possible de découvrir celles qui sont destinées à garder une place durable dans notre conception du monde.» Cinquante ans

champ des nouveaux possibles est si prometteur et les ouvertures sti-
mulantes sur l'avenir si nombreuses que les invitations pour changer
nos modes de faire, d'agir, de penser et de vivre surgissent de partout. D'où les malaises ressentis par un peu tout le monde : communautés scientifique et politique, éducateurs et éducatrices, parents,
citoyens et citoyennes. Quoi faire ? Pourquoi choisir ? Comment choisir ? Existe-t-il encore des frontières entre le bien et le mal, entre le
permis et le défendu, ou bien les valeurs sont-elles toutes relatives ? Si
quelque chose est possible par la science et la technologie, pourquoi
ne pas le faire ? Doit-on tout faire ce qui est possible ? À qui se fier ?
Aux Églises ? À l'État ? À la technique ? À la morale ? À la science ?

À ces questions certains penseurs et humanistes ont répondu :
l'agir humain ne peut être réglé par la science. La science ne peut dire
ce qui doit ou ne doit pas être fait. Henri Poincaré, grand mathéma-
ticien, disait que la science se définit et opère à l'indicatif ; jamais il
n'a été permis d'en tirer un impératif (1913 : 225). Albert Einstein
pensait exactement la même chose :

> La connaissance de ce qui est ne nous renseigne pas directement sur ce
> qui doit être. [...] La connaissance de la vérité comme telle est une chose
> merveilleuse, mais elle est si peu capable de servir de guide qu'elle ne
> peut même pas fournir la justification et la valeur de l'aspiration à con-
> naître la vérité (Einstein, 1952 : 25)[2].

Les réponses aux interrogations sur la conduite humaine viennent
de l'éthique, de la morale. Certes, il y a plusieurs façons de concevoir
l'éthique ou la morale, mais toutes sont intéressées par l'agir conforme à la nature humaine. En effet, parce qu'elle se préoccupe de
l'agir concret et contingent, l'éthique est tout le contraire d'une
science abstraite et spéculative. Elle tire ses principes, ses critères, ses
impératifs de la tradition et du passé, bien sûr, mais aussi du présent

---

plus tard, Jacques Monod (1970 : 181) posait à peu près le même diagnostic en affirmant
que « le prodigieux développement de la connaissance depuis trois siècles contraint
aujourd'hui l'homme à une révision déchirante de la conception, enracinée depuis
des dizaines de millions d'années, qu'il se faisait de lui-même et de sa relation avec
l'univers ».

2. L'auteur ajoute (Einstein, 1952 : 34) : « Les énoncés scientifiques ne peuvent pas
produire de règles morales. »

vécu ; sa démarche emprunte à la prudence, mais aussi à la jurisprudence ; la religion parfois l'inspire, mais la science sait aussi se faire
entendre. L'éthique suppose une vision de la nature humaine et de
l'univers, et même si elle a quelques idées fixes là-dessus, elle en a
encore plus qu'elle négocie sans cesse. En période de crise, comme
aujourd'hui, elle fait comme tout le monde : elle cherche ses points
de repère, réexamine ses critères et ses fondements, départage ses
« vrais » principes absolus et ses « moins vrais », évalue ses sources ou
ses apports extérieurs, tente de discerner la « valeur » des nouvelles
valeurs pour les intégrer aux siennes ou pour les y adapter.

Voilà aussi la tâche de l'éthique qui doit faire face aux questions
actuelles soulevées par les sciences de la vie et par les biotechnologies. D'où le premier objectif de ce livre : montrer les inévitables corrélations entre éthique, sciences de la vie et biotechnologies. Car les
savoirs et les pratiques technoscientifiques influencent autant qu'ils
sollicitent les directives de l'éthique. Ils fournissent des données et
des faits qui peuvent contribuer au travail de l'éthique. Par exemple,
ils peuvent clarifier les assises de tel présupposé, dissiper tel malen-
tendu ou telle crainte non fondée. Ils peuvent aussi contenir les possibilités et les pouvoirs de réaliser un projet donné, faute d'éclairage
sur les conséquences morales de son exécution. Dans la triade
« savoir, pouvoir, responsabilité morale », les deux premiers doivent
toujours se soumettre au troisième.

Pourtant, on ne le fait pas toujours. Ou on ne le sait pas toujours.
Certains pensent que l'éthique, ou la bioéthique, doit découler du
savoir scientifique. D'où le deuxième objectif de ce livre : apprendre à
connaître et à reconnaître l'éthique, apprendre à réfléchir selon le
point de vue de l'éthique. Et pour ce faire, partir de problèmes actuels reliés aux sciences de la vie comme l'avortement, les méthodes
de procréation assistée, le sida, l'euthanasie, etc. Tout le monde reconnaît le besoin urgent de la réflexion éthique. Face aux progrès
qu'elle connaît, l'époque est tiraillée entre l'enthousiasme et la peur.
Elle a besoin d'être guidée et rassurée dans ses prises de position éthique, car ce sont elles qui décideront du sens de l'avenir. Elle a besoin
de savoir non seulement que la conscience morale est plus importante que tout, mais que la plus boiteuse des consciences morales est
encore plus forte que tout.

Que la réflexion éthique soit inspirée par une perspective fonda-mentaliste, cela aussi paraît nécessaire. Il ne suffit pas d'affirmer que toutes les questions sont inédites et que tous les principes éthiques disponibles sont dépassés ou désuets. La réalité est plus riche, plus complexe. Et s'il faut rapidement trouver des réponses à certaines questions de l'heure, c'est que personne ne peut se contenter d'une morale provisoire, d'une morale adaptée ou d'une morale *a posteriori*. Même une morale de situation a besoin de racines. Car une morale qui s'adapte à tout ou qui sanctionne tout n'est pas morale. D'où la nécessité d'une éthique fondamentale qui peut tirer profit du para-digme de la complexité.

De là, aussi, le troisième objectif de ce livre : rejoindre non pas seulement les spécialistes en éthique ou en bioéthique, mais toutes les personnes qui s'intéressent à une approche éthique sereine de quelques questions actuelles.

Enfin, le titre même de ce livre précise un quatrième objectif : re-joindre particulièrement la communauté infirmière, en exercice ou en formation, de même que les professionnels de la santé en général. Le projet de ce livre a d'ailleurs pris naissance dans la conviction pro-fonde que les responsabilités morales qui incombent aux infirmières d'aujourd'hui sont considérables. En effet, dans leurs activités quoti-diennes, les situations sont nombreuses où l'exercice professionnel bénéficierait d'un supplément d'éclairage éthique.

Cet ouvrage se divise en cinq grandes parties. La première, « À propos de l'éthique », aborde quelques notions de base en éthique et examine certaines questions d'intérêt particulier comme l'agir hu-main et les liens entre le légal, le moral et le politique. La deuxième partie, « Éthique, valeurs et profession infirmière », met l'accent sur certaines valeurs promues par la profession et traite de questions comme la déontologie, le respect de la personne et la vie humaine. La troisième partie porte sur les « Droits des bénéficiaires » et explore la notion d'inaptitude quand il est question de consentir à des soins ou à des traitements. Cette partie s'achève par un chapitre présentant des histoires de cas qui visent à fournir aux étudiantes et aux étu-diants des outils pédagogiques pour s'exercer à l'analyse critique de situations problématiques qu'ont à affronter les infirmières dans l'exercice de leur profession. La quatrième partie, « Approche interdisciplinaire de questions actuelles», examine sous l'angle éthique quelques grandes questions de l'heure comme l'avortement, la mort et l'infection à VIH/sida. Chaque problème est traité selon une approche interdisciplinaire puisqu'elle est la méthode usuelle en bio-éthique. Enfin, la dernière partie, «Science et éthique», s'interroge sur les nouveaux liens entre la biologie et l'éthique, la science et la conscience, et passe en revue la contribution spéciale de grands penseurs et scientifiques de notre époque : Henri Atlan, Albert Jacquard, Henri Laborit et Edgar Morin.

Ce livre est dédié aux professionnels de la santé et, d'une façon très particulière, aux infirmières.

DANIELLE BLONDEAU

PREMIÈRE PARTIE

À propos de l'éthique

1 Introduction à l'éthique

Lucien Morin • Danielle Blondeau

L'ÉTHIQUE est en demande. Un peu partout. Un peu par tous. Le milieu de la santé et des soins infirmiers n'est pas sans ses appétits en la matière. Mais avant même d'en marquer les besoins et les demandes propres, il importe de préciser ce que nous entendons par éthique. Comme la prolifération des discours et des écrits est impressionnante, voire écrasante à maints égards, nous commencerons par ce qui nous est le plus familier, les mots. Car si certains parlent d'éthique, d'autres préfèrent parler de morale, allant jusqu'à voir des distinctions importantes entre les deux et les opposer, comme Jürgen Habermas (1991, 1992) par exemple. D'autres, c'est aussi notre cas, les emploient indifféremment. Comme dit Paul Ricœur (1996 : 200) : « Rien dans l'étymologie ou dans l'histoire de l'emploi des termes ne l'impose [la distinction entre les mots éthique et morale]. L'un vient du grec, l'autre du latin ; et les deux renvoient à l'idée intuitive de mœurs, de ce qui est estimé bon et de ce qui s'impose comme obligatoire. »

Les mots

Éthique et morale

«Éthique» vient de deux homonymes grecs, *êthos* et *éthos*. *Êthos* signifie d'abord le séjour habituel, l'habitat, la demeure des animaux.
C'est la première définition que retiennent les dictionnaires : «Lieux
accoutumés d'animaux, comme les lions, les poissons, les porcs, etc. »
Et les grands moralistes et théologiens, tel un Karl Barth, n'hésitent
pas à le rappeler, comme pour en souligner le sens fondamentalement concret du vécu terre à terre. Ensuite, *êthos* veut dire le caractère d'un individu, le signe particulier, distinctif, par lequel on le
reconnaît dans sa manière d'agir, de se comporter, de vivre. Un individu au caractère passionné, par exemple, conduira une campagne
politique avec enthousiasme, s'éprendra de la cause avec conviction,
s'adressera au public avec ferveur, etc. Quant à *éthos*, il signifie
mœurs, coutume, mais surtout habitude. Aristote (1978 : II, 2, 1220 a
39) a été un des premiers à mettre en évidence l'importance de l'éthique en tant qu'habitude, faisant même dériver le caractère d'une personne de ses habitudes : le caractère d'un individu *(êthos),* écrit-il,
«c'est ce qui reçoit son accroissement de l'habitude *(éthos)*». D'où la
tradition venue jusqu'à nous de considérer la qualité éthique d'une
personne, sa valeur morale, comme le produit d'habitudes apprises et
répétées[1].

«Morale» vient du latin *mos* (pluriel : *mores*) ; ses principales significations sont très proches des origines grecques d'éthique. Ernout et
Meillet (1959) le rappellent en soulignant que *mos* désigne essentiellement une «manière de se comporter, une façon d'agir, physique ou
morale, déterminée non par la loi, mais par l'usage ; désigne aussi
souvent la coutume». Le mot veut encore dire mœurs, habitude,
règle, mode de vie, etc. Enfin, certains voient encore dans *mos* le sens
de désir naturel, d'inclination naturelle à agir. C'est ainsi que l'expression de Plaute, *dominæ pervincere mores (Mostellaria)* est traduite par
«triompher des caprices, des désirs naturels de la maîtresse de maison».

---

1. Voir encore Aristote (1959 : II, 1, 1103 a 17) : «La vertu morale est le produit de
l'habitude, d'où lui est venu aussi son nom. »

Si l'étymologie et le sens des mots ne disent pas tout, ils nous mettent sur une piste solide : l'éthique est une affaire d'agir, concerne l'action humaine (*praxis*). Être humain, c'est être moral ; être moral, c'est agir. Il est important de le souligner dès le départ. En morale, en effet, on juge quelqu'un à l'œuvre, c'est-à-dire à l'acte : « On juge qui est quelqu'un à partir de ses œuvres (Aristote, 1978 : II, 1, 1219 b 12). » En éthique, « l'acte est l'œuvre, et c'est pourquoi le nom d'acte (*energeia*) est forgé sur œuvre (*ergon*) (Aristote, 1964 : IX, 1050 a 22) ». Voilà pourquoi celui qui n'agit pas, en morale, ne peut faire bien, être un être de bien — « qui ne fait rien en effet ne peut faire bien (Aristote, 1977 : VII, 3, 1325 a 21) ». Comme dit Pierre Aubenque (1963 : 136) en traduisant Aristote, « il ne suffit pas de le vouloir pour cesser d'être injuste et pour devenir juste ». La moralité réside dans l'action. Elle ne peut se contenter d'être une intention, fût-elle même bonne. Ce n'est pas le jugement ou le raisonnement moral qui permet de qualifier une personne de « morale », c'est son agir. Bref, la vie morale, vie de bien et de bonheur, est vie d'actualisation qui suppose et se voit à l'acte.

Si l'éthique s'intéresse à l'agir, elle s'intéresse surtout au « devoir – bien – agir ». L'acte moralement bon est celui qui est accompli parce qu'il devrait l'être. En d'autres mots, l'éthique considère l'agir humain sous l'angle du bien et du mal. D'où l'impératif général qui lui est inévitablement associé : « Il faut faire le bien et éviter le mal. » Aussi, l'éthique ne cherche pas à connaître pour connaître, mais à connaître pour mieux agir. Voilà pourquoi aussi, envisagée sous l'angle de la connaissance, il est assez courant de la définir comme une science pratique qui considère l'agir humain sous l'angle du bien et du mal.

Déontologie[2]

Tandis que la morale propose de « faire le bien et d'éviter le mal » et que ses règles fondamentales sont généralement suffisantes pour guider la conduite humaine, il arrive des situations où des précisions

---

2. Voir Danielle Blondeau (1992).

supplémentaires sont nécessaires. Ces situations concernent, notamment, les pratiques professionnelles. La déontologie vient alors clarifier l'impératif général de l'éthique en fournissant des outils plus formels qui guident la conduite particulière à l'intérieur d'une profession donnée. Pour ces raisons, la déontologie s'adresse à l'éthique d'une profession.

Au sujet du concept de « déontologie », *Le Petit Robert* dit déjà : « Théorie des devoirs professionnels. » *Larousse* ajoute : « Science qui traite des devoirs à accomplir » ; par exemple, la déontologie médicale, c'est l'« ensemble des règles qui régissent la conduite du médecin à l'égard de ses malades, de ses confrères ou de la société ». L'essentiel est là. En effet, dans ses racines grecques, *deontos* signifie : il faut, il convient, il est nécessaire, ce qui doit être, ce qu'il faut faire. La déontologie, c'est en quelque sorte une éthique de l'obligation, une éthique du devoir dans telle ou telle situation. La déontologie de l'infirmière fait ainsi référence aux devoirs qui lui incombent dans l'exercice de sa profession. Elle contient l'ensemble des valeurs et les règles de conduite qui en découlent. En ce sens, la déontologie fournit les repères propres à l'exercice d'une profession.

Morale et déontologie présentent donc des similitudes, mais s'articulent à des niveaux différents. Tandis que la morale renvoie à la nécessité, pour tout individu, de « faire le bien et d'éviter le mal », la déontologie agit comme complément à la morale générale en fournissant des outils plus précis et plus formels pour remplir les devoirs particuliers en matière professionnelle. Bref, la déontologie s'adresse à l'infirmière en tant que professionnelle plutôt qu'en tant qu'individu.

Codes de déontologie[3]

L'excellence exprime la valeur qui couronne l'idéal de toute profession. Aussi, le code de déontologie exhorte à une pratique dont les standards de qualité sont élevés. Dans cet esprit, le code de déontologie est généralement défini comme un recueil contenant les valeurs et les règles d'application morales propres à une profession. Par exemple, dans la mesure où la profession d'infirmière s'exerce à

---

3. Voir Danielle Blondeau (1992).

travers une relation d'aide, le code de déontologie pose le respect de la personne comme la valeur charnière. C'est d'ailleurs en vertu de cette valeur fondamentale que l'on trouve, entre autres, l'obligation professionnelle de non-discrimination (Conseil international des infirmières, 1973) et de confidentialité (Gouvernement du Québec, 1989).

Le code de déontologie trace les grandes lignes qui doivent guider l'agir professionnel. Et il rappelle sans cesse que c'est l'autonomie des bénéficiaires qui est au centre des activités de l'infirmière. Le principe de l'autonomie de la personne se greffe sur le principe plus général du respect de la personne et se concrétise par le droit à l'autodétermination. C'est la raison majeure qui explique, notamment, l'obligation pour l'infirmière de respecter les décisions d'une personne qui bénéficie de soins infirmiers. Ce principe est d'ailleurs exprimé dans le *Code de déontologie des infirmières et infirmiers*, publié par le Gouvernement du Québec (1989 : art. 3.01.04) : « Le professionnel en soins infirmiers [...] doit notamment : [...] respecter l'échelle de valeurs et les convictions personnelles de son client. » En vertu de sa capacité d'autodétermination, une personne peut refuser, par exemple, de recevoir le bain au lit prévu le matin, une médication ou une transfusion. Bref, une personne s'identifie à travers les choix qu'elle fait et les décisions qu'elle prend. Aussi, le respect de la personne passe obligatoirement par le respect de ses choix, c'est-à-dire par la reconnaissance de son droit à l'autodétermination.

Concernant la profession d'infirmière, il faut encore préciser qu'à côté du code de déontologie provincial, il existe également un code de déontologie international, celui du Conseil international des infirmières, où l'on trouve les règles générales de l'exercice professionnel. Ce code a été élaboré en 1953, révisé en 1965, puis en 1973. Il existe aussi un code national, celui de l'Association des infirmières et infirmiers du Canada, élaboré en 1980, révisé en 1985, puis en 1991 et en 1997. On constate donc que l'histoire d'une déontologie infirmière formelle est assez courte. Il faut cependant souligner que, contrairement aux autres codes, le code provincial revêt un caractère légal. Cela répond à une exigence du *Code des professions* (Gouvernement du Québec, 1973) selon lequel chaque corporation doit, par règlement, se doter d'un code de déontologie afin d'assurer la protection du public. La dimension légale rattachée au code vient, en quelque sorte, se superposer à sa dimension morale et sa présence ne nie en rien le caractère proprement moral d'un code de déontologie. Et jamais l'éthique ne peut se réduire ni se limiter au domaine juridique. « La présence légale n'est pas garante du critère de qualité promue et véhiculée à l'intérieur d'une profession. Ce critère relève de la responsabilité morale de chaque membre. Pourtant, évoluer dans la légalité oblige justement à prendre ses responsabilités pour rencontrer les standards exigés par le corps professionnel. C'est ainsi qu'il convient de saisir la dimension légale d'un service, car le professionnalisme ne se limite jamais au corporatisme légaliste (Blondeau, 1986 : 64-65). »

Bioéthique[4]

L'histoire de la bioéthique est récente. On dit que le terme a été introduit en 1971, aux États-Unis, par Potter Van Rensselaer, à la suite de la publication de son livre *Bioethics : Bridge to the Future* (cité dans Parizeau, 1987-1988). D'une façon plus générale, l'émergence de la bioéthique provient du malaise ressenti devant les développements prodigieux liés aux avancées scientifiques et aux nouvelles applications technologiques. Les changements issus des découvertes au sein, notamment, des sciences de la vie sont si étendus et si rapides qu'ils influent profondément sur les modes d'agir et de penser de notre civilisation. C'est dans ce contexte qu'est apparue la bioéthique, dans le but de répondre à certaines des interrogations et des nouvelles questions suscitées par un tel bouleversement. C'est peut-être pour cette raison qu'on a dit récemment que « la bioéthique est une entreprise de sagesse (Doucet, 1988)[5] ».

Vouloir définir la bioéthique s'annonce une tâche difficile, le statut épistémologique de cette discipline étant loin d'être clair et précis. Peut-être est-ce le lot de toute nouvelle discipline que de devoir reposer, à ses débuts, sur le provisoire du consensus paradigmatique. Néan-

---

4. Voir Danielle Blondeau (1992).

5. L'affirmation de Doucet rejoint la perception d'autres auteurs. Il s'agit, notamment, de Guy Durand (1987 : 317) et de David J. Roy (1976 : 309).

moins, Hubert Doucet, spécialiste en éthique médicale, fournit une bonne description de la bioéthique en y signalant les repères essentiels :

> La bioéthique ne s'identifie pas à la morale médicale ; elle en est plutôt une complémentaire alternative. Sa préoccupation peut se formuler ainsi : comment répondre avec sagesse aux défis nouveaux nés de l'extraordinaire entreprise de transformation humaine qu'est la biomédecine ? Le médecin avec son code d'éthique ne peut y répondre seul ; une approche systémique incluant les infirmières, les autres professionnels de la santé, les patients et même le public peut seule éclairer la complexité de la réalité. L'interdisciplinarité devient un des caractères fondamentaux de cette démarche. [...] En bioéthique, la réponse globale est tournée vers l'action : établir les conditions d'une prise de décision responsable et respectant l'ensemble des données d'une situation. [...] La bioéthique n'est donc pas d'abord un essai d'adaptation de l'éthique mais une expérience de renouvellement de cette dernière tant par l'objectif poursuivi que par la méthode utilisée. (Doucet, 1988 : 10-12)

Enfin, la bioéthique partage avec l'éthique la responsabilité de questionner les actions humaines sous l'angle du bien et du mal. Cela dit, il nous reste maintenant à mieux qualifier l'acte moral.

L'acte moral

Un acte spécifiquement humain

Certains de nos étudiants tombent dans le piège lorsqu'ils sont invités à commenter le jugement qui suit : « C'est connu, il arrive au gorille de tuer ses petits afin d'avoir accès plus rapidement à sa femelle. Ce crime est moralement plus grave que celui où le même gorille, fou de rage, étrangle un de ses congénères dans une lutte de territoire. » Aveuglés sans doute par une pitié tout anthropomorphique, des étudiants se disent en parfait accord avec cette opinion, se débattant même comme des diables dans un bénitier à la recherche d'arguments. Ils oublient tout simplement que le gorille qui croque son petit, comme le crocodile, sa gazelle bêlante ou le renard, son lièvre au cri strident, n'agissent ni moralement ni immoralement. Les animaux autres que les humains sont amoraux. L'acte moral bon ou mauvais, digne d'éloge ou de blâme, est un acte humain propre.

Partons du principe simple que les actes qui procèdent d'un être sont bons, dans la mesure où ils sont en accord avec ce qu'il est, avec sa nature. Or ce qui nous distingue, nous les humains, des autres animaux, c'est la raison et la volonté. « Parmi les actions que l'être humain fait, celles-là seules peuvent être appelées humaines qui sont les actions propres de l'homme considéré comme tel. Or, l'être humain diffère des êtres privés de raison en ce qu'il est le maître de ses actes. D'où il suit qu'il faut uniquement appeler humaines les seules actions dont l'homme est le maître. C'est par sa raison et sa volonté que l'être humain est maître de ses actes. Il n'y a donc de proprement humaines que les actions qui procèdent d'une volonté délibérée (Thomas d'Aquin, 1984 : I-II, q. 1, a. 1). »

Certes, il faudrait d'abord reconnaître qu'à la base de ses agirs rationnels et volontaires, il y a les tendances naturelles, les penchants animaux. En effet, il faut le dire, les êtres humains cherchent instinctivement, par nature, ce qui est bien pour eux, ce qui leur convient. Voilà ce qu'on entend par « désir naturel » et « inclination naturelle à agir ». Les humains n'ont pas besoin d'aller à l'école pour apprendre la soif et le sommeil, le plaisir de la connaissance et le désir naturel de connaître, etc. C'est un fait d'expérience : en commençant à vivre, l'être humain tend spontanément à se réaliser. Et cela est naturel, c'est-à-dire qu'on a le sentiment qu'on ne peut pas faire autrement, qu'on ne peut pas, sans un effort contre nature, résister et aller à l'encontre de ce dynamisme positif qui pousse vers l'avant. Dans ce même élan premier, l'être humain sait aussi, d'une manière confuse mais en même temps certaine, que pour atteindre son bien, c'est-à-dire réaliser sa nature, n'importe quelle manière de vivre ou d'agir ne convient pas : il y a une bonne et une mauvaise manière de vivre sa vie, et c'est la bonne qu'il souhaite, naturellement. À partir de ce principe, l'être humain en arrive, avec le temps, à départager les manières d'agir qu'il a en commun avec les autres animaux et celles qui conviennent en propre à *sa* nature. En effet, l'animal atteint de la rage se comportera férocement. Par contre, l'être humain qui ressent une profonde colère pourra, grâce à sa volonté, réprimer les mouvements de violence qui montent en lui. C'est à ce moment que s'installe l'être éthique, celui qui conclut qu'il existe non seulement des coutumes et des mœurs variées, mais aussi des conduites spécifiquement humaines à respecter, qui ne relèvent pas du hasard ou du caprice, mais bien de sa nature humaine. Si les humains agissent de telle manière plutôt qu'autrement, c'est parce qu'ils savent désormais que c'est *la* bonne manière de se conduire quand on est humain, c'est-à-dire la manière morale.

Certes, encore, il faudrait ajouter qu'il existe au moins deux grandes catégories d'actes quand il est question des êtres humains. D'un côté, il y a l'«acte humain» à proprement parler, celui qu'un individu accomplit consciemment et délibérément et dont on peut dire qu'il est tenu pour responsable. C'est précisément cette sorte d'acte qui qualifie en propre la conduite humaine et qui forme la matière de l'éthique. Grâce à sa raison, l'être humain peut évaluer ses actions et leurs conséquences possibles, y réfléchir, les critiquer, voire les anticiper. Il pourra ensuite exercer sa liberté et choisir l'acte le plus convenable. À ce moment, il est tenu pour responsable de son agir puisqu'il est doué de raison et libre. D'où la triade «raison, liberté, responsabilité» associée à tout acte moral. Même commandée, l'action passe toujours par le filtre de notre raison. Nous en sommes, par conséquent, responsables. De l'autre côté, il y a ce que l'on pourrait appeler des «actes d'humain», c'est-à-dire ceux qui sont toujours le fait du sujet humain, mais matériellement seulement, c'est-à-dire non en tant qu'être responsable. Ces «actes d'humain» sont ceux de la petite enfance, par exemple, de l'état de folie ou de certains états particuliers, comme le sommeil et le réflexe, et ils n'engagent aucunement les attributs propres de l'être humain. Or ces «actes d'humain» ne caractérisent pas la conduite humaine au sens propre et n'ont aucune signification morale. En effet, ces actes n'engagent ni la raison, ni la volonté, ni la liberté. Ainsi, porter de la nourriture à sa bouche de manière distraite et mécanique serait un «acte d'humain», alors que choisir de manger tel mets plutôt que tel autre serait un «acte humain». S'endormir en lisant un livre ou en regardant la télévision serait un «acte d'humain», alors que décider consciemment de se mettre au lit dans le but de dormir serait un «acte humain». De sorte que, et pour résumer, «agir ou vivre conformément à la nature humaine», c'est «agir ou vivre conformément à la raison», comme l'a aussi exprimé Pascal (1949: 536): «La vraie nature de l'homme, son vrai bien, et la vraie vertu et la vraie religion, sont choses dont la raison est inséparable. » Nos actes humains au sens strict ne procèdent pas, comme les comportements des animaux, d'un instinct naturel, déterminé, mais plutôt du jugement libre de la raison. Nous agissons *bien* quand nous agissons *raisonnablement*, c'est-à-dire en accord avec la raison et la liberté, conformément à ce que la raison a jugé qu'il fallait faire.

Mais cela ne veut pas dire que n'importe quelle règle de conduite pourrait être à la base d'actes bons du seul fait d'avoir été pensée dans la raison de quelqu'un. Être raisonnable implique plus. Un acte raisonnable est celui non pas seulement d'une personne qui pense, mais d'une personne qui pense selon la raison, d'une façon qui la portera à agir avec bon sens et avec mesure. *Le Petit Robert* le confirme en rappelant ce qui est à la portée de tous : « Raisonnable : 2. Qui pense selon la raison, se conduit avec bon sens et mesure, d'une manière réfléchie. » « Raisonnablement : 1. Conformément [...] au bon sens ; 2. Avec mesure, modération. » Le sens même de ces mots paraît indiquer que la raison constitue une mesure de nos actes.

Ce sont de tels actes mesurés qui, répétés, permettront la croissance morale d'une personne. À l'opposé, ce sont des actes « déraisonnables », des actes impliquant de la démesure, qui empêcheront ou détruiront le développement moral. De tels actes pèchent soit par excès, soit par défaut. C'est un peu comme pour l'athlète qui s'entraîne pour améliorer sa forme physique : s'il « pousse trop », s'il exagère au chapitre de la quantité et de l'intensité des exercices, il s'affaiblira ; mais s'il ne fait pas assez d'exercices, il n'améliorera pas non plus sa forme. Même chose en matière de santé : si une personne se met à trop manger, elle compromet, à la longue, sa santé ; mais si, dans un effort désespéré pour maigrir, elle se soumet à un régime trop sévère et mange moins qu'il ne le faudrait, elle détruira aussi sa santé.

Il en va de même pour la croissance morale : c'est la juste mesure qui la produit. Celui qui se met à avoir peur de tout et à fuir constamment sans jamais affronter les dangers devient peureux, et plus il prend l'habitude de laisser ses peurs le paralyser, plus la lâcheté s'installe en lui. Mais celui qui n'a peur de rien et se précipite au-devant de tous les dangers devient téméraire. Les deux ont donné une certaine « forme » à leur caractère, mais cette forme n'est pas celle qui porte la marque de la raison. Le développement moral, en l'occurrence ici la formation au courage, procéderait au contraire de réactions plus mesurées devant les dangers et les peurs qu'ils peuvent susciter. Même chose en ce qui concerne les plaisirs sensibles : celui qui prend l'habitude de ne se refuser aucun plaisir devient « intempérant », c'est-à-dire incapable de tempérer ses désirs, tandis qu'à l'autre extrême celui qui décide de ne s'en accorder aucun devient un « monstre » d'insensibilité. La formation morale relative aux plaisirs des sens, qu'on appelle « tempérance », dans la mesure où elle donne la capacité de tempérer, de réfréner ses appétits de jouissance, résultera de réactions plus modérées, moins exagérées, face aux occasions de plaisir qui se présentent. On pourrait multiplier les exemples, tous confirmeront le même principe : ce n'est qu'en accomplissant à répétition des actes qui comportent une juste mesure qu'on agit moralement, c'est-à-dire de manière spécifiquement humaine, et partant, qu'on devient moralement bien formé. La croissance morale d'une personne découle, autrement dit, de ses actes mesurés par la raison.

Voilà pourquoi l'être moral est un être responsable. Par sa capacité de raison, il assume le poids de ses gestes ainsi que les conséquences liées à ses choix. Être responsable, c'est endosser pleinement un engagement. Mais, pourrait-on se demander, un être humain est-il vraiment responsable de *tous* ses actes, tous lui sont-ils également imputables ? Il faudrait certainement nuancer, car certains facteurs peuvent affecter et altérer la responsabilité ou l'imputabilité d'un acte : l'ignorance, la passion, la peur et la violence, par exemple. Ulysse est capitaine de navire, mais il ignore tout de la musique. Hippocrate est chirurgien et ignore tout de la métaphysique. En soi, leur ignorance n'a aucune importance sur le plan de l'éthique. Par contre, Ulysse ne peut accepter de piloter le *Titanic* un beau matin en ignorant les conditions de navigation dans l'Atlantique Nord, et Hippocrate ne peut consentir à opérer un patient atteint d'un anévrisme cérébral en ignorant tout des caractéristiques de cette anomalie. Dans chacun de ces cas, des conséquences morales directes découlent de l'ignorance. Le manque de connaissances, ici, devrait moralement obliger nos spécialistes à se contenir, à s'interdire d'accomplir les actes proposés. Pour qu'un acte soit moral, il faut toujours qu'il soit exécuté par quelqu'un qui sait ce qu'il fait. Ainsi, l'inspecteur Clouseau passe au travers des situations les plus dangereuses sans que jamais la peur le paralyse ; il n'a pourtant rien d'un homme courageux, car il ne comprend rien des dangers qui le menacent et n'échappe chaque fois à la mort que grâce à sa chance incroyable.

Ce n'est pas tout. En plus de la connaissance, il faut encore que l'acte n'ait pas été accompli simplement sous le coup de l'émotion, mais qu'il ait fait l'objet d'un choix. Et non seulement faut-il que la personne ait choisi de poser l'acte bon et raisonnable, il faut encore qu'elle l'ait choisi pour lui-même, c'est-à-dire parce que sa raison et sa conscience lui disaient que, dans les circonstances, c'est ce qu'il fallait faire, et non pour un autre motif. Si c'est seulement par peur d'être puni, ou par désir d'une récompense, ou encore par vaine gloire, c'est-à-dire pour se faire remarquer, qu'une personne agit bien, elle n'agit pas « par vertu morale » ; elle ne manifeste pas qu'elle posséderait une formation morale. Ainsi, on pourra douter que l'inspecteur Clouseau agit moralement quand, en de nombreuses circonstances, il agit par intuition, flair ou instinct plutôt que par choix délibéré. Enfin, il faut que la personne fasse preuve de constance dans les actes raisonnables, qu'elle ait une stabilité intérieure, de sorte que rien ne puisse la détourner de sa conscience. Si on a affaire à une velléité passagère, ou à un acte isolé, ce ne sera pas le fait d'une personne moralement accomplie. C'est l'habitude, soit la constance, qui façonne l'être moral. Pour revenir à l'inspecteur Clouseau, il lui arrive de réagir d'une manière donnée, dans certaines situations dangereuses, non pas parce que c'est là, pour lui, l'acte courageux à poser, mais parce qu'il n'a pas d'autre moyen de s'en sortir. Dans de telles circonstances, on dira peut-être que l'inspecteur Clouseau a un surprenant instinct de survie, mais pas qu'il est courageux.

Un acte visant le bien de la personne

Il y a donc différentes sortes d'actes dont certains sont spécifiquement humains. Outre les activités humaines de morale, il y a les activités humaines d'art et de science. Ensemble, elles couvrent à peu près l'essentiel de la spécificité humaine. Quelle serait alors la différence entre une activité scientifique, une activité artistique et une activité morale ? Il est une manière de les distinguer, parmi les plus fondamentales, qui considère la finalité de l'acte. L'activité de connaissance scientifique vise le vrai, le connaître en tant que connaître ; l'activité d'art vise la connaissance en vue de produire une œuvre ; l'activité morale vise le bien de la personne entière. Certes, il faudrait commencer par définir le bien, mais certains pensent qu'il est indéfinissable[6]. Pourtant, il a un premier sens très commun (ce vers quoi toute chose tend) s'appliquant à toutes les sortes d'activités, comme le faisait observer Aristote (1959 : I, 1, 1094 a 1-3) : « Tout art et toute investigation, et pareillement toute action et tout choix tendent vers quelque bien, à ce qu'il semble. Aussi a-t-on déclaré avec raison que le Bien est ce à quoi toutes choses tendent[7]. » Certains esprits perspicaces se demanderont sans doute si cette affirmation n'est pas contredite par le fait commun qu'un individu préfère parfois le mal. En effet, si le bien est ce vers quoi toute chose tend, comment expliquer qu'un individu choisisse le mal ? En réalité, on ne choisit le mal que dans la mesure où on le considère sous les apparences d'un bien ou en tant qu'il est associable d'une façon quelconque à un bien. Nous ne décidons pas de manger de la viande avariée parce qu'elle est mauvaise pour notre santé, mais parce que, au moment où nous la mangeons, elle a bon goût. Et ainsi de suite pour tous les cas semblables. Comme tel, c'est toujours le bien que l'on désire et que l'on recherche.

Le bien, c'est donc une fin en vue de quoi on agit. Cette fin est ce qui perfectionne, ce qui ajoute à un être la qualité de « complétude », pour ainsi dire. En d'autres mots, le bien, c'est ce qui convient à l'être humain. De manière analogue, on dira que la fin du pépin, soit son bien, c'est la pomme mûre, ce qui est signe tangible que la « perfection » de la nature de pomme a été accomplie. Donc, quand quelque chose a atteint sa fin, son but, a réalisé sa nature en somme, on comprend que c'est cela son bien ; on peut alors dire que la fin et le bien sont coextensifs.

Le bien se dit encore de *ce qui* atteint sa fin ou sa perfection, comme lorsqu'une personne qui a passé ses épreuves en soins infirmiers est dite « bonne » en ce domaine. Le bien se dit aussi de *ce qui* joue le rôle de moyen pour atteindre un but. La médecine, par exemple, est dite « bonne » dans la mesure où elle est un outil efficace pour

---

6. C'est la position célèbre de G. E. Moore ([1903], 1968).
7. Voir aussi Aristote (1932 : I, 7, 1363 b 13-18).

rétablir la santé, celle-ci étant poursuivie comme un bien. Le bien se dit encore de *ce qui* accompagne la fin, une fois celle-ci atteinte. Pensons au plaisir qui accompagne, par exemple, la victoire d'un match de championnat. Enfin, le bien se dit de la *personne* elle-même susceptible d'atteindre à une perfection; on dit d'Adrénaline, étudiante en architecture, qu'elle est «bonne» parce qu'elle est douée pour la profession qu'elle a choisie, qu'elle a un talent prometteur, etc. Bref, le bien a d'abord raison de fin, ce que vise toute chose.

Il y a plus. Le bien est une qualité de l'être, une perfection de l'être. En d'autres mots, le bien est d'abord dans les choses, c'est-à-dire quelque chose de réel, ou n'est pas du tout. C'est très important. Le bien de la banane que je mange n'est pas dans ma tête, mais dans la banane que je mange. Il fait que la banane est comestible, est une bonne banane, ce que n'est pas une banane vert martien, et, en même temps, il fait qu'une bonne banane n'est pas la même chose qu'un bon poison, un bon violon ou un bon électron. Comme le bien est signe de perfection, plus un être est ce qui exprime le mieux sa nature, plus il est déterminé, moins il est autre chose. Bref, le bien est d'abord dans les choses — un bon médicament, un bon raisonnement, un bon aliment.

Pourtant, n'avons-nous pas l'expérience d'aimer des choses qui ne sont pas aimables (la cigarette, par exemple) et de n'en pas aimer d'autres qui le sont (les épinards, par exemple)? En d'autres mots, est-ce que le bien n'est pas tout simplement une question de subjectivité, de goût personnel? C'est certainement une opinion répandue. À vrai dire, il faut tenir compte des deux. Si je désire manger une banane, c'est premièrement parce que la banane est en soi bonne à manger et, deuxièmement, parce que j'aime les bananes. Les bananes ne sont pas bonnes parce que je les aime, je les aime parce qu'elles sont bonnes. Il y a un pôle objectif au bien qui est dans les choses et un pôle subjectif qui est dans l'appétit, le désir. C'est le premier qui détermine le second. Si mon jugement est défectueux, si je ne suis pas capable de reconnaître le bien dans une chose, de reconnaître une chose en tant qu'elle est bonne, une bonne banane, mes désirs ou mes appétits risquent fort de se tromper et de *me* tromper. C'est grave. Non seulement je serai incapable de distinguer une bonne d'une mauvaise banane, mais je risque de crever de faim bêtement, ne sachant pas distinguer l'être de l'apparaître. Heureusement, comme nous l'avons signalé plus haut, la nature nous a pourvus de tendances, d'appétits naturels premiers. Par nature, nous désirons ce qui est bon pour nous, ce désir étant déjà inscrit en nous à notre naissance. Si j'aime le saumon fumé, c'est que la nature s'est déjà assurée que je désire les nourritures qui sont bonnes pour ma santé. Si j'aime étudier en sciences, c'est encore parce que la nature a fait en sorte que «tout homme désire naturellement connaître[8]». En bout de piste, plus un bien est naturel et fondamental, plus il est principe et mesure des autres biens. Et plus on voudra s'assurer de toujours choisir les meilleurs biens possible, plus il faudra faire un effort pour bien connaître la nature réelle des choses et y soumettre ses propres appétits.

Quel lien tout cela a-t-il avec l'éthique? Pour l'être humain, le bien moral vient chapeauter tous les autres en quelque sorte, car seul le bien moral assure la perfection de la personne précisément en tant qu'être humain. En d'autres mots, nos qualités morales viennent perfectionner non seulement nos actes, mais nos personnes mêmes. Dans tous les autres domaines d'excellence — la science, l'art, la santé, etc. —, le bien ne permet jamais de qualifier la personne autrement que partiellement. Ainsi, on dira d'Hippocrate que c'est un bon médecin, d'Einstein, un bon scientifique, de Steffi Graf, une bonne joueuse de tennis, etc., en comprenant très bien que la reconnaissance de ces qualités n'est aucunement une reconnaissance simultanée de la qualité des personnes en tant que personnes. Il n'y a qu'en morale que l'on peut dire de quelqu'un que c'est une bonne personne, sans plus. Une bonne personne, une personne morale est celle qui agit le plus conformément aux exigences de la nature humaine et à celles de sa nature individuelle propre, c'est-à-dire en poursuivant les «bonnes» fins. Une mauvaise personne, une personne immorale est celle, par conséquent, qui est le plus éloignée par ses choix et par ses agirs de ses fins proprement et spécifiquement humaines. Voilà pourquoi l'acte moral est plus important que tous les autres, le fondement de tous les autres d'une certaine manière, lui seul ayant le bien de la personne en tant que personne comme fin.

8. C'est la première ligne de la *Métaphysique* d'Aristote.

Insistons. Cette question du bien considéré en tant que vertu du tout de la personne est au centre de l'éthique. Mais comment être moral ? Comment toujours choisir le bien dans la vie de tous les jours ? Voilà le défi existentiel de l'être moral : être authentiquement humain, c'est ne pas savoir d'avance comment l'être avec certitude.

L'activité morale vise donc le bien de la personne prise comme un tout. Cette finalité propre la distingue des activités scientifiques et artistiques. En effet, les qualités intellectuelles (les sciences et les arts, par exemple) ne sont pas des qualités morales (justice, tempérance, courage) et ne peuvent, non plus, se substituer à elles pour rendre «bonne» la personne. Étant des perfections de l'intelligence, elles n'obligent qu'à une adhésion intellectuelle ; elles n'engagent pas ni ne bonifient tout le sujet humain. Ainsi, un bon architecte peut bien battre son épouse et mentir dans sa déclaration de revenus, c'est-à-dire être une mauvaise personne. En effet, l'art et la science, qualités ou vertus de l'intelligence, ne peuvent rendre compte de la personne prise comme un tout. Ils ne peuvent rendre bon tout l'être de la personne. En d'autres mots, face au bien moral, les qualités purement intellectuelles de science et d'art sont par nature indifférentes au bien et au mal. Comme disait un vieil adage, même le savant le plus parfait est capable d'injurier Dieu. Ce qui signifie que le plus grand bien pour la partie (l'intelligence) peut être le plus grand mal pour le tout (la personne elle-même).

Il y a plus. C'est encore dans leur principe de fonctionnement que les qualités intellectuelles de science et d'art ne sont pas du tout des perfections comme telles de la personne. L'intelligence procède quasiment par mode de «désintégration», prenant un tout et le décomposant en ses parties. Car pour saisir le vrai, il lui faut atteindre la quiddité, l'essence, comme on dit en philosophie naturelle, et l'essence est principe de distinction, de diversité et de séparation. Il en va tout autrement quand il s'agit des qualités morales qui, elles, sont ordonnées à la poursuite du bien. La fin est ce qui unit, fait tout, intègre et unifie le divers. On le voit déjà dans l'ordre moral lui-même, où la justice est perçue comme la plus intellectuelle des «vertus», comme disait Platon, parce que, justement, elle exige de connaître et de distinguer avec circonspection et ordre, ce qui est très différent de l'amour et de l'amitié, vertus réconciliatrices par excellence.

Pour terminer, rappelons l'interdépendance des qualités morales. Par exemple, non seulement le tempérant doit-il être prêt à affronter et à vaincre la virulence des passions de la chair, il doit aussi être capable de surmonter les difficultés que peuvent susciter chez lui la crainte de la mort, le respect d'autrui, etc. Ainsi, l'attachement au bien dans un secteur donné de l'agir moral exige une adhésion pleine et entière. C'est toute la personne, avec toutes ses dispositions morales, qui est au cœur de chaque action morale — pas de spécialisation possible, au contraire des vertus intellectuelles. Voilà pourquoi d'ailleurs les corrections ou conversions morales sont plus pénibles que les corrections ou conversions intellectuelles ; elles comportent un déplacement, une reprise de tout l'être.

Pour résumer, si nous pouvons dire de Julia qu'elle est bonne architecte et de Julie qu'elle est bonne biologiste, nous ne dirons pas pour autant que c'est la qualité d'art de Julia ni la qualité de science de Julie qui en font de « bonnes personnes ». Nous savons qu'une bonne architecte n'est pas une « bonne personne » du seul fait qu'elle est bonne architecte, et qu'une mauvaise architecte peut encore être une « bonne personne ». Nous savons encore que si la nature humaine n'exige pas de tous les humains qu'ils soient des architectes, elle exige par contre qu'ils soient tous des êtres bons. Le bien de l'agir moral est donc celui qui fait d'un être humain un être bon, purement et simplement. Le bien de l'agir moral est effectivement le produit de mon action, de ma conduite raisonnable, et non le résultat de ma science théorique ni de mon habileté dans un art. Ce bien exige l'engagement total de ma personne, et non seulement d'une partie de moi-même. Ce bien me rend bon, moi, c'est-à-dire entraîne une amélioration ou une bonification de toute ma personne, et non quelque chose d'extérieur à moi. Cela s'apprécie assez facilement. Quand je donne de mes avoirs à un plus démuni que moi, c'est moi qui deviens bon, qui suis bon, non la main qui donne. Et si par malheur je tue quelqu'un, c'est encore moi, et non mon arme, qui suis en cause, moi en tant que personne moralement responsable, et non mon index qui a appuyé sur la gâchette. Bref, dans l'agir moral, l'enjeu de la conduite concerne toujours la plénitude de celui qui agit, c'est le bien de la personne entière qui est engagé. À la limite, c'est ce bien moral qui me conduit au bonheur, le mien.

Un acte visant le juste milieu
en matière d'actions et d'émotions

Il y a plus. Un acte moral est celui qui vise le juste milieu. Mais de quel juste milieu s'agit-il, pourrait-on demander[9]? C'est qu'il en existe deux sortes : l'absolu (celui des «choses») et le relatif (celui qui est «quant à nous»). Astérix a invité Obélix à dîner et lui a préparé six hamburgers. Toutefois, six hamburgers, ce serait beaucoup trop pour Vercingétorix, l'autre ami d'Astérix, qui n'en mangerait certainement pas plus que deux. Sensibilisé à la nécessité de viser en tout le juste milieu, Astérix s'interroge : combien en mangera-t-il, lui? En absolu, le juste milieu «des choses» (la quantité de hamburgers, en l'occurrence) se situe entre deux et six. Mais quatre hamburgers, c'est bien au-delà de l'appétit d'Astérix. Le juste milieu qu'il doit viser pour lui serait situé entre ce qui est trop et ce qui n'est pas assez *relativement* à lui. Il en va ainsi dans la croissance morale : la juste mesure ne se détermine pas dans l'absolu, elle n'est pas unique et identique pour tout le monde, mais doit être établie en fonction de ce qui est raisonnable pour chaque personne. La personne morale ne vise pas le milieu «des choses», mais le milieu «quant à elle».

Si l'action morale vise un juste milieu, celui-ci n'est pas synonyme de médiocrité ; il correspond à ce qu'il y a de meilleur, ce qui dispose à la façon d'agir la plus raisonnable. En ce sens, l'acte moral s'oppose au vice ou à la perversion, qui correspondent à la façon d'agir la pire, c'est-à-dire la plus déraisonnable. Et le bien, la juste mesure, se situe entre l'excès et le défaut[10]. Ainsi, la libéralité est un juste milieu entre la prodigalité, qui porte à donner à l'excès et à dilapider ses ressources, et l'avarice, qui porte à ne pas donner assez. Le courage est un juste milieu entre la présomption, qui porte à une confiance excessive dans les dangers, et la lâcheté, qui porte à manquer complètement de confiance et de fermeté. Mais que le courage soit un juste milieu

---

9. Voir Lucien Morin et Louis Brunet (1996 : 225-280). Le traitement de toutes ces questions par ces auteurs, beaucoup plus développé, nous a largement inspirés.

10. Voir Aristote (1959 : II, 6, 1107 a 6-7) : «Dans l'ordre de la substance et de la définition exprimant ce qu'est la chose, la vertu est une médiété, tandis que dans l'ordre de l'excellence et du parfait, c'est un sommet.»

n'empêche personne de devenir extrêmement courageux, c'est-à-dire de pousser à la plus grande perfection possible la capacité de se comporter raisonnablement quand vient le temps d'affronter les difficultés qui nous font peur.

Cela dit, juste milieu en quelle matière, exactement? En matière d'émotions (ou de passions, d'affections) et d'actions. «La vertu morale, écrit Aristote (1959 : II, 5, 1106 b 15-16), c'est celle qui a rapport à des affections et des actions, matières en lesquelles il y a excès, défaut et moyen.» En effet, qu'il s'agisse d'avoir peur, de faire preuve d'audace, de désirer ou d'avoir de la répugnance, de se mettre en colère ou de s'apitoyer, de se réjouir ou de s'attrister, on peut le faire trop ou pas assez. Et on le fera mal quand on le fera plus qu'il ne faut, ou moins qu'il ne faut. Tandis que si on a peur ou pitié de ce qu'il faut, comme il faut, pour des motifs qui conviennent, on atteindra le juste milieu dans la façon de ressentir ses émotions. De même en matière d'actions, comme dans les échanges, dans ce qu'on exige des autres ou dans ce qu'on est prêt à leur donner : il y a en cela du «trop», du «pas assez» et du «juste assez». Là aussi, on blâme les extrêmes et on approuve le juste milieu. Bref, qu'il s'agisse d'émotions ou d'actions, la personne moralement formée se reconnaîtra à sa capacité de choisir et d'accomplir ce que, compte tenu de ce qu'elle est et des circonstances dans lesquelles elle se trouve, elle peut raisonnablement considérer comme le juste milieu.

Il est bien entendu que, pour atteindre un tel juste milieu, tant dans les émotions que dans les actions, il faudra que la raison y exerce son contrôle. Pour les actions, le contrôle de la raison ne pose pas problème. Il en va très différemment en ce qui concerne les émotions : jusqu'à quel point est-il souhaitable ou même possible que la raison exerce un contrôle sur les émotions? Ne perdra-t-on pas toute sa spontanéité, tout son naturel si, chaque fois qu'on est sur le point d'éprouver une émotion, on doit se demander si on la ressent «comme il faut», ou bien si on la ressent trop ou pas assez? Advenant qu'une émotion (de joie ou de colère) qui monte soit «trop forte» ou inappropriée, qu'elle pousse à une action qui dépasse les bornes du raisonnable, il ne semble pas qu'on puisse l'apaiser ou la chasser simplement en claquant des doigts. Faudrait-il la réprimer, la refouler? Et advenant que l'émotion, telle une aversion ou une peur, retienne indûment de faire des actes, est-il vraiment toujours possible de la surmonter? En d'autres mots, qu'il s'agisse des émotions qui «poussent trop» ou qui «retiennent trop», celui qui les éprouve peut-il à volonté exercer un contrôle sur elles?

D'abord, il faut admettre qu'une émotion ne se maîtise pas aussi facilement qu'une action. Une action est toujours «soumise» à la raison. Il suffit que la raison établisse ce qu'il faut faire, l'action suivra sans opposer la moindre résistance. Il en va tout autrement pour les émotions. Comme leur nom l'indique, celles-ci ont leur mouvement (motion) propre, elles comportent une tendance qui peut pousser en sens contraire de ce que la raison a établi. Miss Piggy fait son épicerie. Elle passe à la caisse. Elle ouvre son sac à main, en sort la somme d'argent exigée comme paiement et la remet à la caissière. Ces actions sont faciles. Mais de retour à la maison, une fringale la prend. Sa raison est là pour lui rappeler qu'elle est au régime, mais elle éprouve une envie irrésistible de savourer quelques-uns des biscuits au chocolat qu'elle vient d'acheter. Et voilà Miss Piggy déchirée. «Comme il est dur d'être au régime», soupire-t-elle, en constatant une fois de plus à quel point sa passion pour la nourriture la pousse à manger bien au-delà de ce que sa raison lui présente comme raisonnable.

Parfois, aussi, l'émotion, loin de nous pousser trop loin, nous porte à fuir, à rester bien en deçà de ce qui serait raisonnable. Tartarin, le célèbre personnage d'Alphonse Daudet, a en lui à la fois un Don Quichotte et un Sancho Pança. Son Don Quichotte l'invite à de courageux exploits, lui fait « décider » de son prochain départ pour la chasse aux lions. Mais son Sancho Pança manifeste beaucoup de résistance : il a peur des lions, il a peur des fatigues du voyage, il est très attaché au confort douillet et à la sécurité. À cause de lui, Tartarin n'en finit plus de retarder son départ, en dépit du fait que les yeux de tous ceux qui l'ont entendu se vanter de ses exploits passés ou futurs sont fixés sur lui. Les émotions résistent parfois au contrôle de la raison. Pour illustrer cette résistance des émotions ou des passions, Aristote compare le contrôle de la raison sur elles à un gouvernement « politique », c'est-à-dire à un règne sur des êtres libres, dirigés certes, mais capables de mouvements propres. À l'opposé, il dit que la raison exerce sur les membres du corps par lesquels nous exécutons nos actions (comme courir, manger, remuer de l'eau, etc.) une autorité tyrannique : elle les gouverne comme des esclaves incapables d'opposer la moindre résistance.

Bref, quand nous disons que la formation morale implique un contrôle de la raison à la fois sur les émotions et les actions, il faut tenir compte de cette différence que nous venons de signaler dans la modalité de ce contrôle. Aussi, canaliser les émotions pour les soumettre à la raison ne veut pas dire les étouffer : comme disait Pascal, « rien ne se fait de grand sans la passion ». Mais, encore une fois, pas à n'importe quelle condition. À l'instar des actions, elles devront, pour s'exprimer de façon authentiquement humaine, être soumises à la règle du juste milieu.

Un acte circonstancié

Parmi les critères qui permettent de qualifier la valeur morale d'un acte humain, le premier, avons-nous vu, est fondé sur la spécificité de la nature humaine : un acte moral doit être raisonnable et volontaire, c'est-à-dire responsable. Digérer, marcher, rêver, etc. ne sont pas des actes moraux. Seuls le sont ceux pour lesquels on peut être loué ou blâmé, autre critère déjà mentionné. C'est important de le rappeler : on ne loue pas la neige de neiger, pas plus qu'on ne blâme le tremblement de terre d'avoir causé la mort. La morale est absente de ces actes de nature. Aussi, l'acte moral n'existe que chez l'humain et quand l'action anticipée, voulue et choisie a été effectivement réalisée. On peut vouloir de toute son âme et de toutes ses forces venir en aide aux sinistrés de la région voisine, tant qu'on ne passe pas à l'acte, le projet n'est qu'une abstraction, un souhait, une idée. La générosité, comme toutes les qualités morales, suppose l'action concrète. Aussi, le point de chute de l'acte moral est toujours le concret, le singulier et le particulier. Voilà pourquoi en éthique, lieu d'actions individuelles et, par conséquent, infiniment variables, il est impossible de ne pas tenir compte des circonstances. Et celles-ci sont multiples. Elles concernent, entre autres, l'agent, l'acte, le résultat, le temps, le lieu, etc. C'est un peu comme ce qui se passe dans les sciences pratiques en général. L'infirmière, par exemple, qui évalue le problème de santé d'un client considère toutes sortes de circonstances : Qui est ce client ? Quelles sont ses expériences de maladie antérieures ?

Comment se sont manifestés les premiers malaises? De quel soutien familial bénéficie-t-il? Quelles sont ses croyances religieuses? Le détective qui enquête sur un meurtre fait de même, comme le montrent les interminables questions de Colombo, d'Hercule Poirot et de Sherlock Holmes. Or il en va de même sur le plan moral. Œdipe se dispute avec un étranger rencontré sur la route. Il le tue. C'est son père — parricide. Il tombe amoureux et épouse sa bien-aimée. C'est sa mère — inceste. Bref, le lieu de l'agir moral, c'est l'individuel; le lieu de l'agir individuel, celui des circonstances nombreuses.

Cela dit, si toute action humaine est circonstanciée, cela signifie-t-il que l'acte moral est relatif? La philosophie morale s'intéresse à la question depuis des siècles. Pour les besoins modestes de notre propos, nous pouvons diviser les principales thèses en trois grandes catégories. Il y a d'abord la position des relativistes, facilement reconnaissable parce que très valorisée à notre époque. Pour l'essentiel, les relativistes raisonnent à peu près comme suit: comme tout acte moral se réalise dans du contingent changeant sans cesse, il est quasiment impossible de se prononcer sur la valeur d'un acte moral. Tout dépend de chaque cas, des circonstances de chacun. Cette position, dans le domaine de la bioéthique, se nomme «situationnisme moral», où n'intervient aucun principe, mais que le cas par cas. Il n'y a pas d'abord un acte moral jugé en fonction de sa conformité avec la raison; il n'y a que les circonstances de la situation, tellement importantes qu'elles peuvent même primer sur les principes universels de l'éthique[11]. Comme si personne ne pouvait dire, par exemple, si un viol est mal. Tout dépend, dira le relativiste: peut-être que la jeune femme...; peut-être que le jeune homme...; peut-être que l'ambiance de la soirée, la chaleur de la nuit... etc. Comme si personne ne pouvait savoir non plus si un homicide est un mal. Tout dépend, répétera-t-on, encore une fois, d'une foule de circonstances: peut-être que la victime voulait mourir; peut-être que le meurtrier ne conce-

---

11. Voir Joseph Fletcher (1966: 29): «*Situationism, contextualism, occasionalism circumstantialism, [...] these labels indicate that the core of the ethic they describe is a healthy and primary awareness that circumstances alter cases—i.e., that in actual problems of conscience the situational variables are to be weighed as heavily as the normative or general constants. The situational factors are so primary that we may even say circumstances alter rules and principles.*»

vait pas bien la valeur d'une vie humaine, etc. Comme si, enfin, personne ne pouvait être certain qu'un mensonge est vraiment une faute morale grave. Même, pourquoi ne serait-il pas permis de dire de petits mensonges, à l'occasion, dans l'intention de faire un bien? À bien y penser, pourquoi ne serait-il pas moralement correct, louable même, de faire un mal en vue d'un bien? Bref, pour le relativiste, il n'y a pas vraiment de bien ou de mal moral, seulement des insondables, imprévisibles et inqualifiables circonstances. Tout est relatif.

À l'autre extrémité, il y a les absolutistes, facilement identifiables eux aussi, de nos jours, car ils sont souvent associés aux intégrismes de toutes sortes sur la planète. Les adeptes de ce courant partent du principe que personne ne peut vivre une vie humaine sans principes moraux solides et stables. Pour eux, une morale de situation ou de circonstance, par sa dérive choisie et sans repères, est immorale parce que contraire à la nature humaine. Aucun être humain n'est humain sans repères moraux fixes, aucune société humaine ne peut survivre sans règles et sans sanctions directrices claires et prédéterminées. D'où l'adoption, par les absolutistes, de principes moraux sans exceptions, de règles de conduite rigides, fermes et fermées : «fais ceci», «ne fais pas cela», un point c'est tout.

Enfin, on le devine, il y a les réalistes, les modérés, qui essaient de conserver ce qu'il y a de bon dans les deux camps en évitant leurs extrémismes. En effet, le réaliste part de l'idée qu'il existe des principes moraux universels, mais, également, que l'action morale ne se réalise pas entre les deux oreilles, mais dans les situations tout à fait contingentes de la vie concrète de tous les jours. En d'autres mots, pour le réaliste, l'acte moral se définit toujours en premier lieu, avant tout le reste, par rapport à sa conformité avec la raison, mais, en même temps, il n'est pas sans être influencé par la situation. Certes, toute circonstance n'est pas une influence décisive sur le plan éthique. C'est un peu comme pour d'autres sciences pratiques, les sciences infirmières et l'architecture, par exemple. Une infirmière se retrouve auprès d'une accidentée de la route. Que des vaches broutent, plus loin, dans un champ, que la robe de la victime soit bleue et ses cheveux, châtain, que la marque de la voiture soit américaine ou pas ou que l'infirmière soit nationaliste ou pas n'ont manifestement rien à voir avec l'intervention professionnelle. Mais ce qui en a, c'est le fait que la victime apprenne à l'infirmière qu'elle est enceinte, qu'elle est diabétique, qu'elle est allergique à la pénicilline, etc. En d'autres mots, les circonstances, ici, influeront directement sur le résultat de l'intervention thérapeutique. Il en va de même en éthique où seules les circonstances touchant l'issue de l'acte, c'est-à-dire sa fin, auront une signification morale. Je prends un objet dans mes mains. Pour l'instant, le moraliste n'a rien à dire. C'est un vase. Toujours rien à dire. Mais voilà, je l'ai pris dans l'intention délibérée de le voler à l'innocent affable devant moi (voler : action de dérober la propriété d'autrui sans son consentement). C'est donc un vol. Par surcroît, le vase n'est pas en plastique mais en argent et il a une grande valeur : il est utilisé à l'occasion de cérémonies religieuses dans un temple. C'est un sacrilège. Autres exemples : Caïn est jaloux d'Abel. Il le tue. C'est un homicide, pire, un fratricide. Phèdre déteste amèrement une personne. Elle la tue. C'était elle-même. Autre homicide, pire, un suicide. Bref, si la circonstance n'est jamais ce qui définit l'essence de l'acte moral, celui-ci se jugeant dans sa conformité ou sa non-conformité avec la raison, il n'y a aucun doute que la circonstance vient « colorer » l'acte moral. Néanmoins, cette position admet l'importance des principes puisque conformes à la raison.

Une question demeure : existe-t-il des actions morales qui soient, notamment, des actions toujours mauvaises, peu importe les circonstances ? La réponse est affirmative. Certaines actions morales s'opposent tellement à la raison humaine qu'aucune circonstance ne peut être envisagée pour en altérer la nature. Des actions comme le viol, le vol, l'homicide, etc. constituent toujours des fautes. Aristote[12] fut l'un des premiers à l'avoir expliqué clairement :

> Toute action n'admet pas la médiété [le juste milieu], ni non plus toute affection, car pour certaines d'entre elles leur seule dénomination implique immédiatement la perversité, par exemple la malveillance, l'impudence, l'envie, et, dans le domaine des actions, l'adultère, le vol, l'homicide : ces affections et ces actions, et les autres du même genre, sont toutes, en effet, objets de blâme parce qu'elles sont perverses en elles-mêmes [...] elles constituent toujours des fautes. On ne peut donc pas dire, à l'égard de telles choses, que le bien ou le mal dépend des circonstances. (Aristote, 1959 : II, 6, 1107 a 9-15)

---

12. Voir aussi John Finnis (1991).

Quoi qu'il en soit, et même s'il faudrait approfondir cette question, il nous semble avoir suffisamment démontré qu'à l'exception de quelques actions qui sont toujours mauvaises tous les actes moraux sont des actes circonstanciés.

Un acte digne d'éloge et de blâme

Malgré ces précautions, comment savoir, quand on agit, si on se comporte réellement comme il faut, comme on le devrait? En plus des critères définis plus haut, il y a bien sûr la conscience qui est une règle de raison subjective, mais de raison quand même. En effet, la conscience morale est comme cette petite voix intérieure qui dit de faire ceci et d'éviter cela, qui approuve ou désapprouve. La conscience n'est pas un discours théorique qui s'intéresserait à des questions comme «qu'est-ce que la justice?» ou «faut-il être juste dans toutes les circonstances de sa vie?» Elle est plutôt du genre savoir impératif. Avant l'action, c'est elle qui dit «fais ceci, ne fais pas cela», et après, «tu as bien fait» ou «tu as mal agi». Agir selon sa conscience, c'est agir avec la dernière personne en qui on peut avoir confiance, soi-même. «En dernier ressort, l'homme relève de son jugement, écrit Thomas Deman (1949 : 500), c'est-à-dire de sa conscience — en ce sens qu'il n'est jamais justifié d'agir à l'encontre de ce que lui-même juge devoir faire ou ne pas faire.» Cela va loin : même la conscience qui se trompe ou qui est fausse oblige toujours. «L'acte dont l'objet est mauvais, mais que le sujet croit bon, par suite d'une erreur involontaire et invincible, cet acte est, formellement et subjectivement, un acte bon (Sertillanges, 1946, p. 390). »

Il y a plus. La conscience comme guide autoritaire dans la conduite humaine n'est pas recroquevillement sur soi, comme on pourrait parfois le soupçonner, mais ouverture sur les autres en quelque sorte, sur ce qu'il y a de commun en notre commune nature humaine et, du coup, un appel à l'opinion d'autrui sur ses agirs. C'est là un autre critère fondamental dans l'émergence et le maintien de ses qualités morales. Certes, toute vie humaine se tisse dans le cadre de nombreuses conditions et contraintes découlant de l'omniprésence des autres. Il n'en va pas autrement en matière morale. Car même si chacun est responsable en conscience de ses actes, le rôle d'autrui dans l'appréciation de ce que l'on fait de bien, par le biais de l'éloge, et de ce que l'on fait de mal, par le biais du blâme, est considérable. C'est un fait d'expérience : ce qui est digne d'éloge généralement « est loué par le fait de posséder une certaine qualité et d'être en relation avec quelque objet bon ou excellent (Aristote, 1959 : I, 12, 1101 b 14-16) ». Non pas que tout éloge soit du domaine de la morale, comme l'admiration et la flatterie qui n'ont pas toujours à voir avec la moralité et la vertu. N'empêche que, dans la contingence de la conduite morale, l'opinion d'autrui — celle du sage et du prudent, surtout — est souvent précieuse. C'est que, en dehors des coutumes qui varient selon les peuples et selon les époques, les habitudes proprement morales, du fait qu'elles sont des convenances basées sur la nature humaine, se ressemblent beaucoup à travers l'histoire. On admire et on respecte celui qui est juste ou courageux ; on blâme le lâche et le calomnieux. On donne le premier en modèle à imiter ; on pointe du doigt le second comme exemple à éviter. Voilà pourquoi, quand on cherche des balises en matière morale, la pratique séculaire de l'éloge et du blâme représente une sagesse utile et éclairante ; elle permet aux humains de s'apprécier mutuellement, de se juger à l'œuvre et de s'entraider pour garder la bonne route.

Intimement lié au critère de l'éloge et du blâme, il y a le facteur du plaisir et de la peine, qui peut contribuer à discerner la qualité morale d'un acte. Par exemple, celui qui se réjouit dans l'action *justement* retenue face aux plaisirs corporels est formé à la modération, dira-t-on. Le fait qu'il soit content ou qu'il ne se sente pas frustré de boire de l'alcool juste comme il convient est le signe qu'il a acquis la qualité morale concernée. En préférant la sobriété à l'ébriété, il fait ce qui est en accord avec la bonne habitude morale qu'il a. Mais celui qui n'a pas cette bonne habitude bien ancrée en lui arrivera peut-être quand même à modérer ses élans vers l'alcool, mais avec peine, car son goût de la boisson risque à tout moment de l'emporter sur son goût de la modération. De même, celui qui affronte les dangers avec joie, ou du moins sans s'attrister outre mesure, est courageux ; le simple fait qu'il se sente bien intérieurement en tenant ferme indique qu'il possède une disposition habituelle au courage. À l'opposé, celui qui trouve vraiment difficile de tenir ferme, au point d'être tenté à tout moment de tout lâcher, est peureux. Il est quelqu'un d'encore faible.

Le plaisir rattaché à l'exécution des actes revêt une telle importance qu'on peut le considérer, avec soupçon, comme la fin principale de toutes les qualités morales, en ce sens que la formation morale requiert qu'on se réjouisse et qu'on s'attriste de ce pour quoi il convient vraiment de se réjouir ou de s'attrister. Certes, au début du processus d'acquisition des qualités morales, il y aura un côté pénible à bien agir et à se comporter raisonnablement. Mais à la longue, les qualités s'acquièrent, et accomplir ce que dicte strictement le sens du devoir cesse d'être pénible ou de répugner. «Fais ce que dois... et non ce qui te plaît» est ce qu'entend le jeune qui n'en est qu'au début de sa formation morale et qui doit combattre bien des penchants déraisonnables. «Je fais ce que je dois... et c'est à cela que je me plais», voilà ce qu'expérimente celui dont la formation morale est davantage achevée. Le plaisir naît alors de l'accomplissement du devoir. Et la croissance morale a atteint son but: rendre capable d'éprouver du plaisir ou de la peine «comme il se doit». À ce moment, le plaisir, devenu un accompagnement du comportement, pourra également susciter l'éloge ou le blâme d'autrui, et servir de confirmation complémentaire.

L'acte moral parfois contre la morale?

Comment se fait-il que parfois, même en sachant très bien ce qu'il faut faire, nous faisons le contraire? C'est pourtant sur notre connaissance du bien que nous basons notre agir, avons-nous vu; c'est quand quelque chose nous paraît bon que nous agissons en conséquence. Pourquoi donc allons-nous à l'encontre de ce que la raison nous dicte? C'était déjà l'étonnement de Socrate: «On a souvent beau connaître ce qui est le meilleur, on ne veut pas le faire, bien qu'on le puisse, et on fait tout autre chose (Platon, 1963: 352 d).» Certains prétendent, pour expliquer le phénomène, que c'est parce «qu'on cède au plaisir ou à la douleur ou à quelqu'une des passions et qu'on se laisse vaincre par elles (Platon, 1963: 352 d-e)». Mais comment la raison peut-elle être vaincue par les émotions?

Pour Socrate, c'est la connaissance du bien qui est à l'origine de l'acte bon. Aussi, mal agir serait toujours une question d'ignorance.

Cependant, l'expérience nous apprend bien qu'il arrive de choisir de faire le mal, alors même que nous connaissons très clairement le bien qu'il fallait faire. Le savoir peut parfois être bloqué, par exemple quand une personne se trouve dans un état tel qu'elle est incapable d'utiliser ses connaissances. C'est ce qui arrive quand quelqu'un est trop endormi, est soûl ou devient fou. Il en va de même sous l'effet de certaines émotions très fortes : trop échauffé par une grosse colère ou trop vivement « allumé » par un fort désir sexuel, l'individu n'est plus en état d'utiliser son savoir habituel qui se trouve bloqué pour ainsi dire (Platon, 1963). Ainsi, on a beau savoir « à froid » qu'il est mauvais de crier des injures aux gens, on n'est plus capable de penser au fait que les paroles qu'on s'apprête à proférer à l'endroit du voisin trop bruyant, et qui nous a mis dans une colère noire, sont des paroles injurieuses.

Enfin, on devrait ajouter que celui qui a de bons principes, mais aussi de forts désirs, peut être amené à agir de façon contraire à ce que la raison lui dicte. Miss Piggy sait bien que manger des sucreries en dehors des repas est mauvais pour elle, compte tenu de ses problèmes de santé. Sa raison est toujours là pour le lui rappeler. Mais Miss Piggy a aussi une faculté sensible qui la porte à désirer les sucreries ; son appétit sensible lui suggère que toute sucrerie est délectable, et donc mérite en tout temps d'être mangée. Parce que ses désirs ont pour effet de bloquer sa raison, elle a tendance à considérer l'acte de manger des sucreries en dehors des repas comme le lui suggère son appétit. Ce qui fait qu'au lieu de conclure qu'elle ne doit pas présentement manger ces sucreries que lui offre sa voisine au beau milieu de l'après-midi, elle conclut qu'il n'y a pas de mal à se faire plaisir en se régalant de si délectables pâtisseries.

Ce n'est donc pas n'importe quelle connaissance qui peut être « vaincue par le plaisir ». Les émotions n'ont pas le pouvoir de détruire les connaissances rationnelles qu'une personne peut avoir concernant ce qu'il convient de faire ou de ne pas faire. À la fin, tout cela montre bien à quel point la connaissance « scientifique » est insuffisante pour assurer la rectitude de l'action morale. On aura beau inculquer les plus grands principes, donner le meilleur enseignement théorique imaginable sur la morale, jamais cela ne suffira à « rendre

bons » ceux qui en bénéficieront. Bref, la solution consiste à se donner des habitudes morales les plus stables possible, c'est-à-dire à se
donner, par l'agir, une formation morale solide. Seule cette formation rendra capable d'agir conformément à ses principes et d'accomplir vraiment ce qu'on sait qu'il faudrait faire et d'éviter efficacement
de faire ce qu'on sait qu'on ne devrait pas faire.

2 Le légal et le moral

L~es rapports~ entre le légal et le moral ont fait l'objet, depuis fort longtemps, de moult réflexions de la part des penseurs. Loin d'échapper à ce phénomène, notre époque contemporaine nous oblige à continuer de nous pencher sur ce sujet complexe, et ce dans un cadre où des questions historiques prennent une signification particulière en ce tournant de siècle. En effet, dans une société comme la nôtre, à l'aube de l'an 2000, les rapports entre le légal et le moral recèlent plusieurs problématiques qui ne font qu'accroître la complexité des enjeux. Dans notre société, la fin du xxe siècle est marquée par un certain «désengagement moral», de même que par un pluralisme qui a contribué à l'effritement des consensus idéologiques, comme le soulignent avec beaucoup d'à-propos certains auteurs (Lavallée, 1993).

Parallèlement, nos législateurs, tant canadiens que québécois, nous ont dotés de chartes des droits[1] qui élèvent au rang de droits fondamentaux certains principes, tels que le respect de la vie, de la liberté et de la sécurité de la personne. Plusieurs droits, tout aussi

---

1. Charte canadienne des droits et libertés, partie 1 de la Loi constitutionnelle de 1982, annexe B de la Loi de 1982 sur le Canada (1982), Royaume-Uni, c. 11, art. 24; Charte des droits et libertés de la personne, LRQ, c. C-12.

égaux que fondamentaux, se trouvent donc consacrés dans ces chartes, chacun des citoyens y allant de son interprétation et de son utilisation des règles formulées dans ces instruments légaux. Force est d'admettre qu'une utilisation parfois abusive des droits fondamentaux a permis à des citoyens de revendiquer la reconnaissance et la protection de certains gestes et comportements douteux, sinon carrément illégitimes. Qu'il suffise de penser à ce sujet aux prétentions de certains selon lesquelles, au nom de la liberté, il est impossible d'interdire certaines formes de pornographie sur Internet.

Au-delà de ces considérations, notre époque est également dominée jusqu'à un certain point par la science et la technologie, alliance toute-puissante en vertu de laquelle il faut dorénavant faire à tout prix des découvertes et les mettre en application, au risque de bouleverser certains repères jugés essentiels jusqu'à récemment. Il en est ainsi notamment de plusieurs questions liées à la vie et à la mort, deux réalités autrefois intouchables, mais qu'on peut maintenant manipuler de diverses manières (Bourgeault, 1990).

Nombreux sont les exemples où la science et la technologie ont fait des percées significatives laissant au légal et au moral le soin de «gérer» les conséquences de ces découvertes et de leurs applications. À titre d'exemple, mentionnons la congélation des embryons dans le cadre de la fécondation *in vitro*. Les chercheurs ont cru utile d'accroître le nombre d'embryons disponibles pour l'implantation, le but étant d'améliorer le taux de réussite de la fécondation *in vitro*, tout en diminuant le nombre des interventions et les inconvénients pour la patiente. On a donc poursuivi les recherches en vue de découvrir de nouveaux modes de conservation des embryons ainsi créés. Finalement, il a été possible de les congeler sans pour autant qu'il y ait eu un débat public au préalable sur le statut de ces entités et sur la façon dont on pourrait en disposer. Cet exemple, parmi d'autres, illustre une certaine dynamique du «fait accompli» par laquelle la science et la technologie établissent de nouvelles réalités, laissant à d'autres disciplines le soin d'en «gérer» les conséquences.

Sans prétendre que les lignes qui précèdent résument de façon satisfaisante les caractéristiques de notre époque, elles suffisent sans doute à établir que les rapports actuels entre le légal et le moral s'inscrivent dans une perspective particulièrement complexe. Au cours des dernières années, de nombreux auteurs ont traité de la question (Durand, 1989; Doucet, 1991; Roy et coll., 1995; Giroux, 1997).

Divergences

S'il est vrai que la sphère morale et la sphère légale sont distinctes, il faut aussi prendre acte de l'absence de consensus dans la littérature au regard des divers éléments marquant cette distinction. Nous n'avons aucunement la prétention de faire une synthèse des différents points de vue exprimés à ce sujet, pas plus que nous croyons possible de formuler une proposition qui puisse faire consensus relativement aux distinctions entre le légal et le moral. Dans le cadre du présent exposé, nous croyons cependant opportun d'énoncer certains points précis qui peuvent contribuer à établir la distinction entre le légal et le moral.

D'abord, ces deux sphères nous semblent avoir une visée distincte. Dans leur texte, Lucien Morin et Danielle Blondeau ont défini l'éthique[2] comme étant la science pratique de la conduite humaine sous l'angle du bien et du mal. L'éthique supposerait donc une recherche des valeurs qui doivent guider nos actions. Quant à la sphère légale, elle a surtout une visée d'organisation sociale en établissant un certain nombre de règles essentielles à notre fonctionnement en société, justifiant d'une certaine façon le cliché selon lequel un ermite n'aurait en fait pas besoin de droit. En réalité, la morale s'intéresse davantage à l'épanouissement de l'individu, tant sur le plan personnel que sur le plan collectif, alors que le légal recherche plutôt un ordre social nécessaire au sein de la collectivité à laquelle nous appartenons.

De ce premier point de distinction en découle un deuxième en corollaire. Il apparaît en effet que la morale a une portée plus large dans la mesure où elle tend vers un idéal à atteindre, ce que Guy Durand (1989) appelle « ce qui devrait être ». De son côté, le légal a une visée beaucoup plus modeste puisqu'il se limite à établir, sous forme de lois ou de règlements, les règles minimales dont nous avons besoin pour fonctionner adéquatement en collectivité. En d'autres

---

2. Dans le présent exposé, les termes « éthique » et « morale » sont utilisés indistinctement.

mots, le droit constitue une sorte de «plancher» dont se dote une société pour garantir une certaine harmonie dans les rapports entre les individus. De là découle un autre constat de distinction, comme l'ont souligné certains auteurs (Durand, 1989), qui est que la morale a une portée davantage universelle, alors que le légal se limite à une collectivité spécifique sur un territoire donné.

Enfin, un autre élément de distinction a trait au mode de fonctionnement. La morale procède par voie de conviction, faisant appel à la conscience de la personne qui, ayant à opérer librement un choix, décide de faire le mieux dans une circonstance donnée. À l'opposé, le droit impose certaines règles à suivre et auxquelles l'individu doit obéir, au risque d'encourir une sanction imposée de l'extérieur en cas d'écart. Nul doute que le droit présente un aspect coercitif et contraignant qui le distingue grandement de la liberté nécessaire pour faire un choix moral.

À la lumière de ce qui précède, il ressort nettement que le légal et le moral constituent des sphères distinctes. Il importe de souligner et de maintenir cette distinction pour deux raisons principales. D'abord, il faut éviter la confusion et les empiétements de l'un sur l'autre, comme le laissent craindre certaines manifestations qui ont pu être décelées au cours des dernières années. Comme le souligne Hubert Doucet dans un texte intitulé «Droit et éthique en bioéthique» (1991), la place du droit, par le truchement du juriste, peut prendre diverses formes, dont plusieurs tendent à favoriser une certaine tendance à l'impérialisme de la part du droit, qui accapare une place indue dans la réflexion éthique. Dans un même ordre d'idée, on ne saurait passer sous silence la mode actuelle en fonction de laquelle tendent à se multiplier les codes d'éthique. Un tel mouvement obéit sans doute à des objectifs louables, mais il entraîne, du même souffle, une sorte de banalisation de l'éthique, dans la mesure où celle-ci ne relève plus d'un idéal à atteindre face à une liberté de choix, devenant plutôt l'énumération d'une série de préceptes minimaux auxquels il faut se conformer.

La nouvelle Loi sur les services de santé et services sociaux du Québec, qui oblige chaque établissement à se doter d'un code d'éthique, est, à nos yeux, une illustration patente d'une forme inacceptable de banalisation et de récupération de l'éthique pour donner bonne conscience aux professionnels et aux membres du personnel d'un établissement, sans pour autant les inciter à remettre en question leurs gestes et leur pratique au quotidien. Ainsi, plutôt que de réfléchir sur sa façon d'agir et de faire, ce qui constitue l'objectif légitime de l'éthique (Etchegoyen, 1991), le personnel peut se sentir moralement réconforté par le seul fait qu'il se conforme aux règles minimales contenues dans un code d'éthique. De la sorte s'installe l'empiétement du juridique sur l'éthique, d'où la nécessité de rappeler avec insistance la distinction entre l'un et l'autre.

Une deuxième raison s'impose pour justifier cette distinction entre le légal et le moral : en clarifiant les caractéristiques respectives de ces deux sphères, on peut mieux comprendre leur convergence possible et leur complémentarité. En effet, on a trop souvent et trop aisément opposé le légal et le moral sans reconnaître sa juste part à l'interaction entre l'un et l'autre.

Convergences

Dans une société saine, cette convergence entre le légal et le moral paraît indispensable dans la mesure où elle constitue l'assise même de la légitimité des lois auxquelles les personnes et les institutions acceptent de se soumettre. Pour s'en convaincre, qu'il suffise d'imaginer un instant vivre dans une société où l'ensemble des règles légales serait considéré sans justification ni fondement moral ; on en viendrait vite à la désobéissance systématique et au chaos. Il faut donc en conclure que les lois puisent leur légitimité dans les valeurs et les principes moraux existant au sein de la collectivité et, conséquemment, il faut en déduire que les lois ne sont pas moralement neutres. De ce postulat découle l'affirmation que la morale précède le droit puisque les règles légales sont inspirées de valeurs et de principes moraux existants.

Par exemple, notre droit québécois consacre la règle du consentement libre et éclairé en matière de soins, tel que le stipule le Code civil du Québec :

Art. 10. Toute personne est inviolable et a droit à son intégrité.

Sauf, dans les cas prévus par la loi, nul ne peut lui porter atteinte sans son consentement libre et éclairé.

Art. 11. Nul ne peut être soumis sans son consentement à des soins, quelle qu'en soit la nature, qu'il s'agisse d'examens, de prélèvements, de traitements ou de toute autre intervention.

Si l'intéressé est inapte à donner ou à refuser son consentement à des soins, une personne autorisée par la loi ou par un mandat donné en prévision de son inaptitude peut le remplacer.

Or cette règle légale n'est pas de génération spontanée et elle repose sur un principe éthique préexistant, à savoir le respect de l'inviolabilité de la personne. Ce principe éthique trouve lui-même son assise dans une valeur éthique reconnue, à savoir l'autonomie et la dignité de l'être humain.

Dans *La bioéthique*, Guy Durand propose le schéma suivant :

Valeurs...   qui sont de l'ordre du Bien, qui indiquent des attributs de l'Être.

↓

Principes...   qui donnent des grandes orientations, qui fixent des attitudes.

↓

Règles...   qui déterminent l'action, qui encadrent la décision.

[...] il reste très difficile en pratique de distinguer ce qui est *règles* de ce qui est *principes* ou *valeurs*. Dans le langage courant, les mêmes mots reviennent à chaque niveau. Et les auteurs ne s'entendent pas entre eux, chacun voulant mettre un accent particulier. (Durand, 1989 : 68)

Une telle façon d'établir l'interrelation entre le légal et le moral s'avère fort utile puisqu'elle permet non seulement de faire la distinction entre l'un et l'autre, mais aussi d'asseoir leur complémentarité. De façon plus concrète, on peut ainsi mieux comprendre l'origine, le fondement et la finalité d'un droit existant. Or il s'agit là d'une étape cruciale dans l'interprétation des droits, dans la mesure où ceux-ci s'exercent en fonction de leur finalité. Dès lors, on peut mieux éviter des interprétations tronquées ou abusives de certains droits en les replaçant dans leur véritable perspective. À titre d'exemple, prenons le droit à la confidentialité qui constitue une règle fondamentale dans le domaine de la santé et des services sociaux, et qui est souvent interprétée et utilisée de façon erronée.

Deux cas d'espèce serviront à illustrer notre propos à ce sujet. D'abord, il arrive souvent que le droit à la confidentialité, destiné à protéger l'individu, soit appliqué d'une façon tellement rigide et contraignante qu'il met l'individu en péril plutôt que d'assurer sa protection. Il en va ainsi dans le cas d'un patient souffrant d'ostéoporose grave dont la condition n'est pas connue par un préposé appelé à le déplacer quotidiennement et à qui ces informations ne sont pas révélées, puisqu'elles font partie du dossier clinique du patient, dossier auquel le préposé n'aurait pas accès. Une application aussi rigide de la règle de la confidentialité devient alors un facteur de risque préjudiciable pour la personne titulaire du droit à la confidentialité. Nous sommes d'avis qu'il s'agit, en pareilles circonstances, d'une interprétation erronée de ce que constitue le droit de l'usager.

À l'opposé, un usager agirait de façon abusive s'il demandait, au nom de la confidentialité, à un professionnel de la santé et des services sociaux de se faire complice d'un comportement illégal ou irresponsable, par exemple en taisant un acte criminel sur le point d'être commis. Ces deux cas en matière de confidentialité montrent que, selon la façon dont on l'exerce, un droit perd sa véritable signification lorsqu'il est détourné de sa finalité première. Or la finalité d'un droit se détermine à partir de ses assises morales.

Le rôle des tribunaux

Cette reconnaissance de la complémentarité du légal et du moral est d'autant plus importante à une époque comme la nôtre, où des questions relatives à des valeurs reconnues par la société sont souvent discutées et tranchées par les tribunaux. Comme nous l'avons dit précédemment, force est de constater que l'adoption des chartes des droits a conféré aux tribunaux québécois et canadiens un rôle nouveau, allant bien au-delà de la seule interprétation des dispositions législatives. En effet, les juristes admettent de plus en plus que les tribunaux remplissent, en vertu des chartes, une nouvelle tâche qui consiste à faire le procès des lois et à juger de leur légitimité. Dans le domaine de la santé, les exemples sont nombreux. De l'avortement au suicide assisté, en passant par le bris de confidentialité en matière de sida, les tribunaux canadiens ont eu, au cours des dernières années, de multiples occasions d'établir les règles et les valeurs jugées acceptables pour l'ensemble de la société. En agissant de la sorte, les tribunaux ont d'une certaine façon «légiféré» en jetant les bases de la raisonnabilité et de la légitimité dans notre société. À cet égard, il est permis de mettre en doute le caractère opportun d'un tel mode de fonctionnement.

Non seulement les tribunaux n'ont pas été formés, à l'origine, pour être des instances morales délibérantes, mais, au surplus, les débats moraux qui leur sont soumis vont souvent et largement au-delà des seules considérations juridiques. Lorsqu'une société est confrontée à une problématique telle que l'insémination artificielle *post-mortem*, il nous semble regrettable que les termes légaux du contrat de dépôt de sperme puissent devenir la pierre angulaire de la résolution du problème. En d'autres mots, certains problèmes de société soumis aux tribunaux risquent d'être réglés sur la seule base de considérations juridiques, échappant aux dimensions morales, sociales, économiques et autres qui sont souvent inhérentes à la problématique en question. Nous sommes donc d'avis qu'il y a un réel danger que la règle de droit prenne alors une place disproportionnée dans des débats qui sont beaucoup plus larges dans leur nature existentielle.

Par ailleurs, nous croyons qu'il est tout aussi regrettable d'entretenir certaines attentes démesurées à l'égard du droit. Par exemple, plusieurs reprochent au législateur et aux tribunaux de ne pas accorder une place suffisante aux considérations morales. Nous sommes d'avis que des notions telles que la solidarité humaine ou l'appel à la compassion sont essentielles dans une société, mais qu'elles ne relèvent pas d'abord de la règle de droit, d'où la nécessaire complémentarité entre la sphère légale et la sphère morale, chacune assumant pleinement son rôle.

Ainsi, en donnant à l'une et à l'autre leur juste place et en les replaçant dans leur véritable perspective, on peut espérer maintenir leur distinction, leur identité propre et accroître leur convergence.

3 Éthique et politique

Jacqueline Fortin

Le mot *éthique* est de plus en plus utilisé comme référent dans la vie quotidienne, qu'il s'agisse de notre vie personnelle, de notre vie professionnelle ou de nos rapports avec les autres dans la société. Il renvoie à la manière de vivre d'une personne, à sa manière d'agir et de se comporter. Comme le soulignent Lucien Morin et Danielle Blondeau dans le premier chapitre, cette manière d'être caractérise une personne, elle permet qu'on la reconnaisse dans l'action, elle est un indicateur de ses valeurs morales. En effet, plusieurs de nos actions sont marquées par un idéal de valeurs qui anime notre existence et qu'il nous paraît important de vivre et de promouvoir. Nous nous engageons dans nos actions et, d'une certaine manière, nous disons quelque chose à propos de nous-mêmes.

Quant au mot *politique*, il évoque diverses images. On pense à des régimes politiques, à des hommes ou des femmes politiques, à des débats politiques, à des attitudes politiques, à des politiques sociales. On peut aussi parfois se questionner sur l'intérêt que chacun devrait avoir pour le politique, et quel niveau de participation serait requis pour que l'on n'oublie pas les conséquences néfastes de l'indifférence à l'égard de l'organisation de la vie collective. Il est facile d'oublier le sens profond que porte ce mot et la réalité importante à laquelle il renvoie.

Y a-t-il des rapports entre ces deux réalités que sont l'éthique et le politique? Peut-on parler d'une éthique du politique, ou le politique a-t-il sa propre voie que n'emprunte pas l'éthique? Et quelle importance cette réflexion peut-elle avoir pour les infirmières?

Mon propos, dans ce chapitre, consistera d'abord à rappeler l'importance de l'éthique dans la vie humaine, les inévitables conflits de valeurs qui jalonnent le chemin de l'éthique et l'impérieuse nécessité de devoir décider, parfois dans l'incertitude. Puis, je tenterai d'éclairer le sens et la réalité fondamentale du politique. Je présenterai ensuite quelques points de repère permettant de comprendre certains rapports entre l'éthique et le politique. Je conclurai en insistant sur l'importance, pour les infirmières, de développer une attention et un intérêt pour l'éthique et le politique.

L'éthique

Une des grandes questions qui se posent à l'être humain est la suivante: «Que dois-je faire?» C'est à cette question que tente de répondre la réflexion éthique. Ce «que dois-je faire?» concerne la vie strictement personnelle d'un individu, mais il concerne aussi, éminemment, ses rapports avec ses semblables. En tant qu'individus, nous ne sommes pas que des entités qui ont une vie strictement personnelle, nous sommes aussi des êtres sociaux, c'est-à-dire des êtres qui ont nécessairement une vie partagée avec autrui. Nous sommes membres d'une famille, citoyens d'un pays, professionnels appartenant à un ordre professionnel, employés d'une entreprise, membres de clubs, d'organisations sociales, religieuses ou politiques, etc. Nous avons alors des valeurs en commun avec diverses personnes, et nous avons des valeurs morales qui nous identifient à des groupes et qui guident nos comportements. Nous considérons que certaines attitudes font la promotion de ces valeurs, et donc qu'elles sont *bien*, et que d'autres les enfreignent, et nous les appelons alors *mal*. Nous nous sentirons en paix et en harmonie avec nous-mêmes et avec nos semblables si nous nous conformons aux valeurs, ou malheureux et coupables si nous les enfreignons. Agir en conformité avec les valeurs des groupes auxquels nous appartenons créera une harmonie entre les membres et assurera le respect des valeurs communes. C'est la réflexion philosophique qui s'attardera à l'analyse critique de la moralité, des problèmes moraux et des jugements moraux, afin de les expliquer et d'en dégager les fondements.

En tant que professionnelles, les infirmières sont liées à un code de déontologie qui met de l'avant certaines valeurs reconnues par la société. L'harmonie devrait normalement exister entre leurs valeurs personnelles et les valeurs que prône la profession à laquelle elles appartiennent. On serait en effet surpris et inquiet que des personnes s'engagent dans un cheminement professionnel, acceptent officiellement de remplir le rôle qui leur est attribué et, par ailleurs, remettent en cause des valeurs qui caractérisent cet engagement professionnel. En ce sens, une fidélité aux valeurs professionnelles est requise, car elle assure que le rôle social assumé par la profession et ses membres soit accompli dans le sens des valeurs que la société veut protéger et promouvoir.

Cette tâche ne se réalise cependant pas dans un monde idéal où existe une parfaite harmonie des valeurs. En effet, tout en affirmant l'importance de plusieurs d'entre elles pour la profession infirmière, il faut parfois, dans le cas particulier, choisir et déclarer certaines plus importantes que d'autres. De plus, les valeurs se vivent, dans une société, par des personnes concrètes qui ont reçu leur éducation dans un contexte socioculturel et religieux donné, à une époque particulière, lesquels les ont façonnées. On peut donc comprendre que des conflits de valeurs peuvent exister, d'ordre intrapersonnel ou interpersonnel. Certes, les infirmières sont des personnes qui, sur le plan individuel, ont leurs propres valeurs. Dans certains cas particuliers, leur rôle professionnel et leurs valeurs propres pourront être en opposition. Elles vivront alors des conflits *intrapersonnels*, c'est-à-dire que leur conscience sera interpellée par plusieurs valeurs. Elles devront se demander ce qui doit prévaloir: le respect de leurs valeurs personnelles ou le respect des valeurs prônées par la profession. De telles décisions pourront être douloureuses et conduire parfois à choisir une autre orientation. Certains conflits pourront aussi être d'ordre *interpersonnel*. La priorité à accorder à telle valeur professionnelle plutôt qu'à telle autre, dans une situation donnée, pourra par exemple susciter des débats entre les collègues et les autres professionnels de la santé. Les personnes devront alors tenter de s'entendre en ce qui concerne le plus grand bien à promouvoir. Pour y parvenir, le recours à des repères éthiques (et parfois juridiques, lorsque c'est requis) facilitera la prise de décisions éthiques. Le pluralisme des valeurs qui caractérise notre société n'équivaut pas, en effet, à une absence d'orientations sociales ou à un relativisme moral.

Qu'il s'agisse de conflits intra ou interpersonnels sur le plan de l'éthique, les infirmières en situation de devoir prendre une décision devront choisir et agir en conséquence, en sachant qu'une valeur qu'elles considèrent pourtant comme importante devra, dans certaines circonstances particulières, passer au second rang, parce que le respect d'une autre valeur s'imposera à leur conscience. La délibération devra être sérieuse afin de favoriser la paix de la conscience, d'éviter le remords et le sentiment de culpabilité et d'assurer une cohérence des pratiques professionnelles. On pourra cependant constater que de tels choix sont parfois déchirants.

Le politique

L'idée d'un être humain habitant seul dans son île, tel Robinson, est de l'ordre du mythe. En effet, le monde de l'humain apparaît d'emblée comme une réalité sociale et politique. L'être humain s'est toujours révélé comme un être ayant besoin des autres. Et ses inévitables rapports avec autrui l'ont incité à organiser sa vie en société.

Quelle est l'origine et le fondement de la société? Deux réponses sont généralement apportées à cette question. La première affirme que l'être humain est naturellement un «animal politique» (l'expression est du philosophe grec Aristote [1970]), qu'il organise spontanément sa vie familiale, celle de son village et de la cité. C'est là un fait de nature, le constat d'une réalité et, en même temps, une option métaphysique, c'est-à-dire une croyance fournissant l'explication ultime de cette réalité. La deuxième réponse souligne que l'organisation sociale est le fruit d'un contrat ou pacte social que les humains élaborent entre eux. Elle résulte d'une liberté qui s'exprime et manifeste le pouvoir qu'a l'être humain sur sa vie, par opposition à une nature qui détermine son agir. Simone Goyard-Fabre (1983) note que la philosophie a nettement privilégié la thèse du contrat social comme explication de l'organisation des humains en société, accordant ainsi beaucoup d'importance à la philosophie politique.

Un lien nécessaire existe donc entre les humains, lequel les incite à organiser leur vie collective. Ce lien est politique, c'est-à-dire qu'il traduit le rassemblement d'individus en fonction d'une même fin. Il est une condition d'existence de l'être collectif. Par nécessité, les humains forment d'abord une société, puis apparaîtra un type particulier d'organisation sociale, auquel sera attribué un pouvoir. Les unités politiques modernes s'expriment dans l'État, à la différence de ce qui se passait dans la Grèce antique où les citoyens exprimaient leur vie collective dans les limites de la Cité, tandis que les Romains l'exprimaient dans l'Empire et qu'au Moyen Âge les structures sociales s'articulaient au système féodal. L'État n'est pas un phénomène naturel. Son organisation est réfléchie et voulue. Il se veut un instrument permettant à la collectivité de se réaliser. Il relève d'une volonté commune d'individus qui se reconnaissent sur un territoire donné et qui se donnent les conditions d'expression du pouvoir requis pour que s'organise et puisse exister cette société particulière. Dans ce contexte, le pouvoir politique n'est donc pas l'apanage d'un individu ou d'un petit groupe, mais l'expression d'une représentation collective.

L'État représente le principe de l'unité existentielle du groupe, l'expression du but commun à poursuivre. Il a ses institutions stables : armée, police, système judiciaire, administration, lois. Mais comme les membres de la même communauté sur le même territoire n'ont pas tous la même opinion quant aux moyens à utiliser pour atteindre la fin poursuivie, il y aura débat. Ils devront choisir parmi des modèles différents d'organisation sociale : libéralisme, démocratie, totalitarisme. Tous auront cependant en commun qu'ils essaieront de légitimer la soumission des citoyens afin de favoriser un ordre dans la société. Cet ordre n'est pas seulement le produit d'un rapport de forces : il est aussi le résultat de choix idéologiques qui rallient les membres de la communauté sur des questions importantes concernant l'organisation sociale.

Toute personne qui s'engage dans une action politique milite en faveur d'un parti, et si celui-ci obtient le pouvoir et est en position de l'exercer, ses chefs devront savoir décider rapidement afin de démontrer à la population que le pouvoir est exercé et qu'il est entre les mains de personnes qui savent faire face aux événements, ou qui au moins donnent cette impression. Or, comme le note Philippe-André Pruvost (1989) :

[...] à la différence d'une action inspirée par la raison et découlant d'une analyse préalable, raisonnée et complète d'une situation ou d'un événement, l'action de type politique est assujettie à une nécessité, celle de l'urgence. Le politique, contrairement au savant, doit décider à partir d'une situation réelle (qui ne se répète pas); la société n'est pas comme un laboratoire ou l'on peut indéfiniment recommencer les expériences pour mieux les comprendre. En conséquence, le politique n'a ni le recul ni la possibilité de vérification dont dispose le savant. Il doit agir et vite. La rapidité en matière politique est une absolue nécessité, en même temps que la clé du succès. Ce qui fait souvent la réussite d'une mesure n'est pas toujours sa «conformité» mais son «opportunité» (le bon moment) et surtout sa rapidité d'exécution.

Les hommes et les femmes qui détiennent le pouvoir doivent donc décider avec les éléments qu'ils ont (ils ne les ont pas tous et n'ont souvent pas le temps de les rechercher), leur tempérament, leurs croyances. Leur sens politique sera une affaire d'habileté et d'intuition. Ils pourront s'entourer de conseillers, mais eux seuls paieront le prix de leurs décisions. La politique est donc un art et une responsabilité.

Le sens de la réalité politique découle ainsi d'une nécessité d'organiser la vie collective, afin que les individus puissent y vivre en paix et en harmonie, malgré leurs différences. Le rôle des chefs politiques est de poursuivre cette fin, et le devoir des citoyens est de participer à la vie collective de différentes manières.

Cette participation variera selon les possibilités de chacun, mais elle est impérative, car se désintéresser de la «chose publique», c'est laisser aux mains d'un petit nombre un pouvoir qui, quoique légitime, peut devenir abusif et intéressé. N'y a-t-il pas un adage qui dit que le pouvoir corrompt? Des enjeux existent quant aux choix de société, et la participation politique des citoyens (au-delà d'un vote au moment des élections) est nécessaire, afin que les décisions qui seront prises démontrent l'assentiment au moins du plus grand nombre de personnes. Tout citoyen peut (et doit) marquer l'organisation de la vie collective de quelque manière. On pourra en effet constater que ce sont les intérêts de ceux qui participent et s'expriment qui prévalent généralement.

Éthique et politique : quel lien ?

Y a-t-il un lien entre éthique et politique ? L'organisation de l'État doit-elle être influencée par un idéal moral, ou le domaine du politique a-t-il sa propre finalité ?

Répondre à cette question n'est pas simple, car elle soulève des débats que la philosophie n'a elle-même pas épuisés.

Le politique gère le monde des faits, de la réalité. Il trouve sa justification dans la nécessité de la mise en place d'une organisation de la vie en commun. La morale, pour sa part, trouve sa justification dans un idéal de valeurs que l'être humain poursuit et non pas dans le réel tel qu'il existe. La manière de se conduire des humains en société pourra être marquée par ces valeurs, mais celles-ci ne seront pas toujours vécues dans leur perspective d'absolu, loin de là ; de plus, elles devront parfois céder le pas à la dure réalité de l'humainement possible. On dit souvent de la politique — et parfois à regret — qu'elle ne peut être que l'art du possible, et à ce titre, elle est souvent marquée par le compromis, même moral. C'est pourquoi une observation de l'agir politique fait souvent croire que l'on doit faire le deuil de plusieurs de nos valeurs morales ; et elle suscite des doutes quant à la possibilité que des choix politiques puissent être influencés par un idéal moral.

Un retour dans l'histoire, afin d'y déceler les rapports entre l'éthique et le politique, permet de constater que si, à certains moments, un idéal moral a pu d'emblée être considéré comme important pour l'organisation de la vie collective et l'agir politique, très tôt cet agir a suivi une voie qui, sans nier la présence d'un idéal moral, ou bien l'a perverti, ou bien l'a ignoré, ou bien l'a utilisé à des fins partisanes et intéressées. Les deux exemples suivants permettront d'illustrer ces difficiles rapports de la morale et de la politique.

Dans la Grèce antique, morale et politique étaient à l'origine associées (voir Aristote, 1970). La conception que l'on avait des citoyens en faisait des personnes égales en valeur et en droit. Les citoyens étaient invités à participer à l'organisation de la vie collective, particulièrement par la prise de la parole et l'expression de leurs opinions en public. On insistait beaucoup sur les vertus civiques, et les jeunes étaient éduqués en ce sens. Il faut cependant rappeler ici une réalité que notre morale et notre anthropologie actuelles refuseraient : tous les humains n'étaient pas des citoyens dans la Grèce antique. Les femmes, les enfants, les esclaves, les personnes devant vaquer à des activités visant à la subsistance de la famille ou de la collectivité n'étaient pas des citoyens. Nous devons donc comprendre ici la notion de citoyen dans ce contexte.

Prendre la parole publiquement pour donner son opinion étant alors considéré comme important, un art de s'exprimer en public est apparu, et des maîtres, les sophistes, commencèrent à l'enseigner. Il s'agit de l'art de la rhétorique où le discours vise à persuader autrui par la démonstration et la réfutation des arguments. À l'origine, la rhétorique avait pour but d'inciter les citoyens à participer à la vie collective. Mais, graduellement, elle prit une tout autre orientation chez plusieurs des disciples de ceux qui l'avaient développée : elle s'est pervertie et est devenue un instrument de la volonté de puissance, au service des intérêts individuels et capable de justifier tant le mal que le bien pour arriver aux fins poursuivies, soit obtenir le pouvoir et s'y maintenir. Un immoralisme s'est mis en place, prônant le droit du plus fort et même les avantages de l'injustice. L'organisation de la Cité grecque est peu à peu apparue comme une réalité d'ordre pratique, sans lien avec des valeurs à promouvoir. Par ailleurs, la lourdeur de la participation de tous les citoyens à la vie collective a fini par avoir raison de la volonté de créer cet espace de liberté d'expression et de débat. Pourquoi, au fond, ne pas laisser la politique à ceux qui savent vraiment s'y adonner, qui manifestent leur habileté de persuasion à un haut niveau, et pourquoi ne pas simplifier l'organisation de la vie commune ?

Le philosophe grec Socrate et le sophiste Protagoras ont regretté cette dérive vers une volonté de puissance et de domination, qui s'opposait même à certaines valeurs : elle leur a semblé être de nature à léser le bien des citoyens et aller à l'encontre de la justice.

Cet exemple permet de constater qu'il peut exister des liens entre morale et politique, mais que l'usage que l'on fait de la morale, la place et l'importance qu'on lui accorde dans l'organisation de la vie collective ont très tôt varié.

Au xvie siècle, Machiavel, homme politique, philosophe et écrivain italien, a affirmé que la politique avait sa propre finalité et qu'elle n'était pas soumise à la morale. C'est par l'analyse des faits politiques qu'il en est arrivé à cette conclusion. En effet, il a constaté que, dans l'histoire, c'est la lutte pour le pouvoir qui a motivé l'activité politique beaucoup plus que la recherche d'une vie sociale fondée sur des valeurs morales. La morale, et même la religion, lui sont apparues comme des outils que l'on doit apprendre à utiliser dans un but politique. Il est donc important pour le politique (l'organisation collective) que le peuple soit moral et religieux : il y a là une utilité, un facteur d'unité, d'ordre et de paix, même si l'on n'adhère pas aux valeurs du discours religieux et même si on ne croit pas qu'un idéal moral doive d'emblée guider l'agir politique.

Pour Machiavel, le rôle du politique consiste à maintenir l'État, assurer l'ordre et l'efficacité politique, et non à promouvoir le bien. Les chefs politiques doivent prendre tous les moyens possibles pour atteindre ces buts, même si, pour cela, ils doivent mentir ou trahir. Par ailleurs, l'homme politique a intérêt à être bon et même religieux, pour des raisons politiques. Machiavel affirme cependant qu'il est important de distinguer le bien et le mal. Il reconnaît aussi que les individus doivent être bons afin qu'une paix sociale soit assurée.

Pour bien des gens, le machiavélisme correspond à l'attitude de celui qui est brutalement réaliste, sournois et rusé. C'est agir en se disant que la fin justifie les moyens. En décrivant l'agir politique, Machiavel a démasqué les intérêts réels de beaucoup d'individus, l'usage que les humains peuvent faire des pouvoirs qu'ils ont, et il a sans doute fait perdre à plusieurs leur naïveté et leurs illusions quant à l'harmonie qui pouvait exister entre morale et politique. Si l'interprétation de Machiavel colle à une réalité que l'histoire permet de dévoiler, on peut alors comprendre le scepticisme, le désenchantement et le manque d'intérêt de plusieurs face à l'engagement politique et ce que l'on appelle la « chose publique ».

Le philosophe français Luc Ferry (1998 : 478-481) attribue quant à lui le désengagement actuel face au politique à trois causes : la technicisation, la sécularisation et ce qu'il appelle l'insoutenable pression de l'avenir.

La technicisation : celle-ci permet en effet à l'homme de maîtriser les phénomènes de la nature et d'utiliser cette dernière à son profit. Le développement toujours croissant de la technoscience est devenu une fin à poursuivre en soi. Si c'est possible, pourquoi pas? Dans le domaine de la politique, cette évolution semble se traduire par une importance accordée aux moyens à utiliser plus qu'aux fins à poursuivre, l'objectif premier étant la conquête et le maintien du pouvoir. La technique est perçue alors comme une puissante machine qui permet d'y parvenir.

La sécularisation: elle a favorisé les États dits laïques et rejeté les repères religieux traditionnels comme fondements des lois (ces dernières étant conçues comme l'outil privilégié du maintien de l'ordre social). Désormais, ce sont les hommes qui «fabriqueront» les lois, sans lien avec des messages de divinités extérieures auxquelles certains se référaient pour expliquer leur fondement. Ils le feront en se référant particulièrement à l'idéologie des droits de l'homme: liberté d'opinion, liberté d'expression, droit de choisir ses idées religieuses, politiques, sa morale et sa philosophie de la vie, ainsi que les voies par lesquelles chacun réalisera son bonheur. Dans ce contexte, tous les citoyens ont le devoir de participer à cette tâche, elle n'est pas la responsabilité de l'État en tant qu'État, car on ne conçoit pas que les pouvoirs politiques doivent imposer une idéologie ou des valeurs. La société autrefois «pleine de sens», note Luc Ferry (1998), est devenue une société «vide de sens».

L'insoutenable pression de l'avenir: la politique moderne ne parle que de «projet» et de «programme», souligne Ferry (1998). Elle est orientée vers l'avenir — un monde à bâtir —, à la différence des sociétés traditionnelles qui avaient comme souci le respect des coutumes et des lois des ancêtres. Le sens de notre vie collective est donc à faire, il n'est pas donné. Cette tâche crée une pression qui oblige les citoyens à se demander sur quoi ils doivent fonder leurs espoirs, car ils sont en quête d'un sens et d'une orientation à donner à leur agir.

Pour Ferry (1998), ces trois causes jettent le doute dans nos esprits quant à la possibilité d'agir sur des phénomènes aussi puissants. La désaffection à l'égard du politique apparaît alors comme une solution de facilité: laissons la politique aux politiciens. Un sentiment d'impuissance est né, mais on pressent en même temps l'urgence d'agir.

Le philosophe français Comte-Sponville (1998) note, pour sa part, que le discrédit dans lequel tombe la politique résulte de trois facteurs. Un facteur économique: comment croire aux gouvernements quand l'économie mondiale a du mal à se stabiliser et que l'écart entre les riches et les pauvres augmente sans cesse? Un facteur idéologique: sentiment d'impuissance, manque de confiance. «Quand la politique n'est plus qu'une formalité, c'est la mort de la politique», dira-t-il. Un facteur moral: scandales, corruptions, carriérisme. Tout cela paraît mettre en péril la démocratie. Si on admet que la politique ne peut se réduire à la morale (elle n'est pas le règne du bien et de l'idéal), qu'elle n'est pas au-dessus d'elle non plus, elle ne peut quand même pas s'en passer et la justice est toujours à faire. Nous savons que le pouvoir n'appartient pas aux personnes qui sont perçues comme les plus morales, mais à celles qui ont réussi à obtenir le pouvoir. Il y a là une raison de plus pour ne pas leur abandonner la «chose publique».

Les deux exemples donnés, soit ceux d'Aristote et de Machiavel, de même que les interprétations de Ferry et de Comte-Sponville, permettent sans doute de comprendre le désintérêt de beaucoup de citoyens devant l'ampleur de la tâche à accomplir et la participation au politique. Il n'en demeure pas moins que des intérêts et des valeurs sont en jeu dans l'organisation de la vie collective et que n'y pas participer a des conséquences qui pourraient être regrettables. À tout le moins pourrait-on penser que quiconque n'y participe pas alors qu'il le pourrait est bien mal placé pour critiquer par la suite les orientations prises.

Par ailleurs, l'engagement dans l'organisation de la vie collective, quelle que soit l'avenue choisie, est la façon la plus efficace, pour un individu, de transcender son individualité et de manifester qu'il comprend que les humains ne peuvent survivre sans cette interdépendance des uns par rapport aux autres. Aucune communauté humaine ne peut se bâtir sans la contribution de tous, à des degrés divers. Cet engagement est utile en fonction d'autrui, mais il est en même temps un élément indispensable pour l'accomplissement de soi-même. En effet, il favorise le développement personnel, dans un contexte où chacun a la responsabilité de parfaire ce qu'il a reçu au début de son histoire personnelle. L'épanouissement de l'être humain ne s'accomplit pas uniquement par une simple réaction à l'environnement: il est action, engagement et créativité. Partager des projets avec autrui et s'engager dans la communauté humaine à laquelle on appartient sont donc des atouts pour notre progrès personnel, en même temps que cela contribue au bien-être collectif.

De cette réflexion sur les rapports entre éthique et politique ressortent deux éléments que l'on pourrait qualifier d'incontournables :

1. *La nécessité d'un intérêt pour la « chose publique »*
La « chose publique » appartient à tous. Dans un État bien constitué, le pouvoir concret est remis entre les mains de quelques-uns, avec l'assentiment de tous ou du plus grand nombre. S'en remettre par la suite totalement aux décideurs choisis comporte des risques : leurs décisions seront nécessairement teintées par leurs valeurs et leurs croyances, elles seront marquées par leur façon de concevoir l'organisation de la vie collective et le bien commun. Il faudra constamment s'assurer de l'adéquation entre leurs valeurs et croyances et les valeurs communément admises dans la société. Les citoyens doivent donc s'intéresser à la « chose publique », malgré les imperfections inhérentes aux personnes et aux structures.

2. *L'importance d'une participation à la vie collective*
Au-delà de l'intérêt pour la « chose publique », lequel ne pourrait être que de l'ordre de la préoccupation intellectuelle, participer à l'organisation de la vie commune est un impératif. Les intérêts et les talents étant diversifiés chez les citoyens, chacun peut trouver le canal par lequel apporter sa contribution. Minimalement, l'expression des opinions au sujet de l'organisation de la vie collective, si chère à l'Antiquité grecque, mais aussi partie intégrante de la philosophie de nos États démocratiques modernes, doit être un des éléments majeurs de la participation des citoyens. C'est de cette manière que les personnes qui détiennent le pouvoir — et tous et chacun — pourront vérifier si les orientations prises correspondent aux valeurs communes, et si les conceptions de la justice font l'unanimité, ou à tout le moins rallient le plus grand nombre.

◆

Que pouvons-nous conclure de cette réflexion sur les rapports entre éthique et politique pour les infirmières ?

Choisir une profession est une décision personnelle, mais l'exercer requiert une ratification sociale. Les infirmières font partie d'un groupe social qui reçoit de l'État (nous tous) un mandat, celui de participer à la protection de la vie humaine et à l'amélioration de la qualité de la vie des personnes, sur les plans physique, psychologique et social. Des valeurs sous-tendent un tel rôle. Elles doivent être enseignées aux aspirantes à la profession, vécues, prônées et défendues lorsque c'est requis. Quand des décisions doivent être prises relativement à l'organisation de la vie collective, sur le plan des soins et des services aux citoyens, ceux-ci doivent pouvoir s'attendre à ce que les dispensateurs de soins directement concernés protégeront les valeurs communément admises et les défendront si cela est nécessaire. Minimalement, la prise de parole est exigée ici. Elle fait partie du droit qu'ont les citoyens de participer à l'organisation de la vie commune et de la responsabilité qui leur incombe en tant que citoyens et professionnels. L'intérêt pour la chose publique est donc requis: il permet de dégager le sens et la pertinence de l'agir individuel et collectif. La participation à la vie collective est indispensable, car elle permet l'actualisation de chacun, en même temps qu'elle façonne l'histoire de la communauté d'appartenance.

DEUXIÈME PARTIE

Éthique, valeurs et profession infirmière

4 Dignité et respect de la personne humaine

Thomas De Koninck

Le préambule de la Déclaration universelle des droits de l'homme de 1948 s'ouvre sur la constatation que « la reconnaissance de la dignité inhérente à tous les membres de la famille humaine et de leurs droits égaux et inaliénables constitue le fondement de la liberté, de la justice et de la paix dans le monde ». Le cinquième Considérant ayant proclamé à neuf la foi des peuples des Nations unies « dans les droits fondamentaux de l'homme, dans la dignité et la valeur de la personne humaine, dans l'égalité des hommes et des femmes », l'article premier précise que « tous les êtres humains naissent libres et égaux en dignité et en droits. Ils sont doués de raison et de conscience et doivent agir les uns envers les autres dans un esprit de fraternité (Van Asbeck, 1949 : 90-99 ; Déclaration universelle des droits de l'Homme, 1988 : 18, 26) ».

Ce texte, et l'extraordinaire unanimité dont il a fait l'objet par-delà des divergences multiples, sont des acquis majeurs du xxᵉ siècle. Cinquante ans plus tard, les propos cités n'ont pas pris une ride et s'avèrent en réalité plus pressants que jamais. Il n'empêche que ce qui frappe tout autant, c'est leur inefficacité apparente. Comme en témoignent les catalogues d'atrocités répertoriées par Amnistie internationale, les droits humains sont en réalité de plus en plus bafoués dans notre monde. Si les principes de la Déclaration continuent d'être violés dans plus de 140 pays et territoires, c'est que ces principes n'ont guère pénétré les consciences. Comment y remédier? Le seul moyen réaliste demeure l'éducation. L'éveil à la dignité humaine, à ce qu'il est convenu d'appeler la dignité inaliénable de la personne, doit y prendre sa place, qui est la première, celle que lui reconnaît d'ailleurs, à juste titre, la Déclaration, comme on vient de le voir.

«En quoi consiste la barbarie, demandait Goethe, sinon précisément en ce qu'elle méconnaît ce qui excelle?» Barbare est avant tout celui ou celle qui est pervers au point de méconnaître autant sa propre humanité que celle des autres. Car c'est de la même humanité qu'il s'agit[1]. Cependant si Nietzsche a raison en sa prédiction — prononcée il y a un peu plus d'un siècle — de deux siècles à venir de nihilisme, et s'il a raison de définir le nihilisme comme signifiant simplement «*Que les valeurs les plus élevées se dévaluent*[2]», il est permis de nous demander justement si nous sommes si loin de la barbarie dans nos principes comme dans les faits. Car le mot «nihilisme» désigne alors simplement le fait qu'il n'y a plus que des «valeurs», au sens où l'argent, par exemple, est une «valeur». Relativisme et nihilisme vont de pair: la justice, l'amitié, la liberté, la paix, le bien, l'absolu, Dieu même, ne deviennent dès lors qu'autant de «valeurs» parmi d'autres. Tout est au même niveau et plus rien (*nihil* signifie «rien» en latin) n'excelle.

Et pourtant il y a une découverte, une reconnaissance du simple fait de la dignité de la personne humaine et du respect unique qu'elle mérite qui, dans l'histoire et dans la conscience des humains, précède les doctrines. On peut parler, en ce sens, d'un primat de l'éthique sur sa propre théorie et sur l'élaboration de ses fondements. Il convient

---

1. Il s'agit de propos de Goethe ([1831], 1949 : 345) à Eckermann tenus le 22 mars 1831, un an avant sa mort : «Niebuhr avait raison, dit Goethe, quand il prévoyait un retour à la barbarie. La voilà : nous y sommes en plein ; car en quoi consiste la barbarie, sinon précisément en ce qu'elle méconnaît ce qui excelle? (*das Vortreffliche*). » Sur l'incapacité du barbare de reconnaître sa propre humanité, voir De Koninck (1995 : 4-6, 223-224).

2. Voir Friedrich Nietzsche (1963 : 557 : «*Was bedeutet Nihilismus?* Dass die obersten Werten sich entwerten. *Es fehlt das Ziel. Es fehlt die Antwort auf das "Wozu"*. » (en traduction littérale : «Que signifie le nihilisme? *Que les valeurs les plus élevées se dévaluent. Il manque le but. Il manque la réponse au "pourquoi".* »); et Friedrich Nietzsche (1991 : 33).

d'autant plus d'être attentif à cette antériorité de l'éthique que le
xxᵉ siècle s'est singularisé par l'étendue des meurtres, des génocides,
des tortures perpétrés «le regard clair» (Soljenitsyne), au nom d'idéologies et d'abstractions faisant fi des êtres réels. Certaines notions
essentielles risquent en outre de paraître inaccessibles — alors qu'elles
ne le sont pas, en vérité — si elles sont abordées de manière abstraite
au départ.

Aussi conviendra-t-il de nous attarder en premier lieu sur la découverte de la dignité humaine et des notions fondamentales qu'elle implique, avant de prendre en considération les droits humains, le désir
de reconnaissance et l'amitié, qui en constituent autant de manifestations essentielles, et de marquer, en conclusion, la pertinence et la
grandeur des soins infirmiers.

La découverte de la dignité humaine

L'hospitalité

Le degré de civilisation d'un peuple, d'une société, se mesure à sa
conception de l'hospitalité. Celle des grandes civilisations orientales
est proverbiale. Mais il en allait de même plus près de nous, chez
les anciens Grecs. Le premier sens du mot grec *xenos*, désignant
l'étranger (que nous retrouvons dans «xénophobie»), est «hôte», et il
a toujours conservé cette signification à côté de l'autre. L'hôte reçu,
l'étranger, est sacré. Platon insistera, dans *Les lois* (V, 729 e et suiv.) sur
le fait que nos engagements à l'endroit des étrangers sont «les plus
saints» (*hagiôtata*). Il faut «une grande vigilance pour ne commettre
aucune faute à l'égard des étrangers au cours de sa vie et dans sa
route vers le terme de celle-ci» (Platon, 1951 : 730 a). En latin, les
mots *hospes* et *hostis* renvoient l'un à l'autre comme pour mieux rendre la réciprocité des devoirs, car *hospes* désigne l'hôte au sens de celui qui reçoit l'étranger, *hostis* l'hôte ou l'étranger envers qui on a des
devoirs d'hospitalité[3]. Ces mots sont, bien entendu, à l'origine

---

3. Ce n'est que plus tard que *hostis* signifiera au contraire «ennemi» et, plus précisément, «ennemi public». Sur le mot *xenos*, voir de préférence le dictionnaire Liddell and
Scott (1968), plus rigoureux dans l'ordre des significations et plus riche en références que
le dictionnaire de Bailly (1961). Sur *hospis* et *hostis*, voir A. Ernout et A. Meillet (1959).

d'«hospice», d'«hospitalité», d'«hôpital», d'«hôtel», d'«hôtel-Dieu» (qui désigne depuis la fin du Moyen Âge l'hôpital principal d'une ville), de milieu «hospitalier».

Mais d'où vient ce caractère sacré de l'étranger, cette place centrale assignée à l'hospitalité, dès l'aube de la civilisation? Deux exemples s'offrent d'abord comme guides. Dans l'*Odyssée* d'Homère, Ulysse rentre chez lui après une longue absence sans être reconnu, comme un étranger, et est reçu comme un hôte. Au chant XIX, son épouse Pénélope déclare qu'il faut bien traiter le mendiant qu'il semble être. Au chant XXIII, elle le reconnaîtra et ce sera la liesse. Semblablement, dans la Genèse (18,1-8), on voit Abraham, aux chênes de Mambré, déployer des prodiges d'hospitalité pour trois hôtes inconnus. Or il s'avérera qu'il aura ainsi, à son insu, accueilli des anges et Dieu même.

Ce qu'illustrent d'abord ces deux histoires emblématiques, c'est que l'étranger est tout autre chose que ce qu'il paraît. Or il y a ici un rapprochement étonnant à faire avec la notion de personne, manifeste, ici encore, dans les mots, pour commencer. On aurait tort d'ignorer la sagesse déjà inscrite dans la langue. Le mot latin *persona* signifie en premier lieu «masque de théâtre», le mot grec correspondant, *prosôpon*, signifie premièrement la «face», le «visage», ce qui est donné au regard de l'autre, puis aussi «masque». Viendront ensuite naturellement d'autres sens, désignant le personnage, le rôle qu'il joue et l'acteur qui joue ce rôle, puis des sens plus profonds auxquels nous viendrons plus loin[4]. Toutefois, le parallèle avec l'hospitalité est déjà évident: l'être réel ici présent dépasse infiniment ce qui paraît, il est de fait éminemment digne de respect.

La dignité du pauvre

«Quelque chose est dû à l'être humain du seul fait qu'il est humain.» La reconnaissance de cette «exigence plus vieille que toute formulation philosophique» (Ricœur, 1988: 235-236) est de toute époque. Elle se découvre chez tous les humains, dans toutes les cultures, et se précise à mesure que s'affirment les civilisations.

---

4. On consultera avec profit Paul Ladrière (1991: 27-85). Voir aussi Maurice Nédoncelle (1948) et Alan Montefiore (1996: 691-697).

La reconnaissance la plus remarquable est celle qu'on y accorde d'emblée aux plus faibles et aux plus démunis, la place centrale de la mansuétude et du respect à l'égard des pauvres. En Inde, les Lois de Manu, d'origine ancienne, déclarent sans ambages : «Les enfants, les vieillards, les pauvres et les malades doivent être considérés comme les seigneurs de l'atmosphère (Lewis, 1986 : 189).» La sagesse chinoise met au premier rang la «capacité de conforter les autres[5]». Le respect des pauvres dans tous les sens du terme, de ceux qui souffrent, est, on le sait, au cœur des traditions juive et chrétienne. Le Coran fait état des devoirs envers les orphelins, les pauvres, les voyageurs sans logis, les nécessiteux, ceux qui sont réduits à l'esclavage[6]. La compassion est un des deux idéaux principaux du bouddhisme[7]. Partout on semble pressentir que c'est dans le dénuement que l'humain se révèle le plus clairement et impose pour ainsi dire sa noblesse propre — celle de son être, non de quelque avoir — à la conscience. Chez les Grecs, la parole du vieil Œdipe, aveugle et en haillons, pratiquement abandonné, l'exprime on ne peut mieux : «C'est donc quand je ne suis plus rien, que je deviens vraiment un homme.» Aussi le mot «infirmier» ajoute-t-il une nuance capitale à celle d'«hospitalier», que nous venons de relever, puisqu'il renvoie expressément à son origine latine, *infirmus, infirmitas*, «faible, faiblesse». On le voit d'emblée, les soins infirmiers donnent ainsi une figure concrète à la reconnaissance de cette noblesse essentielle des êtres humains qui se manifeste jusque dans la plus extrême faiblesse.

Plus étonnant encore, si c'est possible, est le respect des morts, illustré dès la nuit des temps par les premiers humains, qui ensevelissent leurs morts, de surcroît selon des rites. Pourquoi est-on encore aujourd'hui ému jusqu'à l'approbation devant la décision de la jeune Antigone (dans la grande tragédie de Sophocle du même nom) de

---

5. Selon Marcel Granet (1968 : 395-398), toute la doctrine confucéenne de «la vertu suprême», le *ren* (ou *jen*) se définit comme «un sentiment actif de la *dignité humaine*», fondé sur le respect de soi et le respect d'autrui — dont elle fait au reste dériver la règle d'or. Voir Confucius (1981 : XII, 22 ; VI, 23 ; IV, 15).

6. Voir la Bible, I Rois 21 ; Isaïe, 58,6-10 ; Deutéronome 15,1-15 ; 24,10-15 ; 26,12 ; Proverbes 14,21 ; 17,5 ; 22,22-23 ; 23,10-11 ; Matthieu 5,3-12 ; Luc 6,20-26 ; 10,29-37 ; Marc 12,41-44 ; Luc 16,19-25 ; Matthieu 25,31-46 ; et Azim Nanji (1991 : 108 et suiv.).

7. Sur la sagesse et la compassion dans le bouddhisme, voir l'excellent résumé de R. E. Florida (1991).

refuser, au péril de sa propre vie, de laisser là « sans larmes ni sépulture », pâture des oiseaux ou des chiens, le corps de son frère Polynice, pourtant dénoncé comme traître, et de défendre son droit à la sépulture, son appartenance à une commune humanité, au nom de « lois non écrites, inébranlables, des dieux » ? Le mort à l'état de cadavre *n'étant plus*, et se trouvant entièrement à la merci des forces naturelles, les vivants ont à son endroit un devoir sacré : celui de faire en sorte que, tout cadavre qu'il soit, il demeure membre de la communauté humaine. Le symbole du rite de la sépulture le rend à nouveau présent.

Le jugement d'Antigone est d'ordre éthique, car il a la forme d'un engagement : je déclare que le cadavre de mon frère mérite tous les honneurs dus à un être humain et c'est mon devoir — puisque je suis sa sœur et que nos parents ne sont plus — d'agir en conséquence, même au prix de ma vie. L'écho universel que suscite cet engagement éthique d'Antigone implique que même le cadavre, les restes sous quelque forme que ce soit, d'une personne, fût-elle condamnée, ont droit à des rites sacrés. Le symbole du rite de la sépulture le restitue à la communauté humaine à laquelle il appartient en droit. Or si cela est juste s'agissant des morts, si même les restes d'un homme condamné méritent pareil respect, que penser d'un corps humain vivant, si démuni ou vulnérable qu'il puisse être ?

Plus près de nous, le philosophe Emmanuel Levinas (1971, 1972, 1982) a attiré de nouveau l'attention sur le fait que le visage humain, nu et vulnérable, essentiellement pauvre, n'impose pas moins le respect. L'accès au visage est d'emblée éthique. Tout naturellement, nous détaillons le front, les yeux, le nez, etc., mais le visage est ce qui ne s'y réduit pas, là où transparaît le rapport à autrui. On cherche à masquer par des poses, des rôles qu'on se donne, sa « pauvreté essentielle ». Pourtant un assassin est incapable, au moment du meurtre, de regarder sa victime dans les yeux. Le visage, en un mot, est sens à lui seul. Toi c'est toi. Il nous renvoie à l'ineffable. Pour celle ou celui qui a des yeux pour voir, dans le visage se manifeste déjà la vérité du mot de Pascal : « l'homme passe infiniment l'homme[8] ». Dans les excellents termes d'Henri Maldiney (1991 : 340), « autrui est celui que je

---

8. Pascal (1949 : 434) : « [...] apprenez que l'homme passe infiniment l'homme... »

ne peux pas inventer. Il résiste de toute son altérité à sa réduction au même [...]. L'autre qui est là n'est pas une illustration de la catégorie d'autrui. Il est quelqu'un qui "ne s'invente pas", qui est proprement inimaginable ».

Toutefois Antigone va d'emblée au plus profond, puisque son frère n'avait plus même de visage — comme chez Isaïe (52,14), « son apparence n'était plus celle d'un homme[9] ». Ce qu'Antigone fait voir si nettement, c'est que, quelle que soit notre condition, nous partageons tous une même humanité, et donc une même dignité. À moins, certes, que le progrès de la civilisation, ou de l'éthique, n'implique le rejet de telles reconnaissances et de telles pratiques millénaires comme une longue erreur. Or ni la philosophie ni les merveilleuses découvertes de la science — l'embryologie, par exemple, ou les neurosciences — ne sauraient apporter le moindre appui à pareille conclusion. Leur rejet confinerait bien plutôt à la barbarie.

Définitions classiques et notions fondamentales

Appliqué à l'être humain, le concept de dignité doit s'entendre de manière non sentimentale, rigoureuse. Il signifie rien de moins que ceci : l'être humain est infiniment au-dessus de tout prix. Emmanuel Kant (1985b : 301-302 ; AK IV : 434-435) a excellemment défini, dans les *Fondements de la métaphysique des mœurs*, cette distinction fondamentale entre dignité et prix :

> Dans le règne des fins, tout a un PRIX OU UNE DIGNITÉ. Ce qui a un prix peut être aussi bien remplacé par quelque chose d'autre, à titre d'*équivalent* ; au contraire, ce qui est supérieur à tout prix, et par suite n'admet pas d'équivalent, c'est ce qui a une dignité. Ce qui se rapporte aux inclinations et aux besoins généraux de l'homme, cela a un *prix marchand* ; ce qui, même sans supposer de besoin, correspond à un certain goût, c'est-à-dire à la satisfaction que nous procure un simple jeu sans but de nos facultés mentales, cela a un *prix de sentiment* ; mais ce qui constitue la

---

9. Dominique Folscheid (1992 : 25) fait observer que l'embryon humain, qu'il ne craint pas d'appeler néanmoins « notre plus-que-prochain », n'a pas non plus de visage. Voir en outre Dominique Folscheid, Brigitte Feuillet-Le Mintier et Jean-François Mattei (dir.) (1997 : 195-208).

condition qui seule peut faire que quelque chose est une fin en soi, cela n'a pas seulement une valeur relative, c'est-à-dire un prix, mais une valeur intrinsèque, c'est-à-dire une *dignité* [souligné dans le texte].

Or justement l'être humain, écrit Kant (1985b : 293-294 ; AK IV : 428),

existe comme fin en soi, et *non pas simplement comme moyen* dont telle ou telle volonté puisse user à son gré ; dans toutes ses actions, aussi bien dans celles qui le concernent lui-même que dans celles qui concernent d'autres êtres raisonnables, il doit toujours être considéré *en même temps comme fin*. [...] Les êtres raisonnables sont appelés des *personnes*, parce que leur nature les désigne déjà comme des fins en soi, autrement dit comme quelque chose qui ne peut pas être employé simplement comme moyen, quelque chose qui par suite limite d'autant notre faculté d'agir comme bon nous semble (et qui est un objet de respect). Ce ne sont donc pas là des fins simplement subjectives, dont l'existence, comme effet de notre action, a une valeur *pour nous* : ce sont des *fins objectives*, c'est-à-dire des choses dont l'existence est une fin en soi-même, et même une fin telle qu'elle ne peut être remplacée par aucune autre [...] [souligné dans le texte].

Autant dire, comme il l'avance du reste expressément, que les personnes ont une *valeur absolue*, non relative[10].

S'agissant du « respect », Kant (1985a : 701-702 ; AK V : 76, 77) a encore une fois excellemment résumé l'essentiel, dans sa *Critique de la raison pratique* cette fois :

Le *respect* ne s'adresse jamais qu'à des personnes, en aucun cas à des choses. [...] *Je m'incline devant un grand*, disait *Fontenelle, mais mon esprit ne s'incline pas*. Et moi j'ajouterai : devant un homme de condition inférieure, roturière et commune, en qui je vois la droiture de caractère portée à un degré que je ne trouve pas en moi-même, *mon esprit s'incline* [...]. Le *respect* est un *tribut* que nous ne pouvons refuser au mérite, que

---

10. Cette idée de l'être humain comme fin en soi se découvre dès l'Antiquité grecque, dans la conception de la liberté comme l'opposé de la servitude : « Nous appelons libre celui qui est à lui-même sa fin et n'existe pas pour un autre (Aristote, 1964, A, 2, 982 b 25-26). » Pour une discussion développée de ce point et des rapprochements avec Kant, voir Emerich Coreth (1985 : 22-34) ; voir en outre Jacqueline de Romilly (1989). Voir, d'autre part, dans les Actes du Concile Vatican II, « *Gaudium et spes* », (Vatican II, 1967 : § 24) : « [...] l'homme, seule créature sur terre que Dieu a voulue pour elle-même... »

nous le voulions ou non ; nous pouvons bien à la rigueur ne pas le laisser paraître au-dehors, mais nous ne saurions cependant nous empêcher de l'éprouver intérieurement [souligné dans le texte].

La dignité humaine a été, de tout temps, sous des formules diverses, associée à notre nature raisonnable et à la liberté de la volonté qui s'ensuit, comme elle l'est par Kant et par toutes les Lumières, et aujourd'hui encore dans la Déclaration universelle des droits de l'homme de 1948, que nous citions au début. Ainsi, au Moyen Âge, saint Bernard : « J'appelle dignité de l'homme le libre arbitre, qui lui vaut d'être non seulement placé au-dessus des autres créatures vivantes, mais encore d'avoir sur elles le droit de commander. J'appelle science le pouvoir qu'il a de discerner cette dignité éminente, pouvoir qui ne peut avoir son origine en lui-même (Bernard, 1953 : 31-32). » Pour Thomas d'Aquin, la noblesse de l'être humain lui vient de ce qu'il est intelligent et au principe de ses actes, c'est-à-dire libre, en quoi il est à l'image de Dieu[11]. Selon Dante (1950 : chant V : 19-24) : « Le plus grand don que Dieu dans sa largesse fit en créant, le plus conforme à sa bonté, celui auquel il accorde le plus de prix, fut la liberté de la volonté : les créatures intelligentes, toutes et elles seules, en furent et en sont dotées. » La liberté, en bref, résume tout, ses deux composantes essentielles étant l'intelligence et la volonté, toutes deux immenses, comme nous le révèle l'expérience interne de penser et de vouloir. C'est elles encore que l'on retrouve dans la formule qui « domine toute l'histoire de la notion de personne » (Paul Ladrière), celle de Boèce (environ 480 à 525 de notre ère) : « substance individuelle de nature raisonnable[12] ».

La manière à la fois la plus simple et la plus accessible de voir ce lien entre la notion de personne et celle de liberté est la notion de causalité telle qu'elle se traduit dans le langage ordinaire d'abord. Le mot grec *aitia*, « cause », a pour premier sens celui de « responsabilité », d'« imputation », comme dans une accusation ; le mot latin

---

11. Voir le prologue de la deuxième partie de la *Somme théologique* (Thomas d'Aquin, 1984), et la discussion qu'en propose Otto Hermann Pesch (1994 : 489 et suiv.) ; voir également *Ia Pars*, q. 93. Pour plus de nuances et de références que nous ne pouvons apporter ici, et un bon exposé d'introduction, voir Servais Pinckaers (1987 : 89-106).

12. *Naturæ rationabilis individua substantia* (*Contra Eutychen et Nestorium*, c. III, PL 64, 1343). Voir Paul Ladrière (1991 : 47-51).

causa connaît une évolution analogue et désigne d'emblée un procès : les mots accuser, excuser, récuser en portent encore les traces.

Si je vous traîne en justice pour vous faire un procès, c'est que je vous juge responsable de (ayant à «répondre de ») quelque chose ; je vous reconnais *ipso facto* comme personne : on ne saurait faire un procès à un être qui ne peut d'aucune façon répondre de ses actes. «Traiter un individu comme une personne, c'est le considérer comme responsable de ses actes devant les tribunaux, au sens littéral ou figuré, de la loi ou de la morale — ou même, pour certains, devant les tribunaux du jugement divin (Montefiore, 1996 : 691a). » John Locke n'aura donc pas tort, à cet égard, de voir dans le mot «personne » un «terme de tribunal» (*forensic*[13]).

Cela dit, il ne faut jamais perdre de vue cette détermination capitale et d'ailleurs évidente — explicitée déjà, on vient de le voir, par Boèce —: la personne est un *individu* (du latin *individuum*, «ce qui est indivisible »). Voilà qui importe au plus haut degré dans la perspective des soins infirmiers. Que cet être intelligent et dès lors appelé à répondre de ses actes soit un *individu*, cela veut dire avant tout qu'il est un être *indivisible*, aux droits non moins *indivisibles* du reste (ce que la Déclaration de 1948 citée plus haut marque au surplus de manière exemplaire). Comme l'écrit Paul Ladrière :

> Sans l'ancrage dans la concrétude de chaque individu, la dignité et le respect inconditionnel de la personne dégénèrent en moralisme et en toutes sortes d'idéologies sexistes, racistes, nationalistes, corporatistes, classistes, élitistes, etc. Moralismes et idéologies qui ont en commun de n'accorder dignité et respect qu'à ceux qui leur semblent le mériter. L'in-

---

14. *Cf.*, *sub verbis*, respectivement, *aitia* et *causa*, le Liddell and Scott (1968) et le Ernout et Meillet (1959) ; Alan Montefiore (1996 : 691a), qui renvoie à Amelia Rorty (1976) ; John Locke (1972 : § 26). On doit aussi à Locke (1972 : 11, XXVII) la définition suivante de la personne : «Un être pensant et intelligent, capable de réflexion, et qui peut se considérer comme étant *le même*, comme étant la même chose pensante, en différents temps et en différents lieux », qui a fait l'objet d'une critique dévastatrice mais pleine de justesse par Charles Taylor (1989 : 159-176 ; aussi les notes correspondantes, 542-544). La première partie de la définition, touchant l'intelligence et la réflexion, reprend, sans plus, des conceptions classiques et évidentes ; la seconde partie, touchant la conscience intellectuelle de sa propre identité à travers le temps, fait par contre problème et a piégé plus d'un adepte d'une certaine «bioéthique » (pour plus de détails, voir De Koninck [1995 : 6, 47-50, 54-56]).

dividu comme être-là singulier et comme être raisonnable exprime les dimensions ontique et ontologique de la personne. Dans l'oubli de ces dimensions, l'individu peut être réduit à sa dimension biologique, psychologique, économico-politique. (Ladrière, 1991 : 54)

Pour peu que nous nous reportions à notre expérience ordinaire de vivre, malgré la difficulté à concevoir l'indivision, nous nous éprouvons, en temps normal, comme « chacun » (« chaque » « un ») un « je » « individuel ». On peut diviser le corps de Socrate, jamais on ne parviendra à diviser Socrate. Cette unicité indivisible de la personne humaine est au reste plus nettement que jamais corroborée par la science[14].

L'âme de l'invalide — qu'il suffise d'entendre par le mot « âme », pour commencer, simplement la source première de vie, grâce à laquelle ce corps-ci, par exemple, diffère d'un cadavre — n'est ni altérée ni moins unie au corps du fait que celui-ci est, par exemple, dans un coma profond ou déficient de quelque autre manière ; son visage, ses mains, son corps tout entier ont exactement la même dignité qu'auparavant ; car il s'agit, encore une fois, de la dignité du tout humain. Toute vision crûment dualiste (faisant de son âme et de son corps deux substances distinctes) enlève au corps sa dignité. On peut être tenté d'insister, certes, sur l'idée que la dignité humaine — l'intelligence, la volonté, la liberté — est plutôt le fait de l'*âme* humaine. Mais celle-ci n'existe pas comme une entité séparée ; elle est unie de manière indivisible au corps, à preuve la dissolution de celui-ci à la mort. Que le vivant qu'elle anime soit endormi ou éveillé, comateux, gravement handicapé ou en pleine forme, elle est tout aussi présente. C'est elle qui rend possible tout exercice éventuel des diverses potentialités qu'elle unifie : marcher, voir, entendre, penser, aimer et le reste ; car ce n'est manifestement pas leur seul *exercice* qui est l'âme ; autrement je devrais soutenir que chaque fois que je me mets à marcher effectivement, une nouvelle âme apparaît, et que « les mêmes êtres seront aveugles plusieurs fois par jour, et sourds également[15] ».

---

14. La science nous apprend notamment que la structure neuronale du cerveau de chaque humain, même un vrai jumeau, est différente de celle de tout autre cerveau. Voir Gerald M. Edelman (1993), spécialement le chapitre 9 et la postface ; et Jean-Pierre Changeux (1983 : 277-284).

15. Aristote, (1964 : θ, 3, 1047 a 9-10), dans sa célèbre réfutation de la thèse des Mégariques, qui ne parvenaient pas à voir la réalité du potentiel. Le philosophe à qui

Un texte de la sagesse chinoise rend bien cette réalité de l'âme, même lorsque sa présence est moins manifeste : « La nature de l'homme peut être comparée aux yeux. Dans le sommeil ils sont fermés et il fait noir. Ils doivent attendre l'éveil avant de voir. Avant l'éveil, on peut dire qu'ils possèdent la substance (qualité) fondamentale pour voir, mais on ne peut dire qu'ils voient. Or la nature de tous possède cette substance fondamentale, mais elle n'est pas encore éveillée ; c'est comme des gens endormis attendant d'être éveillés (Tung Chung-shu [vers 179-104 av. J.-C.], 1963 : 275). »

C'est assez dire le degré d'intimité de l'âme et du corps. Peu importe l'état en lequel se trouve un corps humain vivant, lui et l'âme ne font qu'un, tout et parties, quelle que puisse être la condition apparente, parfois très diminuée, du corps. Car l'âme est une et indivisible, ce que nous avons reconnu plus haut en disant que Socrate, ou n'importe quel individu humain, est, lui, indivisible. (Le sens commun le reconnaît ; qualifier un tel de « schizophrène », c'est déclarer son esprit « partagé en deux », et partant reconnaître son unité foncière : il n'y a pas de division sans divisé : l'attribution n'a pas de sens autrement ; *qui* est « schizo » ?) Il en est ainsi du premier au dernier instant de la vie de ce corps humain ; il ne s'agirait pas de lui, autrement. Tout individu humain est à chaque instant, quelle que soit sa condition, une personne et il en possède toute la dignité[16].

Il suit de ce que nous venons de voir que tout corps humain, quel qu'il soit — dément profond, Einstein, comateux, trois fois champion olympique —, mérite le même respect. La dignité absolue de tout être humain est la même dans chaque phase de sa vie, depuis la conception jusqu'à l'extrême faiblesse de la vieillesse. Car il s'agit toujours du même individu humain, de la même personne. Il faudrait

---

l'on doit les déterminations les plus éclairantes quant à l'union de l'âme et du corps reste Aristote, en particulier dans son traité *De l'âme*, comme l'ont rappelé autant un Hegel au siècle dernier qu'un Hilary Putnam aujourd'hui. Pour une approche préliminaire plus détaillée de cette question de l'âme et du corps, voir De Koninck (1995 : 81-114).

16. Sur la tentative, par certains, de créer une nouvelle catégorie, celle d'humains qui ne seraient pas des personnes, offrant la liberté juridique de supprimer des vies humaines, celles de nouveau-nés, par exemple, voir notre critique dans De Koninck (1995 : 6, 48-49, 54-56, 83-84, 114). Voir en outre l'étude très fouillée de Roberto Andorno (1996, 1997).

être singulièrement coupé du concret — ou «homme de ressentiment» (Nietzsche) — pour ne pas le voir ou, plus probablement, ne pas vouloir le voir. C'est encore plus manifeste depuis la mise en évidence, par la science, de «l'unicité organique (et spirituelle) de chaque homme», où d'aucuns voient même «la plus importante découverte de ce siècle (Meyer, 1993 : 24, 74, 214)».

Droits humains, désir de reconnaissance et amitié

La justice

Le défi par excellence de la *justice* est de savoir reconnaître les droits entiers de celles ou ceux qui sont le plus différents de moi et pour lesquels je puis même, par exemple, ne pas éprouver de sentiment spécial de sympathie. Qu'est-ce que la justice ? Tout simplement «l'intention ferme et persévérante de rendre à chacun son dû (*suum cuique*) (Justinien Ier, *Institutes*, I, I)». Mais qu'est-ce, en vérité, qui est dû à chacun ? Qu'est-ce qui fonde le *son* dans «son dû» ? Comment cela peut-il appartenir à une personne ? On parle, par exemple, de droit à la vie : quelle est la *base* de pareille obligation ?

Nous pressentons que nous avons affaire ici à quelque chose de premier, en vertu de quoi un être humain a un droit lui appartenant de manière *inaliénable* (ce qui veut vraiment dire lui appartenir, car inaliénable signifie : on ne peut le lui enlever, arracher). On lit déjà dans le *Gorgias* de Platon qu'il vaut mieux souffrir une injustice qu'en commettre une : en d'autres termes, tel ou tel droit d'autrui peut être à ce point fondamental qu'y porter atteinte serait se faire à soi-même plus de tort qu'à la victime. Seule son humanité peut en rendre compte : on ne peut remonter plus loin. Nier celle-ci comme fondement des droits ouvre, au reste, la porte à tous les totalitarismes. Il s'agit en réalité d'une obligation *morale*, nullement d'une contrainte ; de quelque chose qui s'impose à ma liberté — un peu comme ce visage humain à découvert, sans défense, vulnérable et qui cependant m'oblige, ainsi que nous venons de le rappeler à la suite d'Emmanuel Levinas.

Or il est aisé de voir que droit implique devoir : ils sont comme l'envers et l'endroit d'une même réalité. Si une chose vous est due, il s'ensuit que c'est pour d'autres un *devoir*, une *obligation* de vous la rendre ; de même que pour vous-même ce qui est dû à d'autres. Voici qu'apparaît clairement la relation avec *autrui*. Nous voici en fait — s'agissant d'altérité et de différence — au cœur de la justice. Il s'agit d'autre chose que l'amitié, car ici l'autre est en quelque sorte *séparé* ; si j'éprouve pour vous de l'amitié, voire simplement une sympathie naturelle, les gestes qui en résulteront ne seront pas le fait de la justice comme telle. La justice se vérifie plutôt dans la reconnaissance d'une dette, d'un dû, à l'égard de l'*autre* comme *autre*. Sa grandeur se vérifie le plus clairement dans les cas où l'altérité est le plus prononcée : plus l'autre est loin de moi, moins j'ai d'affinités avec lui, plus le devoir à son endroit relèvera de la justice proprement dite. Toutes les manières d'éliminer pratiquement autrui participent de l'injustice. Il en est de subtiles, tels la calomnie, la médisance, le « meurtre civil » (détruire sa réputation), etc. Plus manifestes encore sont cependant les multiples formes d'intolérance et de discrimination : racisme, sexisme, fanatisme prétendument religieux — voire, plus près de notre sujet ici, l'idéologie de la santé, dont le paradigme au xxe siècle aura été fourni par le nazisme ; le modèle censé légitimer l'exclusion est en l'occurrence l'être jugé « performant » selon une optique réductrice définie d'avance, à base de ressentiment[17].

Ne voit-on pas encore là avec quelle netteté est ainsi mise en évidence la dignité humaine, comme la seule réalité qui puisse, quel que soit l'autre, continuer de faire de lui un autre moi ? Tel est du reste le sens de la règle universelle, dite d'or : « ne fais pas aux autres ce que tu ne voudrais pas qu'on te fasse » (Confucius, 1981 : XV, 23) ; « faites aux autres ce que vous voudriez qu'ils vous fassent » (Matthieu 7,12). Il y a là comme une expression de la solidarité humaine la plus fondamentale.

Le défi éthique ne se vérifie toujours que dans le maquis de la contingence, au sein d'une infinité de circonstances variables, jamais parfaitement prévisibles, dans une action qui est toujours singulière,

---

17. On peut d'ailleurs se demander, en pareille optique, ce que signifie au juste l'expression extrêmement ambiguë, polysémique à souhait — autant que les mots « qualité » et « vie » eux-mêmes —, « qualité de vie » ? Entre les mains d'un idéologue de la santé, la vie de l'éminent physicien Stephen Hawking, dont les handicaps sont notoires, aurait été dès longtemps supprimée. Voir Michael White et John Gribbin (1992). Sur l'idéologie de la santé, voir André Mineau, Gilbert Larochelle et Thomas De Koninck (1998).

ce qui laisse entrevoir la difficulté de la vie morale, mais aussi sa grandeur. Toute décision morale a un caractère ineffable. Les «codes» de déontologie — pour utiles qu'ils soient — sont appelés à être toujours dépassés; spécialement aujourd'hui, devant la complexité, l'aspect encore jamais vu, de tant de problèmes pourtant réels de notre époque. La multiplication des lois qui caractérise notre société est le résultat obligé d'une certaine perte du «sens des valeurs»; les revendications de droits prolifèrent dans l'oubli de devoirs élémentaires de civisme, de respect des personnes, etc., reconnus pourtant dans toutes les traditions, dès leurs débuts: grecque, indienne, chinoise, égyptienne, judéo-chrétienne, et autres[18]. Dans une société civilisée, où chacun a une parole, il est besoin de beaucoup moins de lois. *Corruptissima re publica plurimæ leges*, «plus la chose publique est corrompue, plus il y a surabondance de lois», faisait observer Tacite (*Annalium*, III, 27, *in fine*) — expert, s'il en fut, dans l'analyse de la décadence.

Dans *Inévitable morale*, Paul Valadier (1990 : 23, 185) constate avec raison que «fait retour la question morale en tant que telle: que doit-on faire pour bien faire, mais sous l'angle concret de situations qui appellent une réponse urgente et qui impliquent des solidarités fortes. Ici et maintenant, qu'est-ce qui s'impose moralement, par où passe l'obligation de bien faire dans la tâche du médecin, du responsable politique, de l'industriel, du journaliste, du banquier?» Il précise en outre, vers la fin de son ouvrage: «Quand les lignes d'action ne vont plus de soi, quand la moralité ne dit plus clairement ce qu'il faut socialement et éthiquement faire, quand l'honnêteté est trop courte, l'individu est renvoyé à lui-même comme sujet moral qui doit prendre sur lui de décider. Sur quoi va-t-il s'appuyer? Quel capital intellectuel ou spirituel trouve-t-il à disposition pour sortir de l'impasse? Voilà qui constitue l'essence même de la morale. Mais il importe qu'on s'y ouvre à partir de l'éthique et en articulation avec elle.»

Chacun est ainsi en dernier ressort renvoyé à soi-même. Qui dit valeur dit prix; mais à la limite, l'adhésion à des valeurs n'ayant même plus de prix tant elles nous sont chères, ou sans lesquelles en tout cas rien d'autre n'aurait de prix à nos yeux, est ce qui précisément

---

18. Pour une bonne liste d'exemples, voir C. S. Lewis (1986 : 179-201).

définit la vie morale. Il faut bien toutefois une *morale commune* pour vivre ensemble. Comment la constituer? Et surtout, par où commencer? Car la société où nous vivons est «plurielle», comme on dit maintenant, et en passe de le devenir chaque jour davantage: variété des points de vue animant le débat politique, ainsi qu'il convient en saine démocratie, pluralisme jusque dans la sphère de l'information, où des interprétations parfois diamétralement opposées de ce qu'on croyait être les mêmes «faits» sont avancées dans les médias écrits ou électroniques, multiplicité croissante des cultures, des religions — c'est-à-dire des options fondamentales touchant le sens même de la vie — parmi les concitoyens eux-mêmes, appelés à la convivialité, à des décisions vitales collectives. En vue d'une morale commune dans ce contexte, une valeur permet de rassembler toutes les autres: la *dignité humaine*.

Retenons que la dignité humaine signifie que la liberté de chacun est inaliénable, quelque chose d'absolu. Sa manifestation la plus radicale sera donc la liberté religieuse, à savoir le droit d'obéir aux options reconnues par chacune et chacun en son for intérieur comme les plus fondamentales (l'affirmation mais aussi la négation de «Dieu», par exemple, ou de l'immortalité personnelle). Le détail de tel ou tel code de déontologie peut devenir vite obsolète, alors que la valeur de la personne humaine est permanente, franchit les frontières des cultures et déborde nos vies particulières.

Le désir de reconnaissance

Il est cependant un autre aspect de la dignité humaine qui, lié à l'estime de soi comme moteur essentiel de toute l'activité humaine, n'est pas sans rapport avec l'idéal de grandeur que, sous le vocable de magnanimité, la pensée grecque classique avait déjà mis au centre de l'éthique. Il s'agit de ce que la pensée moderne appelle, depuis Hegel, le *désir de reconnaissance (Anerkennung)*. Pourquoi attachons-nous, bon gré mal gré, tant d'importance à ce que les autres disent de nous, même alors que nous prétendons ne pas vraiment nous en faire, ou les mépriser? D'où vient le choc de ne pas être salué, ou simplement reconnu, par une telle ou un tel? Qu'on se l'avoue ou pas, pourquoi désire-t-on tant être aimé?

C'est que le respect de soi, l'amour de soi bien compris (« Aime ton prochain comme toi-même », dit un précepte célèbre) sont les sources vives de tout l'agir humain. On le voit clairement par leurs contraires. Gabriel Marcel (1991: 35-53) évoquait l'emploi systématique par les nazis de « techniques d'avilissement » dont le but était de détruire chez des individus « le respect qu'ils peuvent avoir d'eux-mêmes » et de les « transformer peu à peu en un déchet qui s'appréhende lui-même comme tel, et ne peut en fin de compte que désespérer, non pas simplement intellectuellement, mais vitalement, de lui-même ». On souligne parfois que les médias, la presse écrite ou audiovisuelle, la publicité, le matraquage à la télévision d'images violentes ou simplement triviales mais anesthésiantes ont tendance à affaiblir la faculté d'attention et le sens critique. Plus gravement encore, toutefois, ils fabriquent et entretiennent une image dégradée de l'être humain — et de soi, par conséquent —, diminuant du même coup la qualité de la volonté d'agir et risquant d'anéantir peu à peu le désir non seulement de donner un sens à sa vie, mais de vivre tout court.

Aussi la reconnaissance par autrui peut-elle agir, en revanche, comme un puissant motif positif. Pascal (1949: 400, 404, 411, 470) observait avec finesse que « nous avons une si grande idée de l'âme de l'homme, que nous ne pouvons souffrir d'en être méprisés, et de n'être pas dans l'estime d'une âme ; et toute la félicité des hommes consiste dans cette estime » ; il ajoutait : « Quelque avantage [que l'homme] ait sur la terre, s'il n'est placé avantageusement aussi dans la raison de l'homme, il n'est pas content. C'est la plus belle place du monde, rien ne peut le détourner de ce désir, et c'est la qualité la plus ineffaçable du cœur de l'homme. »

Il ne faut pas hésiter à qualifier de croissante de nos jours la puissance de ce désir de reconnaissance. Elle va de pair avec la croissance incommensurable du sentiment de liberté. Nous touchons là à une des réalités profondes de notre temps. Isaiah Berlin (1990 : 202-209) a bien montré que d'aucuns — peuples comme individus — préfèrent être maltraités par des membres de leur propre race ou classe sociale, qui le tiennent pour un égal, plutôt que d'être bien traités, mais avec condescendance, par des individus qui ne les reconnaissent pas pour ce qu'ils veulent être. « Telle est, écrit-il, l'immense clameur que fait entendre l'humanité — les individus, les groupes et, de nos jours, les catégories professionnelles, les classes, les nations et les races. »

Il y a là un ordre de réflexions extrêmement important, que chacune et chacun doit être en mesure de transposer dans l'ordre de ses contacts professionnels et de ses décisions. Si j'ai à informer quelqu'un d'une décision pénible le concernant, la *manière* est capitale : il faudra déployer tout le tact possible ; non pas mentir, ou cacher la vérité, mais la lui apprendre en me laissant mesurer par la gravité de la nouvelle pour cette personne-ci, en ses circonstances à elle ; il va de soi que plus ma propre sensibilité aura su s'affiner, mieux je serai en mesure de respecter la sienne. Cela correspond à ce que l'éthique classique appelait la « bénignité », la vertu qui préside non pas au don comme tel, mais à la *façon* de donner ; l'expérience confirme qu'annoncer une bonne nouvelle avec arrogance, ou faire un don généreux de manière blessante, risque souvent de faire plus de mal que de bien. Entretenir une vive conscience du rôle central du désir de reconnaissance chez tout être humain incitera à se montrer inventif dans les moyens de manifester le respect d'autrui au sein des rapports humains même les plus difficiles, voire conflictuels[19].

L'amitié

Il existe une manière de vivre l'altérité, de vivre la différence, qui dépasse de loin la justice même, si grande soit cette dernière. Il s'agit de l'amitié — au sens, bien entendu, de l'amitié véritable, dite de bienveillance, par opposition à l'amitié d'utilité ou à l'amitié de plaisir, lesquelles ne durent guère plus que les avantages ou les jouissances qui les fondent provisoirement. Nul n'en a mieux parlé qu'Aristote. On verra vite, sans peine, la pertinence de ses propos quant aux soins infirmiers.

Aristote prend soin d'ouvrir ses discussions de l'amitié par la constatation qu'elle est « ce qu'il y a de plus nécessaire pour vivre (*anankaiotaton eis ton bion*). Car sans amis personne ne choisirait de vivre, eût-il tous les autres biens » (*EN*, VIII, 1, 1155 a 4-6)[20] ; et que « l'ab-

---

19. Voir, aujourd'hui, sur la bienveillance, Robert Spaemann (1997 : 129-148).

20. Nous citons la plupart du temps (mais non exclusivement), pour *Éthique à Nicomaque* (*EN*), la traduction de J. Tricot (Aristote, 1959), moyennant quelquefois de

sence d'amitié et la solitude sont vraiment ce qu'il y a de plus terrible parce que la vie tout entière et l'association volontaire ont lieu avec des amis (*EE*, VII, 1, 1234 b 33-34)». Elle est naturelle entre parents et enfants, déjà chez la plupart des animaux (*cf. EN*, VIII, 1, 1155 a 16-19). L'amitié mutuelle est naturelle «principalement chez les humains (*ibid.*, a 20)»; «même au cours de nos voyages au loin, nous pouvons constater à quel point l'homme ressent toujours de l'affinité et de l'amitié pour l'homme (*ibid.*, a 21-22)». On en ressentira pour l'esclave «en tant qu'il est homme (*EN*, VIII, 13, 1161 b 5-10)[21]».

L'amitié seule rend la convivialité, ou vie en commun, la communauté en ce sens, possible. «En effet la communauté suppose l'amitié, car on ne veut pas faire de chemin en commun avec ses ennemis (*Pol.*, IV, 11, 1295 b 21-24).» «Aimer (*to philein*), lit-on dans *La rhétorique*, c'est vouloir pour quelqu'un ce que l'on croit des biens, pour lui (*ekeinou ekeina*) et non pour nous, et aussi être, dans la mesure de son pouvoir, enclin à ces bienfaits (Aristote, 1932: II, 4, 1380 b 35 et suiv.).» John Cooper (1980: 302-303) voit juste: cette vision de l'amitié doit être considérée comme «un élément cardinal» de toute la théorie éthique; car c'est là qu'Aristote fait valoir le caractère indispensable, pour une vie épanouie, du souci actif de l'autre pour l'autre, et réciproquement; cette réciprocité fonde à son tour «l'amitié civile», laquelle apparaît comme un bien humain essentiel[22]. Éric Weil (1971: 245, 251) plaidait à juste titre pour que le «mot d'*amitié*» puisse «reprendre ce sens moral et politique qu'il a perdu dans le monde moderne au profit d'une signification privée et sentimentale».

L'amitié ressortit plus que la justice même à l'éthique, selon Aristote. «Quand les hommes sont amis il n'y a plus besoin de justice, écrit-il, tandis que s'ils se contentent d'être justes ils ont en outre besoin d'amitié, et la plus haute expression de la justice est, dans l'opinion générale, de la nature de l'amitié (*EN*, VIII, 1, 1155, a 26-

---

légères modifications; pour *Éthique à Eudème* (*EE*), celle de Vianney Décarie avec la collaboration de Renée Houde-Sauvé (Aristote, 1978); pour *La grande morale*, celle de Catherine Dalimier, dans *Les grands livres d'éthique* (Aristote, 1992); pour *Politique* (*Pol.*), la traduction de Pierre Pellegrin dans *Les politiques* (Aristote, 1990).

21. Voir aussi *Politique* (Aristote, 1990: I, 6, 1255 b 12; et VII, 10, 1330 a 25-33).

22. Voir aussi John M. Cooper (1977). Jacqueline de Romilly ([1975], 1986: 253 et suiv.) résume bien l'apport toujours durable d'Aristote à cet égard.

28). » Bien plus que nécessaire, l'amitié est donc en outre avant tout quelque chose de noble et de beau (*kalon*), à tel point que pour certains « un homme bon et un véritable ami » ne font qu'un (*ibid.*, a 28-31).

Les deux thèmes ayant à juste titre retenu le plus l'attention, s'agissant de la *philia* chez Aristote, semblent être ceux de l'ami comme *allos*, ou *heteros, autos*, « autre soi-même », et de la *philautia*, « amour de soi », origine réelle de toute amitié véritable. Tout cela déborde évidemment notre présent propos. Retenons seulement qu'il en ressort que l'ami est donc un autre *soi* au sens fort, d'autant plus paradoxalement que chacun de nous est unique. Jean-Louis Chrétien (1990 : 217) l'exprime on ne peut mieux : « C'est ici que survient pour Aristote le miracle de l'amitié — ce partage de ce qui est sans partage, cette cession de l'incessible, cette mise en commun de ce qui est absolument propre. Nous pouvons nous réjouir de l'être de l'ami comme du nôtre propre, nous réjouir qu'il soit, simplement[23]. »

Mais comment pouvons-nous ainsi nous en réjouir ? De ce que, précisément, notre ami *est* un *autre soi*, comme le répète encore à deux reprises Aristote dans l'*Éthique à Nicomaque* (IX, 9, 1069 b 6-7, et 1170 b 6-7), certainement le sommet de tous les nombreux chapitres du philosophe relatifs à l'amitié. La vie humaine se définit avant tout par la perception et la pensée (*aisthêsis* et *noêsis*) [*cf. ibid.*, 1170 a 13 et suiv.). Or vivre et être conscient de vivre ne font qu'un : percevoir que l'on perçoit, penser que l'on pense (*ibid.*, 1170 a 32). Dans ce qu'elle a de meilleur, l'amitié est partage de ce que la conscience d'exister de l'autre a également de meilleur (*cf. ibid.*, 1170 b 2-8, b 10-12). Il y a ici une sorte d'accomplissement de la reconnaissance mutuelle, qui ne peut être donné que dans l'amour, car il découvre la valeur intrinsèque de l'autre.

---

25. Tout le chapitre (Chrétien, 1990 : 209-224), intitulé « Le regard de l'amitié », est remarquable. Sur l'autre n'apparaissant que dans le regard d'un autre, voir aussi les belles pages d'Henri Maldiney (1991 : 355 et suiv.), mieux, le chapitre entier sur la personne, p. 325-359.

Pertinence et grandeur des soins infirmiers

Les « situations limites »

Peu sont aussi bien placés que les professionnels de soins infirmiers pour devenir experts en humanité. Le mot même d'infirmier l'indique, comme nous l'avons vu plus haut. Et pour cause : notre « pauvreté essentielle » (Levinas, 1982 : 90) est rarement plus éclatante que chez la personne dans le besoin, spécialement chez le malade ou le mourant. C'est comme si la vérité mais aussi le mystère de notre condition y étaient plus patents encore. Il s'agit en effet de « situations limites » (Karl Jaspers, 1919) qui sont universelles quant à l'essentiel, pour toute vie humaine, même si elles se manifestent à chacun différemment : ainsi la souffrance, l'angoisse, le vieillissement et la mort. La mort est la situation limite par excellence, comme un mur au-delà duquel nous ne pouvons regarder. Le célèbre soliloque d'Hamlet (Shakespeare, 1988 : acte III, scène I, v. 78-80) témoigne de « la terreur de quelque chose après la mort, ce pays inconnu dont nul voyageur n'a repassé la frontière ». C'est un fait divers qui ne ressemble à aucun autre. Si les religions aussi se préoccupent de la mort, c'est qu'elles tentent de répondre aux énigmes de la condition humaine qui troublent le plus profondément le cœur humain. La mort reste une de ces énigmes, tout comme le mystère qui entoure notre existence à chacun. « L'inconnu de la mort signifie que la relation même avec la mort ne peut se faire dans la lumière ; que le sujet est en relation avec ce qui ne vient pas de lui. Nous pourrions dire qu'il est en relation avec le mystère (Levinas, 1983 : 56). »

Si le mot « bioéthique » est de plus en plus à la mode, il y a lieu de se réjouir du souci que cela révèle. Mais c'est, à vrai dire, un pléonasme. Car il appartient en fait à toute l'éthique de s'occuper de la vie et de la mort humaines. Et la dimension biologique est inséparable des deux. De plus, toute la vie humaine en tant qu'humaine est éthique. La *grande* question, comme le voit bien Ronald Dworkin (1993), *c'est* la vie et la mort.

Mon corps, tout corps humain — plus exactement encore, du reste, tout *être* humain — est engagé dans un devenir incessant, continu ; l'œuvre ici n'est manifestement jamais achevée ; or voici qu'à la mort émerge quelque chose de tout nouveau : un cadavre. Mais survivrai-je, «moi», à ce cadavre? C'est la question. D'autant que l'angoisse n'est pas de mourir, mais bien plutôt, comme l'a dit avec profondeur Levinas (après Hamlet et d'autres), de ne pas mourir[24].

Or il y a dans la souffrance une «impossibilité de se détacher de l'instant de l'existence», une «absence de tout refuge», «une impossibilité de fuir et de reculer», il y a «l'impossibilité du néant». Il y a en outre «la proximité de la mort», la douleur comporte «comme un paroxysme» (Levinas, 1983 : 55 et suiv.). On y fait l'expérience d'une extrême passivité, une sorte de subir pur. Aussi bien Vladimir Janké-lévitch (1986 : 134) fait-il observer que «la douleur elle-même n'est tragique que par la possibilité mortelle qu'elle enferme; et c'est encore la mort qui est implicitement affrontée dans tout péril, qui est le dangereux en tout danger[25]». Voilà qui peut aider à prendre plus nettement conscience du devoir qu'on a — un devoir d'humanité — d'apporter aux malades et aux mourants l'aide nécessaire[26]. Voilà aussi l'exigence d'humanité qui incombe aux infirmières.

L'institutionnalisation

De nouvelles difficultés se sont cependant ajoutées de nos jours à celles, pourtant si grandes déjà, que posent les «situations limites». Nous sommes aux prises aujourd'hui avec le phénomène majeur de l'institutionnalisation, qui atteint le monde des soins lui-même; le rapport au patient se situe au sein maintenant d'un ensemble de plus en plus complexe de pratiques sociales. Comme l'écrivait Fernand Dumont (1985 : 12-39), «les avancées spectaculaires de la technologie, du système organisé de la recherche, ont bouleversé ce terrain limité

---

24. «L'angoisse, d'après Heidegger, est l'expérience du néant. N'est-elle pas, au contraire, — si par mort on entend néant, — le fait qu'il est impossible de mourir? (Levinas 1983 : 29) »; «Le suicide est un concept contradictoire. [...] *Spiro-spero*. De cette impossibilité d'assumer la mort, *Hamlet* précisément est un long témoignage. Le néant est impossible. [...] *"To be or not to be"* est une prise de conscience de cette impossibilité de s'anéantir (*ibid.*, 60)»; «Il me semble parfois que toute la philosophie n'est qu'une méditation de Shakespeare (*ibid.*, 61).»

25. L'auteur vient d'avancer que «la mort est, plus encore que la douleur, la chose du courage et sa matière spécifique ou, comme parle Aristote [*EE*, III, I, 1229 b 3], son *idion*: *sa spécificité*».

26. Pour une analyse riche et nuancée, voir Jean-Louis Baudouin et Danielle Blondeau (1993).

[celui des *situations limites*]». S'il est banal de constater, ajoute-t-il, «que les *moyens* se sont élargis», il est plus important d'observer que les finalités du monde de la santé «s'en trouvent infiniment bouleversées. [...] Confrontées aux ressources des technologies et aux institutions qui les supportent, les *situations limites* paraissent échapper aux méditations solitaires et aux soliloques traditionnels». Bref, de plus en plus, des «techniques» sont disponibles pour aborder les situations limites ; les choix ne relèvent plus seulement du malade et de la personne qui le soigne. Plus que jamais, les multiples intervenants participent à une sorte de «mise en système des *situations limites* de l'existence». On voit ce qui s'ensuit pour l'éthique. On risque de la réduire de plus en plus à une déontologie, à un code, de la reléguer à l'anonymat d'un comité, de la rendre dérisoire. Tout de même, au cœur de l'institution de santé, où se trouve le personnel infirmier, subsiste la situation d'entretien, le dialogue du soignant et du patient, qui met en relief qu'on est «toujours placé devant un cas singulier, une personne singulière», de façon ultime. D'ailleurs, la philosophie des soins infirmiers restitue constamment l'autre — le patient — au centre de toute intervention[27].

La maladie ou le patient ?

On se souviendra d'une distinction qui a connu naguère une certaine vogue et dont le caractère factice met utilement en relief à quel point ce rapport à la personne singulière du patient reste, malgré qu'on en ait, la véritable pierre de touche de l'institution de santé. On a fait grand cas, en effet, d'une médecine orientée vers la maladie, par opposition à une médecine orientée vers le patient[28]. D'où l'habituelle distinction entre le *curing* et le *caring*[29].

Pour maladroite qu'elle soit, cette distinction avait néanmoins le mérite de marquer la valeur fondamentale de la recherche scientifique (*curing*), et la compétence du soignant (*caring*) comme quelque

---

27. Au sujet de cette philosophie et des valeurs professionnelles, voir le chapitre 7, de Danielle Blondeau.

28. Pour une formulation claire des enjeux de cette distinction, voir David J. Roy et Maurice A. M. Waechter (1985 : 1214-1216).

29. Voir le chapitre 6, de Danielle Blondeau.

chose de primordial. (Il est clair que le sida ou le cancer, pour ne prendre que deux exemples parmi les plus notoires, ne pourront être véritablement maîtrisés que le jour où la recherche fondamentale aura pu élucider davantage le mystère de la vie biologique. C'est assez dire que la recherche fondamentale authentique, celle qui ne connaît pas d'avance ses résultats, mais qui n'existe, hélas ! pratiquement plus, nous disent les gens de métier, est de toute première importance[30].) Il va de soi que nul ne souhaite être soigné par des incompétents ni par des personnes inaptes à se tenir au courant des nouvelles connaissances.

Mais la compétence et le savoir du soignant ne s'opposent nullement à son humanité, ni celle-ci à sa compétence ou à son savoir, tant s'en faut ; la vérification, en outre, de la qualité de son savoir et de sa compétence comme de celle de son humanité se fera au bout du compte dans les soins au malade en personne. Le sophisme consisterait à faire croire que l'acquisition de nouvelles connaissances théoriques devrait changer le rapport fondamental au patient. La compétence du soignant (incluant l'exigence d'être bien informé) relève de l'éthique (justice et amitié exigent qu'il soit à la hauteur de la confiance qu'on lui porte), tout autant que la compassion dont il doit pouvoir faire preuve. La finalité du soin infirmier est éminemment morale, puisque l'objet du soin est autrui. Entrer en relation, prendre soin — ce qui est essentiel — relèvent du *caring* : il s'agit de traiter la maladie, soit, mais avant tout de prendre soin de la personne.

---

30. Ainsi, parmi bien d'autres, Jacques Testart (1997 : 23-24) : « Ils s'imaginent que dans les laboratoires de recherche on fabrique des concepts, on cherche à comprendre comment l'organisme vit... c'est merveilleux. Ce serait une recherche fondamentale que personne ne voudrait arrêter si elle existait, quelque chose de fantastique. Je ne sais pas si vous l'avez rencontrée, mais moi jamais. Ce que j'ai rencontré, c'est une recherche non pas appliquée, mais finalisée. On sait ce que l'on cherche. Il y a un but, souvent tout à fait honorable. Mais si on cherche par exemple un vaccin contre cette maladie horrible qu'est le sida, c'est une recherche finalisée même si elle oblige à certains détours de compréhension des mécanismes, le but étant d'obtenir le vaccin. Autrement dit, aujourd'hui, ce que nous faisons presque tous dans le monde de la recherche, pas seulement en biologie, pas seulement en médecine, c'est une recherche finalisée. Elle sait où elle va. » Et Lewis Thomas (1992 : 43) : « [...] *AIDS is, first and last, a problem and a challenge for science. We simply do not know enough about this extraordinary virus—or, as it is already beginning to appear, this set of extraordinary viruses, all closely related but differing in subtle ways—and we have a great deal to learn. And it seems to me that the only sure way out of the dilemma must be by research.* »

La distinction à faire est bien plutôt celle de Kant, rappelée plus haut. Le patient a toujours la nature d'une fin, la connaissance, celle d'un moyen, en l'occurrence. La connaissance est pour le patient, et non le patient pour la connaissance. Dans ce dernier cas, il y aurait violence, comme toujours lorsqu'on réduit la personne à un moyen[31]. La dignité de la personne humaine impose de reconnaître que toute l'institution de santé, tout le monde des soins, toutes les connaissances scientifiques, doivent être mesurées par leur aptitude à servir la personne humaine, jamais l'inverse.

Un éminent médecin contemporain, Philippe Meyer (1998 : 10), ne craint pas de dénoncer, à cet égard, ce qu'il appelle «le paradoxe d'une médecine qui se retourne contre elle-même à mesure qu'elle avance». En effet, «l'intense et absolu réductionnisme qui l'atteint, réductionnisme tissulaire et moléculaire, comporte un risque majeur d'"irresponsabilité médicale" [...], par dichotomie de l'esprit et du corps qui s'installe aussi bien chez le patient que chez le médecin. La médecine contemporaine évolue à marche forcée vers un dualisme, morcellement d'une stratégie tout entière orientée vers le corps et oublieuse de la personnalité humaine qui l'habite. Le corps est instrumentalisé et la spiritualité de celui qu'on soigne, oubliée. Une médecine qui s'occupe davantage des maladies que des patients est en crise.» Au-delà de cette critique, il faut le rappeler, les soins infirmiers tiennent compte de la personne dans toutes ses dimensions, ainsi cette personne dont un des organes est malade, cette autre qui vit un stress affectif ou qui est recroquevillée dans une «dépression», celle qui se voit privée d'un travail nécessaire à la survie de sa famille, et ainsi de suite.

La déshumanisation des soins de santé

Ce diagnostic en rejoint d'autres sur d'autres plans. Lewis Thomas (1983 : 54-55), éminent médecin biologiste lui-même, fait observer que :

---

31. Le cas des soins infirmiers illustre à vrai dire de manière exemplaire une loi plus générale, excellemment résumée par Éric Weil (1971 : 233) dans les termes suivants: «On sombrera dans la violence la plus nue si l'on prive l'existence humaine de tout sens en la limitant à ce que la société peut lui offrir de moyens *sans fin*.» Cela saute aux yeux si l'on substitue à «société» dans cette phrase, «le monde de la santé», puisque les personnes sont justement, comme Kant l'a bien marqué (voir plus haut), toujours des fins.

La médecine fut jadis la plus respectée de toutes les professions. Aujour-d'hui, alors qu'elle possède une batterie de technologies pour traiter (ou guérir) des maladies qui défiaient simplement la compréhension il y a quelques années, la médecine se fait attaquer pour toutes sortes de rai-sons. Les docteurs, disent les critiques, ne font qu'appliquer leur savoir, s'intéressant uniquement à la maladie en cause, mais jamais au patient comme individu, comme personne entière. Ils n'écoutent pas réellement. Ils refusent, ou sont incapables, d'expliquer les choses aux gens malades ou à leurs familles. Ils commettent des erreurs dans leurs technologies risquées ; d'où l'escalade des coûts d'assurance contre l'incurie profes-sionnelle. Ils ne sont accessibles qu'à leurs bureaux dans des cliniques énormes, alarmantes, ou derrière les murs d'hôpitaux terrifiants. Le mot « déshumanisant » est l'épithète utilisée pour la manière dont ils sont en-traînés, et pour la manière dont ils pratiquent. Le vieil art de la médecine s'est perdu, a été oublié.

Si cela est vrai — peu contestent que ce le soit —, qui doit dès lors veiller à prendre soin ? Qu'advient-il du *caring* ?

On constate par ailleurs qu'« aujourd'hui, l'hôpital s'est fait pren-dre par une informatique qui a remplacé les relations humaines et qui, paradoxalement, a isolé l'Hôpital dans la Cité ». De fait, la res-ponsabilité professionnelle « risque d'être contournée par l'informati-que, et l'humanisme [...] est à l'évidence menacé (Meyer, 1993 : 89) ». Une baisse de la responsabilité « prive le malade de l'aide morale qui est nécessaire au dépassement de l'angoisse (*ibid.* : 17-18) ». Bref, « la technique va inévitablement mordre encore sur la personne humaine et la maladie sur le malade [...]. Il est assez surprenant d'entendre parfois professer une admiration sans nuance pour l'informatique » au moment où l'on regrette une altération du dialogue entre le ma-lade et le professionnel de la santé « et où la biologie découvre qu'aucun être vivant n'est la stricte copie d'un autre (*ibid.* : 74-75) ». « L'irresponsabilité naît de la technicité (*ibid.* : 197). »

Dans la même veine, Alain Boutot (1993 : 115) observe que la technoscience « ne se soucie absolument pas de ce que peuvent être, au fond, les choses qu'elle manipule. Elle progresse, mais, en dépit ou peut-être à cause de tous les instruments de détection dont elle dis-pose, ne sait pas où elle va et ne comprend pas vraiment ce qu'elle fait ». Semblablement, on a fait valoir qu'en revanche « les malades ont besoin d'information, de compréhension, d'accompagnement, tout comme d'oxygène». L'acte professionnel «comprend cette dimension humaine, *a fortiori* si la maladie est grave, invalidante, voire mortelle. [...] En 1992, l'incompétence est inadmissible, l'absence de compassion et d'un minimum de chaleur humaine l'est aussi.» On ne dira jamais assez que «le temps d'un regard, l'échange d'une parole ou d'un geste ne se mesurent pas; la qualité de la présence est pour le malade un bien inestimable [...]. Les exigences de la technique, les contraintes administratives ou économiques ne doivent jamais faire oublier ce devoir d'humanité envers celui qui se livre dans la confiance[32].»

Selon Philippe Meyer (1993 : 11 ; c'est nous qui soulignons),

> la médecine n'échappe pas aujourd'hui au paradoxe qui menace toute science ou technique évoluée, celui de se retourner contre elle-même et de manquer sa fin. Sa force technique pèse désormais sur la personnalité humaine de la conception à la mort, *avec le risque d'oublier que soigner compte parfois encore autant que guérir*. L'extraordinaire développement de la puissance médicale contemporaine est parvenu paradoxalement à faire oublier le malade et à négliger le médecin. Une atmosphère d'irresponsabilité généralisée est ainsi née, qui peut saper une thérapeutique, comme l'a démontré récemment le sinistre drame de la transfusion de sang contaminé par des virus.

Dans ce paysage, la profession infirmière a revendiqué haut et fort l'importance du souci de soigner (*caring*).

Les leçons de l'histoire

Un sophisme courant consiste en outre à prétendre que la situation de fond serait radicalement nouvelle. Il n'en est rien. Pour les anciens Grecs déjà, les soins de santé sont un art, dont la fin dernière est de contribuer à la guérison des malades. Cet art a ses bons et ses mauvais praticiens. À une époque où la médecine est en plein essor, un premier impératif éthique pour le médecin est celui, justement, de la

---

32. Témoignages des Drs L. René (1992) et B. Glorion (1993), cités par Philippe Meyer (1993). On aura compris que nous nous en tenons à dessein aux témoignages (leur convergence est éloquente) de professionnels de la santé.

connaissance : il doit être au fait de l'état de la recherche et ne pas s'appuyer sur des hypothèses sans fondement. (Plus tard, vers le milieu du XIXe siècle, le besoin de formation pour les infirmières sera reconnu notamment grâce aux efforts de Florence Nightingale. La connaissance est un préalable à l'univers professionnel.) Il doit en tous points honorer la confiance que lui font ses patients. Ainsi, d'après l'auteur du traité hippocratique sur *L'ancienne médecine*, la médecine est-elle un art fondé sur la recherche (rien n'a vraiment changé sous ce rapport, on le voit). Les opinions médicales avancées sans fondement « méritent tout spécialement le blâme, parce que leur erreur porte sur quelque chose qui est un art (*technê*) auquel tous les hommes ont recours dans les occasions les plus importantes, et qu'ils honorent particulièrement en la personne de ceux qui en sont de bons techniciens et de bons praticiens. En effet, certains sont de mauvais praticiens de la médecine, d'autres sont d'un niveau très supérieur : ce qui ne serait pas le cas s'il n'existait rien de tel que la médecine, ou si l'on n'avait fait dans ce domaine ni recherches ni découvertes ; s'il en allait ainsi, tous auraient sur ce point une égale inexpérience, une égale ignorance, et le traitement des malades serait tout entier une affaire de chance (Lloyd, 1974 : 57). » Le même propos s'applique aux professionnels des soins infirmiers, les mêmes distinctions valent pour les infirmières.

On reconnaît le bon médecin à son aptitude à juger ce qui convient à chaque cas particulier, nous dit aussi le traité de *L'ancienne médecine*. Il en va manifestement de même pour la bonne infirmière. Trop de médecins sont comparables aux mauvais pilotes : tant qu'il fait beau, leur incompétence demeure inaperçue, mais dans la tempête on voit vite qu'ils sont inutiles[33]. Enfin, le principe méthodologique fondamental, reconnu par tous les Grecs, selon lequel on ne saurait, en aucune matière, comprendre la partie sans voir sa fonction dans le tout, trouve son illustration privilégiée encore une fois par un appel à la médecine et, chez Platon, à Hippocrate lui-même. On ne saurait pas comprendre la nature de l'âme de façon satisfaisante sans connaître la nature « du tout » (*tou holou*) : « En tout cas, écrira Platon,

---

33. Voir Hippocrate (1990 : chap. 8 et 9) ; voir en outre Platon, *Politique* (299c) ; Aristote, *Éthique à Nicomaque* (II, 2, 1104 a 9, et III, 5, 1112 b 5 ; X, 10, 1180 b 7).

s'il faut en croire Hippocrate, qui est un descendant d'Asclépios, on ne peut même pas traiter du corps sans avoir recours à cette méthode (Platon, *Phèdre*, 270 b-c, trad. Luc Brisson). »

Dès l'Antiquité, on se méfie non seulement de l'incompétence de certains professionnels de la santé, mais on se méfie d'eux, tout autant, sur le plan humain. On craint leur pouvoir et on les taxe fréquemment d'abus de confiance. Aussi, le serment d'Hippocrate, notamment, fait-il promettre au médecin d'« user du traitement qui bénéficiera au malade au meilleur de mon habileté et de ma connaissance, et d'éviter tout mal et toute injustice [...]. Dans quelque maison où j'entrerai, ce sera pour le bienfait du malade. Je m'abstiendrai de toute injustice ou tout méfait volontaire, à tout autre égard... » Et comme les médecins étaient déjà soupçonnés alors de rapacité, le corpus hippocratique contient de nombreux conseils aux médecins relativement aux honoraires. Galien se montrera très bouleversé du fait que l'on ait pu prétendre que les médecins pratiquaient en vue de la réputation et de l'argent. Les médecins antiques préfèrent qu'on les perçoive comme mus par la « philanthropie » (l'amour des humains) [voir Frede, 1987 : 240-241].

Les *Aphorismes* hippocratiques témoignent du reste d'un réalisme et d'une probité dont la pertinence n'a pas vieilli. Témoin le premier aphorisme : « La vie est courte, l'art est long, l'occasion propice (*kairós*) prompte à s'échapper, l'expérience trompeuse, la crise favorable difficile à obtenir. » On met en valeur l'« observation scrupuleuse des signes, la reconnaissance de la variété des natures (d'où impossibilité d'atteindre l'absolue exactitude), la nécessité du dialogue avec le malade (d'où la prognose, issue du souci de l'éclairer sur ce qui se passe en lui), l'attitude de compassion, de retenue vis-à-vis des remèdes — surtout des remèdes violents : [...] le fameux aphorisme : "Aider le malade, ou tout au moins ne pas lui nuire" est significatif à cet égard —, le respect de la puissance médicatrice inhérente à la nature individuelle. "La nature est le médecin de la maladie : elle découvre des voies et moyens par elle-même, sans recours à la réflexion[34]". » Voilà

34. Nous transcrivons ici quasiment mot à mot l'excellent résumé de Michel Roussel (1992 : I, 176).

qui met spécialement en relief combien le soin peut contribuer de manière essentielle à la guérison même.

Il y a un type de professionnels qui est, nous dit Platon, une sorte de tyran absolu. S'agissant de certains médecins, par exemple, Platon écrit dans *Les lois* : « Aucun de ces médecins-là ne donne ni n'accepte d'explication sur les cas individuels. » Un tel médecin « ordonne ce que lui suggère l'empirisme, comme s'il était parfaitement informé, avec la suffisance d'un tyran, puis s'en va d'un pas léger [...] ». Le vrai médecin, au contraire, s'enquiert des maux « depuis l'origine, méthodiquement, communique ses impressions au malade lui-même et aux amis de celui-ci, et tandis qu'il se renseigne auprès des patients, en même temps, dans la mesure où il le peut, il instruit le sujet lui-même, ne lui prescrit rien sans l'avoir préalablement persuadé, et alors, à l'aide de la persuasion, il adoucit et dispose constamment son malade, pour tâcher de l'amener peu à peu à la santé[35]. » Il en va manifestement de même pour la vraie infirmière, qui semble du reste, dans le contexte actuel, mieux en mesure que personne d'assurer l'essentiel de pareilles tâches.

Le toucher

L'histoire grecque n'est pas cependant la seule à fournir des indications utiles. L'art magique du chaman, rappelle Lewis Thomas (1983), consistait notamment à « *toucher* le patient ». C'est dans le fait de toucher que résidait « le réel secret professionnel [...], l'habileté

---

35. Et encore : « Car, il faut bien le savoir, si l'un de ces médecins qui traitent la médecine d'une façon empirique, sans principes raisonnés, venait à rencontrer un médecin libre, au moment où celui-ci converse avec un malade libre, usant d'arguments qui sont tout proches de la philosophie, reprenant la maladie à son origine, remontant à la nature générale du corps, bien vite il éclaterait de rire et ne ferait pas d'autres réflexions que celles qu'ont toujours à la bouche, à ce propos, la plupart des prétendus médecins. "Insensé", — dirait-il — "ce n'est pas soigner ton malade que tu fais ; c'est, en somme, l'instruire, comme s'il demandait que tu fasses de lui, non pas un homme en bonne santé, mais un médecin !" (Platon, 1951 : IX, 857 c-d). » Citons aussi la célèbre distinction suivante, chez Aristote : « Un médecin ce peut être soit le praticien (*démiourgos*), soit le "grand patron" (*architektonikos*), soit en troisième lieu celui qui possède une culture (*pepaideumenos*) médicale, car il y a de tels gens cultivés pour ainsi dire dans tous les arts, et nous n'accordons pas moins [le droit] de juger aux gens cultivés qu'aux spécialistes (Aristote, 1990 : III, 11, 1282 a 3-7 ; trad. légèrement modifiée). »

centrale, essentielle ». C'est là « l'acte le plus ancien et le plus efficace des docteurs ». « Certaines gens n'aiment pas être manipulées par d'autres, mais ce n'est pas le cas, ou presque jamais le cas, pour les gens malades. Ils ont *besoin* d'être touchés. » Marie de Hennezel (1995 : 204) en a témoigné dans *La mort intime* : « J'ai développé peu à peu, écrit-elle, au contact de mes malades si rétrécis et si souffrants à l'intérieur de leur corps en ruine, une approche tactile, un "toucher" de la personne qui leur permet de se sentir entiers et pleinement vivants. [...] Rien ne remplace parfois le contact d'une main. On se sent alors vraiment rencontré. » Voilà bien l'importance accordée au toucher thérapeutique pour la profession infirmière[36].

Même les proches ont tendance à garder leurs distances par rapport à ceux qui sont très malades, les touchant le moins souvent possible de peur d'interférer, ou d'attraper la maladie, remarque Lewis Thomas (1983 : 56-57). Mais les infirmières touchent. Et, jadis, le médecin aussi : « L'habileté la plus ancienne du docteur consistait à placer ses mains sur le patient. Avec les siècles, cette habileté devint plus spécialisée et raffinée, les mains apprirent autre chose que le simple contact. Elles ont exploré pour sentir le pouls au poignet, le bout de la rate, ou le bord du foie, frappé pour obtenir des sons résonants ou amortis des poumons, étalé des onguents sur la peau, taillé des veines pour saigner, mais en même temps elles touchaient, caressaient, et en même temps elles retenaient les doigts du patient. La plupart des hommes qui ont pratiqué cette imposition des mains ont dû posséder, pour commencer, le don de l'affection. »

Aussi bien, ajoute Lewis Thomas, un grand progrès s'est accompli lorsqu'on sut toucher avec l'oreille nue, pour ausculter, par exemple, le cœur et les poumons — geste amical et intime. Au XIXe siècle, on inventa le stéthoscope, progrès considérable pour l'acoustique du thorax, mais éloignant le médecin à une certaine distance du patient. Une technologie après l'autre augmenteront par la suite cette distance. Aujourd'hui, le docteur peut accomplir un bon nombre de ses tâches les plus essentielles depuis un bureau dans un autre édifice sans jamais voir le patient. L'informatique intervient de plus en plus. La médecine n'est plus imposition des mains, elle ressemble davantage à

---

36. Sur la main et le toucher, voir De Koninck (1995 : 99-113).

une lecture de signaux dans des machines. Certes, la mécanisation de la médecine est là pour rester et la nouvelle médecine fonctionne. Quant à l'infirmière, elle peut longuement observer sur des écrans cathodiques les battements cardiaques d'un patient et, à travers une glace, revêtue d'un masque et de gants, administrer à distance le «soin» recommandé...

Il n'empêche que de pareilles constatations rendent d'autant plus clair à quel point les soins infirmiers demeurent le pivot central pour assurer de manière concrète, en dernière instance, la reconnaissance effective de la dignité de la personne, c'est-à-dire de sa dignité absolue de fin, laquelle donne son sens ultime à toute la profession de la santé.

◆

La vie humaine est *toujours* tragique. Nos vies, si brèves, se termineront toutes très bientôt par la mort, détruisant en apparence tout notre être, annihilant d'emblée tous les possibles que nous sommes en mesure d'imaginer. À cet égard, la tragédie est la meilleure expression de notre situation fondamentale. Or, nous le constatons, peu devraient en avoir davantage le sens que celles et ceux qui vivent près des malades et surtout des mourants. En atténuant les souffrances de ces derniers, sans que leur conscience soit trop obscurcie, les soins palliatifs permettent une mort plus consciente et digne de la vie que ces mourants quittent et, s'ils y croient et l'espèrent, de celle qui les attend. Le respect des croyances profondes du patient, quelles qu'elles soient et quelque différentes qu'elles puissent être de celles des personnes soignantes, est ici capital, puisqu'il s'agit, nous l'avons noté, de la suprême dignité, à savoir la liberté face aux questions ultimes, les plus fondamentales pour tous, la liberté qui, pour être dite religieuse, peut aussi consister à nier Dieu et toute religion[37].

---

37. Dans une bibliographie abondante, nous recommandons spécialement le livre de Pierre-Philippe Druet (1981), ainsi que celui de Jean-Louis Baudouin et Danielle Blondeau (1993). Indispensable est d'autre part la lecture de la nouvelle de Léon Tolstoï, *La mort d'Ivan Ilitch*, «chef-d'œuvre absolu» d'à peine 65 pages, publié en diverses éditions de poche.

Dostoïevski, dans *La légende du grand inquisiteur*, et Camus, dans *La peste*, l'ont bien mis en relief : il existe au moins une réponse *pratique* au problème du mal et de la souffrance. On peut assumer la souffrance des autres par la compassion active — qui pourrait bien être, si l'on en croit certains, l'acte éthique par excellence (voir Martinez, 1998). Rieux, dans *La peste*, découvre ainsi un sens à une vie qu'il croyait absurde. La reconnaissance par autrui est le plus puissant réconfort. Respect, reconnaissance, amour sont intimement reliés, et le désir de l'un entraîne celui de l'autre. Le thème de fond ici est celui du bien sous sa figure la plus évidente, celle de l'aimable (au sens étymologique du terme) ; là où le ressentiment, la haine désirent la destruction, l'amour et l'amitié, nous l'avons montré, disent au contraire : « Il est bon que tu existes[38]. » Chaque patient, quel qu'il soit, peut être vu dès lors pour ce qu'il est en vérité : unique au monde.

Tout acte de soin est mesuré par la personne du patient dans son intégrité et sa dignité, toujours présentes au-delà des apparences, mettant à l'épreuve à la fois la compétence et l'humanité des soignants. Immense défi, certes, mais raison d'être ultime des soins comme tels, de leur sens et de leur grandeur. Voilà bien le propre des soins infirmiers.

---

38. Voir Jean-Paul Sartre (1943 : 439) : « C'est là le fond de la joie d'amour, lorsqu'elle existe : nous sentir justifiés d'exister. »

5 La vie humaine : qualité ou longévité?

DANIELLE BLONDEAU

Dès qu'il y a la vie, écrivait Marie-Françoise Collière (1982 : 23), il faut en prendre soin. De tout temps, la vie humaine a commandé le respect et la protection, puisqu'elle représente non seulement la survie de l'espèce, mais aussi celle de l'humanité. La vie humaine s'inscrit également comme valeur fondatrice des services professionnels de la santé. Le respect de la vie humaine, d'ailleurs, est le précepte central autour duquel s'élaborent, notamment, les codes de déontologie (Conseil international des infirmières, 1973 ; Association des infirmières et infirmiers du Canada, 1997).

Mais comment définir la vie humaine? La tâche est complexe, mais non impossible. Certains aborderont le concept sous l'angle de sa nature intime, soit l'essence, et du simple fait d'être ou d'exister, soit l'existence, d'autres, en fonction de ses dimensions qualitative et quantitative. Si les concepts d'essence et d'existence, de quantité et de qualité sont relativement clairs, ce sont les rapports qu'ils entretiennent entre eux qui le sont moins. Par exemple, en ce qui concerne la quantité de vie et la qualité de vie, s'agit-il de deux problèmes distincts ou bien de deux manières d'aborder une même question? Alors que les deux principes font parfois l'objet de débats passionnés qui laissent croire à leur opposition réelle et même à leur exclusion mutuelle, certains prétendent que, dans les faits, l'un ne va pas sans l'autre. Aussi, pour bien cerner l'ampleur de cette délicate question et pour mesurer la distance qui sépare les dimensions quantitative et qualitative de la vie, il importe d'abord d'examiner les fondements et les origines du problème. Ensuite, il s'agira d'effectuer une brève revue des positions en cause, afin de bien dégager les courants éthiques qui les sous-tendent.

Avant d'examiner l'histoire ancienne, regardons d'abord ce que dit la nôtre, celle des générations encore actives. Aujourd'hui, pourquoi interroge-t-on autant la vie dans son essence? Pourquoi est-elle sondée dans ses profondeurs? Pourquoi la question du «sens» paraît-elle plus aiguë que jamais? Il semble bien que la réponse loge en grande partie du côté de la technologie, plus précisément de la biotechnologie, car c'est elle en fin de compte qui intervient directement au cœur de la vie et de la mort. En effet, par rapport à la culture «prétechnologique» ou «prétechnoscientifique», la problématique viemort n'est plus du tout la même et ne se pense plus de la même manière. D'un côté, la science et ses prolongements technologiques révolutionnaires compliquent considérablement les rapports entre la puissance et la sagesse, au point que de vieilles questions à propos de la responsabilité éthique refont surface, mais avec des données complètement transformées. Par exemple, que penser du génie génétique, de la fécondation *in vitro*, de l'euthanasie, de l'acharnement thérapeutique, de l'avortement? Comment décider et en vertu de quels critères? Aller jusqu'où? D'un autre côté, l'idéologie moderniste du progrès comme la désacralisation de la nature, ferment du développement de la science, montre aussi l'urgence de l'éthique. Le «tout est permis» trouve sa contrepartie dans l'obligation d'une réflexion morale sur les nouveaux pouvoirs d'agir. Car la vie n'est plus perçue automatiquement comme un don gratuit ni la mort comme un événement naturel de la vie. Des démiurges à face humaine sont apparus qui se sont découverts des pouvoirs pour «créer» la vie et pour «disposer» de la mort. Et c'est dans ce contexte à la George Orwell que quantité de vie et qualité de vie apparaissent particulièrement significatives sur le plan de la «sensibilité éthique», pour emprunter la formule à Hans Jonas.

Avant, quand les idées sur la vie humaine étaient plus simples, l'obligation éthique paraissait limpide : défendre, protéger et favoriser la vie. Sur ce point, la médecine hippocratique, la philosophie de la nature et la théologie s'accordaient : la vie avait une odeur indéniablement religieuse — elle était sacrée. Pour ces raisons et pour d'autres aussi, liées autant aux conditions socioéconomiques qu'à l'état d'avancement de la culture scientifique, l'opposition entre quantité et qualité de vie était pratiquement inexistante.

Les choses ont beaucoup changé. Du côté des sciences de la vie, les découvertes nombreuses bouleversent les explications traditionnelles et multiplient les emprises transformatrices sur le réel. Pensons à la découverte de l'acide désoxyribonucléique (ADN), aux psychotropes, aux transplantations routinières d'organes, à la détermination des sexes, au cœur artificiel. Certains anticipent déjà le placenta et le pancréas artificiels. D'autres imaginent une cryogénie qui pourrait aboutir, du moins théoriquement, à une forme d'immortalité. Que penser encore du clonage et de la création de nouvelles espèces hybrides ? Les exemples abondent. De toute évidence, l'élargissement et la transformation des savoirs ont radicalement modifié nos perceptions usuelles de la réalité et ont quelquefois contribué à fabriquer un réel non seulement non naturel mais, souvent, antinaturel — les pluies acides, par exemple.

C'est donc dans cette ambiance de désacralisation et de «technologisation» de la nature que se situe le problème du caractère quantitatif de la vie. Alors que l'être humain risque de s'autodétruire, et de détruite la planète avec lui, la préoccupation quant à la qualité de la vie surgit dans toute sa complexité. Dans l'intervalle, une rupture entre quantité et qualité de vie apparaît qui, *volens nolens*, prend de plus en plus la forme d'une opposition exacerbée.

Mais l'opposition est-elle réelle ? Dans une étude remarquable sur la question, Edward Keyserlingk (1979) montre à quel point les deux perspectives axiologiques peuvent être réconciliées. Et quand David Roy définit le mourir dans la dignité, il fait appel autant au caractère quantitatif de la vie qu'à la nécessaire qualité qui doit entourer la fin de la vie. En effet, il écrit :

Mourir dans la dignité signifie mourir sans qu'on s'acharne à utiliser tous les moyens techniques possibles pour arracher à la mort quelques moments ou quelques heures de vie biologique, alors que l'essentiel est de vivre ses derniers instants le plus courageusement possible. (Roy et coll., 1995 : 431)

De fait, il y a un continuum quantité-qualité de vie. Et ces diverses interprétations des concepts, de leur définition, de leur opposition ne semblent refléter qu'un aspect seulement de ce continuum. Car la plupart du temps, les deux valeurs s'interpénètrent et même cohabitent en nuances. Le but de ce chapitre est de rappeler que les dissensions sont le pâle reflet de positions extrêmes et non pas de déterminer quelle est la position isolée de l'une et de l'autre ou de l'une par rapport à l'autre. Entre les deux positions, tout un monde existe, ce qui est sans doute le plus significatif.

Principe quantitatif de la vie

Traditionnellement, la préservation de la vie a été reconnue comme l'un des principes normatifs et fondamental de l'éthique et du droit. Tirant ses origines de la tradition judéo-chrétienne, de certaines religions orientales, le principe du caractère sacré de la vie a façonné l'impératif éthique lié au respect de la vie humaine depuis plusieurs siècles. Même notre droit occidental, enraciné comme il est dans le christianisme et le judaïsme, participe de ce même héritage de la protection de la vie. La force culturelle du principe quantitatif de la vie conditionne donc nos représentations symboliques et nos agirs depuis fort longtemps. Il est à la base autant de nos pratiques médicales, infirmières et hospitalières, que de nos pratiques morales et légales. Tous les jours, par exemple, la valeur du respect de la vie est au cœur de l'activité dans nos hôpitaux. Signe de l'environnement culturel comme de la soumission à une tradition éthique, tout l'art du soin est subordonné au respect de la vie. Mais voyons cela de plus près.

L'enseignement issu de la culture chrétienne a toujours reconnu le caractère sacré de la vie. Comme la Sacrée Congrégation pour la doctrine de la foi (1980), organisme officiel du Vatican, le dit : « La vie humaine est le fondement de tous les biens, la source et la condition nécessaire de toute activité humaine et de toute communion sociale. » En d'autres mots, la valeur de la vie humaine est absolue, peu importent la forme et les circonstances de sa manifestion, soit : la condition physique, psychologique ou socioéconomique de la personne. D'ailleurs, selon cette doctrine, l'être humain le plus démuni est précisément celui qui a le plus besoin d'être protégé. De là provient le principe fondamental selon lequel toute vie, quelle qu'elle soit, exige déférence, respect et protection. Et l'argument se veut très simple. Dans la perspective théologique chrétienne, la vie humaine est considérée comme un prêt de Dieu et s'inscrit comme telle dans le projet divin de l'univers. La personne y tire sa dignité, et c'est aussi le principe transcendantal, extrinsèque à l'être humain, qui confère à la vie son ultime valeur. De sorte que, vouloir délibérément mettre un terme à une vie, par exemple, correspond, pour la position chrétienne, à une violation du droit divin et à une opposition rebelle au dessein suprême.

À ce sujet, la Sacrée Congrégation pour la doctrine de la foi (1980) réitérait clairement sa position récemment:

> Quant aux adeptes d'autres religions, beaucoup admettront avec nous que la croyance — s'ils la partagent — en un Dieu Créateur, Providence et Maître de la vie, donne une valeur éminente à toute personne humaine et doit en garantir le respect.

Elle s'est également prononcée sur la question de l'euthanasie, qu'elle condamne: «Il y a violation d'une loi divine, offense à la dignité de la personne humaine, crime contre la vie, attentat contre l'humanité.» Bref, selon cette perspective, la vie humaine est sacrée, d'où l'exigence de la protection la plus stricte de celle-ci.

Mais dans une société pluraliste comme la nôtre, traversée par des valeurs contradictoires, l'option chrétienne ne rallie pas tout le monde. Certains même dénoncent le dogme de la foi, souvent mis en avant comme seul gardien des valeurs morales et comme fondement non équivoque du caractère sacré de la vie. Il faut pourtant bien le reconnaître, car le principe a réussi à s'imposer avec force et à marquer notre culture. Comme l'explique Saint-John-Stevas (1964: 12), le principe chrétien s'est maintenu envers et contre tous «parce qu'il fait partie des assises de notre société et qu'on ne peut le retirer sans jeter tout l'édifice à terre...» Saint-John-Stevas est catholique et sa perspective est certes teintée par sa foi. Malgré tout, il est difficile de nier la force transculturelle de ce principe rivé à l'impératif universel de sauvegarde et de protection de toute vie humaine.

Néanmoins, il existe une position laïque qui n'hésite pas à reconnaître la valeur du principe quantitatif de la vie, et ce sans l'associer à la représentation religieuse. C'est en ce sens qu'Edward Keyserlingk (1979 : 14) parle des origines «empiriques» du principe quantitatif, en s'inspirant beaucoup des arguments du sociologue Edward Shils. Ce dernier, dit Keyserlingk, soutient que «la doctrine chrétienne a pu se maintenir pendant si longtemps et prospérer parce qu'elle a su, pendant tant de siècles, s'inscrire dans une "métaphysique naturelle" profonde relevant d'un sentiment religieux originel».

Selon Shils, les appréhensions suscitées par la machine technologique ne sont pas seulement des vestiges des traditions théologiques archaïques. C'est que les êtres humains ont de façon «naturelle» un sens de ce qui est «normal» et «acceptable», indépendamment de toutes les idéologies religieuses. Et ce sens articulé à l'ordre des choses s'appelle «métaphysique naturelle»:

> La première caractéristique qui se dégage de cette métaphysique naturelle est que la vie est sacrée, non pas parce qu'elle est une manifestation d'un créateur transcendant qui en est l'auteur, mais parce qu'elle est la vie. Cette idée du caractère sacré de la vie provient de l'expérience fondamentale d'être en vie, de ressentir cette sensation première de vitalité et d'éprouver la pensée profonde de son extinction. L'homme est profondément impressionné par sa propre vitalité, par celle de sa lignée et de son espèce. La crainte respectueuse est un attribut, et donc la reconnaissance du sacré. Pour l'homme, le sacré comprend toutes les forces ou les choses qui régissent ou qui incarnent cette vitalité sacrée de l'individu, de la lignée et de l'espèce. (Shils, cité dans Keyserlingk, 1979 : 15)

Alors que la perspective religieuse place la valeur de la vie humaine dans son Créateur, Shils met l'accent sur la valeur intrinsèque de la vie elle-même : «La vie est sacrée [...] parce qu'elle est la vie», dit-il. Encore là, la critique inquisitrice, tout en faisant sienne cette proposition, n'hésite pas à chercher plus loin : «Mais d'où vient la vie?»

Il semble donc que, même si le principe du caractère sacré de la vie provient de sources différentes, naturelle et surnaturelle, intrinsèque ou extrinsèque, il ne fait pas l'objet d'interprétations diamétralement opposées. Il conserve toujours une valeur normative, objective et absolue qui exige le respect et la reconnaissance de la dignité humaine. Ces attributs — objectivité et absoluité —, considérés comme inhérents au caractère sacré de la vie, s'opposent nettement et radicalement à des attributs qui seraient basés sur des considérations subjectives, utilitaires ou relativistes.

Il arrive aussi que l'intransigeance farouche de l'ordonnance au respect absolu de la vie soit fortement dénoncée par les tenants de la qualité de la vie, qui y voient une offense contre la vie même. Pour ceux-ci, maintenir la vie à tout prix est un principe qui ne doit pas s'appliquer invariablement dans toutes les situations. Car la vie, affirment-ils, répond à certaines normes qualitatives et on ne peut la réduire au seul aspect quantitatif. Sans approfondir cette objection pour l'instant, mentionnons que l'argument est utile ici dans la mesure où il met en relief une position extrémiste qui se porte à la défense absolue du principe quantitatif. Il s'agit plus exactement de la thèse vitaliste qui semble polariser ce que certains nomment les « excès » dus à une grande ferveur pour le caractère sacré de la vie. Le vitalisme est, en quelque sorte, une doctrine qui considère la vie de façon absolutiste. Keyserlingk (1979 : 21) le définit comme suit :

> Dans l'optique vitaliste, dès qu'il y a vie humaine, qu'elle soit comateuse, fœtale, difforme ou douloureuse, le principe de l'inviolabilité de la vie est la raison finale et décisive qui empêche d'y mettre fin, de cesser de la préserver ou de la modifier génétiquement.

La position vitaliste se détache donc nettement de celle qui est axée sur la qualité de la vie. Elles sont opposées et s'excluent mutuellement. Les vitalistes éprouvent beaucoup de méfiance à l'endroit des arguments qualitatifs qui, selon eux, risquent toujours d'annihiler toute obligation morale à l'égard des êtres le plus démunis et, peut-être, à l'égard de tous les êtres humains.

C'est ainsi qu'aux partisans les plus acharnés d'un consensus social fondé essentiellement sur le principe de la qualité de la vie on n'hésite pas à rappeler les abus horribles commis dans le passé. Par exemple, le souvenir d'expériences menées sur des êtres humains sous le régime nazi est toujours douloureux et révoltant. Il s'agissait pourtant d'expériences faites au nom du principe même de la qualité de la vie, principe poussé au bout de sa logique extrême. En somme, les vitalistes préfèrent ne pas prendre de risques.

Pourtant, et ceci constitue l'une des objections adressées aux absolutistes, vouloir protéger et conserver *toutes* les vies humaines a pour conséquences que non seulement on évite d'évaluer chacune des situations particulières, mais on évite aussi de prendre des décisions, puisqu'elles sont déjà toutes prises d'avance. En effet, comme la vie doit être maintenue, la responsabilité éthique liée au principe de la quantité semble déjà assumée au départ, car chaque vie vaut la peine d'être vécue. L'obligation éthique, c'est, en quelque sorte, le devoir de ne pas choisir.

En guise de conclusion, une nuance s'impose sur ce point : le vitalisme et le principe du caractère sacré de la vie ne sont pas nécessairement identiques sur le plan des règles et des applications. De vouloir associer le principe quantitatif de la vie de façon invariable au vitalisme est un abus de langage. Il y a plus dans le principe quantitatif que le seul aspect du vitalisme ; ce dernier ne représente qu'une thèse extrême, un excès de militantisme souvent religieux. Et au-delà des positions radicales qui font se dresser les tenants de la quantité contre ceux de la qualité, il faut se souvenir que tout un univers de nuances existe, ce qui constitue sûrement l'essentiel.

Principe qualitatif de la vie

Même s'il n'est pas vraiment nouveau, le principe de la qualité de vie a beaucoup gagné en popularité ces dernières années. À une époque où la morale était dominée par le principe quantitatif, celui de la qualité n'était jamais vraiment questionné. La raison en est très simple : l'état des sciences et des connaissances ne compromettait en rien l'ordre de l'univers ni les lois de la nature. Mais le développement prodigieux des biotechnologies et leur effet bouleversant sur la conduite et le savoir humains ont fait resurgir le principe qualitatif et tous les enjeux qui s'y rattachent. Un besoin profond s'est fait sentir pour affronter la possibilité devenue de plus en plus réelle du « tout est possible » de la nouvelle technoscience. Par exemple, depuis que la vie peut être prolongée presque indéfiniment, elle ne suffit plus comme critère rationnel et unique dans le choix des gestes à accomplir. L'histoire de Karen Quinlan, qui a soulevé des débats passionnés, reflète bien le malaise d'une société en quête de repères éthiques.

Karen Quinlan[1] est cette jeune fille qui, en 1975, sous l'effet de drogues et d'alcool, est déclarée être en état végétatif persistant. Le personnel soignant décide de lui installer un respirateur. Après tout un tapage médiatique et de nombreux recours judiciaires, les parents finissent par obtenir l'autorisation de la Cour de retirer le respirateur. Contre toute attente, Karen Quinlan respire spontanément. En 1985, neuf ans après le retrait du respirateur, elle décède. Dans l'optique de notre propos, l'exemple de Karen Quinlan met en lumière les effets puissants mais parfois pervers de la biotechnologie et l'obligation de repenser les repères habituels. En effet, l'éthique a toujours été perçue et respectée comme gardienne par excellence des frontières, douanière entre l'autorisation et l'interdiction, le bien et le mal. Or voici que les nouvelles technologies l'obligent presque à devenir contrebandière. Et le principe de la qualité ne semble pas offrir non plus de solutions satisfaisantes, encore moins définitives. Sa teneur, ses limites, son « sens » ne font pas l'unanimité : alors que certains y voient l'occasion de rétablir des conditions de vie plus humaines, d'autres lui reprochent son imprécision et son caractère vague.

À la base, l'impératif repose sur la nécessité de considérer l'expérience humaine dans la multiplicité et la diversité de ses facettes, ainsi que dans l'interdépendance de celles-ci. Par exemple, dans le cas de l'avortement, la thèse de la qualité soutient que la vie biologique du fœtus n'est pas le seul facteur à retenir. Il y en a d'autres qui sont tout aussi importants à considérer, dans la mesure où ils représentent la réalité globale du problème : les conditions socioéconomiques, le désir d'avoir un enfant, la santé physique et psychique de la mère, les considérations d'ordre professionnel, etc. En somme, dans tous les domaines du vivant, tous les paramètres de la qualité sont évoqués. L'écologie, par exemple, et ses préoccupations nombreuses illustrent bien cette exigence, qu'il s'agisse de pollution atmosphérique, de protection des espaces verts, de pluies acides, d'érosion des sols, d'assainissement des eaux, etc. Donc, les champs d'application et les usages du principe de qualité de vie sont vastes et nombreux. Pour cette raison, certains critiques lui reprochent son imprécision. Du côté de

---

1. Pour en savoir davantage sur cette affaire, voir, entre autres, R. M. Baird et S. E. Rosenbaum (dir.) (1989).

son application dans le domaine des soins, on note encore les risques de relativisme qu'il comporte et son caractère subjectif.

En effet, les antagonistes décèlent, dans la ferveur des tenants de la position qualitative, une menace pour le respect de la vie même. Car, pour d'aucuns, le concept de qualité de vie semble impliquer que certaines formes de vie ont plus de valeur que d'autres (Harris, 1996). Et on se demande alors si certaines vies ont plus de valeur que d'autres? Comment le savoir? Comment déterminer la valeur de la vie du vieillard par rapport à celle du fœtus? du nouveau-né malformé? des personnes séniles? Qui peut porter un tel jugement? Si l'être humain décide de la vie et de la mort, ne joue-t-il pas au «Bon Dieu»? Une vie humaine est-elle comparable à celle d'un insecte? Jusqu'où peut-on intervenir dans le processus même de la vie? Voilà pourquoi l'idée de comparer des vies humaines entre elles paraît insoutenable. S'il appartient à la volonté subjective d'un individu quelconque, fût-il professionnel de la santé, de juger de la qualité d'une vie humaine, n'est-ce pas ouvrir la porte aux pires abus, à l'aléatoire et à l'indifférence? Les objections sont de taille. Et tout en les reconnaissant, il en est plus d'un pour tenter d'éliminer les pièges de l'imprécision et du subjectivisme. Il n'en demeure pas moins que, encore aujourd'hui, le reproche fondamental fait au concept qualitatif est l'absence d'une définition conceptuelle claire (Leplège et Hunt, 1997).

C'est dans cet esprit qu'il faut comprendre l'effort de Keyserlingk, voilà déjà vingt ans, qui a proposé, notamment, des critères objectifs à la formulation du principe de la qualité de vie. En premier lieu, dit-il, «il faut entendre par qualité de la vie, une notion débarrassée de toute idée de *relativité de la valeur humaine*» (Keyserlingk, 1979: 61). La façon de parvenir à l'objectivité consiste à rechercher le bien-être optimal du bénéficiaire, de *ce* bénéficiaire, de sorte que *sa* vie ne soit jamais comparée à celle des autres, de sorte qu'un jugement de valeur arbitraire ne risque jamais d'étouffer les conditions d'appréciation objectives. Keyserlingk (1979: 61-62) ajoute:

> La véritable comparaison est donc entre ce que le patient est, et ce qu'il était, entre ce qu'il est, et ce qu'il pourra encore ou ne pourra plus être dans l'avenir. [...] La décision peut et doit être prise uniquement en fonction du patient et à son bénéfice.

De la sorte, le «mieux-être objectif et l'amélioration» de *cet* individu-ci, en faisant reposer la norme décisionnelle sur *cette* personne-ci, on s'assure jusqu'à un certain point de respecter la personne dans sa dignité et dans son unicité. Du coup, les notions d'utilité sociale, de valeur et d'inégalité entre les vies humaines disparaissent.

Une décision centrée sur l'intérêt du bénéficiaire évite aussi toute discrimination, car «la véritable question ne porte pas sur la valeur de la *vie* de tel patient, mais sur la valeur du *traitement* de ce patient (Keyserlingk, 1979 : 64)». En conséquence de quoi, un traitement sera prescrit ou interrompu seulement s'il apporte une amélioration, un soulagement et un mieux-être à la personne. Voilà l'objectif poursuivi. Continuer un traitement qui maintiendrait seulement la vie biologique pourrait même être considéré comme une atteinte au respect et à la dignité de la personne. Quelquefois, la suppression d'un traitement pourrait être la meilleure solution pour le bien-être de la personne agonisante. Au terme de sa vie, une personne a le droit de mourir dans la paix et dans la quiétude, car la mort est un événement inévitable et «normal» de la vie. C'est dans cet esprit qu'Edward Keyserlingk précise le concept de qualité en le dotant de deux critères fondamentaux qui servent d'appuis et de guides dans la prise de décision éthique :

> La signification et les critères de la qualité de la vie doivent être axés sur le *bien-être du patient*. Dans certains cas, administrer un traitement, prolonger la vie ou retarder la mort peut être raisonnablement considéré comme n'étant pas dans l'intérêt du patient. Tel est le cas du patient atteint d'une maladie qui lui impose des souffrances *intolérables et prolongées qu'il est impossible de soulager*. Tel est également le cas du malade qui ne possède pas ce qu'on peut considérer comme une caractéristique inhérente à la vie, c'est-à-dire *un minimum de conscience de soi et de capacité d'interaction*. Dans ces hypothèses, la préservation de la vie peut être un affront au caractère sacré de la vie et la non-préservation de la vie, au contraire, un témoignage de respect à l'égard de l'individu et de la vie humaine en général. (Keyserlingk, 1979 : 65)

Rappelons que la décision finale devrait appartenir à la personne en cause, et ce en vertu de son autonomie et de son autodétermination. Dans le cas de personnes incapables de prendre une décision, l'évaluation doit viser le bien-être objectif de la personne et l'amélioration de sa condition. Pour guider la décision éthique et le choix des lignes de conduite à adopter, le degré de souffrance, la capacité d'interaction et la conscience de soi constituent des critères utiles et raisonnables.

Même si la proposition de Keyserlingk ne fait pas l'objet d'un consensus moral, elle rallie plusieurs personnes qui ont réfléchi à la question. Dans ce modèle, le principe quantitatif est reconnu à toutes les différentes étapes de la vie humaine et, surtout, à travers le respect de chacune d'entre elles. De sorte que le principe qualitatif préserve la dignité et la valeur de la vie humaine. Keyserlingk écrit :

> La médecine et le droit ne doivent pas cesser de protéger le caractère sacré et la valeur intrinsèque de chaque vie humaine. La médecine et peut-être le droit doivent toujours reconnaître formellement qu'en certain cas, l'appauvrissement de la qualité et des conditions de la vie d'un malade est tel qu'un traitement ou la poursuite d'un traitement constituent précisément une atteinte au caractère sacré et à la valeur de cette vie. Keyserlingk, 1979 : 77)

Une question fondamentale

Toute prise de décision éthique concernant la vie et la mort doit reposer sur des principes clairement définis. Le caractère sacré de la vie et la qualité de la vie représentent, en quelque sorte, les repères autour desquels s'articulent habituellement les délibérations, les choix et les lignes de conduite. Pourtant, l'adhésion à un principe particulier et sa mise en application ne résultent pas toujours d'un choix formel, raisonné et conscient. De sorte que la prise de position visible pourrait sembler être, aux yeux de certaines personnes, le produit d'une conviction religieuse ou sentimentale, ou encore d'une intention morale et suspecte de toute façon. C'est ici que la réflexion au sujet des principes prend toute son importance ; elle seule permet l'autocritique, l'argumentation et la défense « éclairée » des principes adoptés.

Le choix d'un principe, unique ou combiné, et la volonté de le mettre en application ne résolvent quand même pas tous les problèmes cliniques qui se présentent et ne dispensent pas de questionner chacun d'entre eux. La ligne de conduite, même si elle s'articule à un principe éthique défini, se pose toujours quant à savoir quel est le bien véritable pour cette personne-ci, dans ce cas-ci ? Vivre ou mourir ? Le caractère sacré de la vie reconnaît la vie comme un bien à préserver, mais il reconnaît également la mort comme l'étape ultime du processus vital. Par ailleurs, le principe qualitatif de la vie préconise, pour le mourir, des conditions qui préservent la dignité de la personne. Dans certains cas, cela signifie des mesures dénuées de zèle excessif devant l'évidence d'une mort prochaine. Pourtant, le même principe stipule de prendre des mesures qui permettront d'accroître le bien-être du bénéficiaire. Bref, il devient évident que des solutions opposées peuvent découler d'un même principe.

Aussi, quand il est question de valeurs, de principes et de lignes de conduite, il est inévitablement question de la valeur de la vie : mais qu'est-ce que la vie ? Il n'est pas de notre propos, plus modeste, de jeter les bases philosophiques pour cerner cette grande question, mais plutôt de signaler certaines pistes pour amorcer une réflexion.

Il est un constat indéniable et de grande évidence : l'assise de la vie humaine réside avant tout dans le processus vital. En effet, pour que des expériences humaines, des réalisations et des buts soient, il faut d'abord et avant tout qu'il y ait une vie.

La vie biologique, qui englobe la vie végétative et la vie sensitive, est nécessaire à toute manifestion de vitalité. En soi, la reconnaissance de la vie biologique humaine ne pose pas problème. Pourtant, ses attributs et sa signification ne font pas toujours l'unanimité. Pour certains, et précisément les tenants de la position vitaliste, la vie métabolique est un bien en soi, c'est-à-dire « un *"bonum honestum"* qu'il convient de préserver, quel que soit le potentiel de l'individu de prendre conscience de la réalité et de communiquer (Keyserlingk, 1979 : 65) ». La vie, signalée par la seule présence de processus métaboliques ou végétatifs, vaut la peine d'être préservée et protégée, peu importe sa manifestation : la sénilité d'une personne âgée, la souffrance d'une personne en phase terminale d'un cancer ou la difformité d'un nouveau-né ne justifient en rien l'abandon de leur existence. Ils sont vivants et cela confère à la vie sa pleine valeur.

Pour d'autres, la vie biologique représente « un *"bonum utile"* [...] une condition préalable à la conscience de la réalité et à la communication (Keyserlingk, 1979 : 65) ». En ce sens, la vie biologique est à l'origine de la vie personnelle et relationnelle qui, en quelque sorte, définit la personne. Dès que ces potentialités, conscience et communication, sont absentes, l'individu, réduit uniquement à des fonctions biologiques, ne jouit plus des attributs exclusifs à la vie humaine ni des privilèges propres à la personne.

Pourtant, et encore là, la définition de la vie humaine demeure une question délicate. Se définit-elle par ses virtualités, par exemple l'exercice de la raison et de la liberté? Par l'aptitude à communiquer avec autrui? Par la conscience du réel? Si oui, que penser d'une vie désertée par la conscience et qui serait ainsi réduite à sa seule mécanique biologique? Et dans ce cas, la vie biologique d'un être humain serait-elle comparable à celle d'un insecte? Ces questions ne font pas partie de notre propos, mais retenons ceci: que l'on considère la vie biologique comme un bien en soi ou plutôt comme une condition nécessaire de l'existence, il reste que cette vie, parce qu'elle est humaine, mérite le respect et la déférence.

Responsabilité professionnelle

Étant donné la diversité et la complexité des points de vue au sujet de la vie, de la personne humaine et des valeurs en cause, la décision éthique doit non seulement être accompagnée de grande prudence, mais aussi de délibérations concertées et ouvertes. D'où le rôle et l'importance du personnel infirmier. En effet, les infirmières, parce qu'elles sont proches des bénéficiaires, qu'elles ont à leur égard des responsabilités particulières et qu'elles entretiennent avec eux des relations privilégiées, peuvent largement contribuer à leur bien-être en intervenant directement au cœur du processus décisionnel. Comme toute l'attention doit être accordée au bénéficiaire, une première responsabilité incombe au personnel infirmier en tant que protecteur des droits et des intérêts de la personne malade. Ce que celle-ci désire et ce qu'elle craint sont la base réelle du processus décisionnel axé sur son bien-être. De sorte que la seule façon vraiment objective de parvenir à une décision éthique en cette matière, c'est d'abord et avant tout de considérer le bénéficiaire dans son humanité propre, que lui seul, à travers ses sentiments, ses désirs, ses volontés, peut révéler.

Voilà pourquoi les valeurs personnelles des professionnels de la santé ne doivent jamais se substituer à celles du bénéficiaire. Et dans une situation où il est impossible de connaître la volonté du bénéficiaire, la norme objective de la personne raisonnable s'applique. En d'autres mots, quelle décision une personne lucide, consciente et raisonnable prendrait-elle ? D'ordinaire, la décision vise la poursuite du bien objectif du bénéficiaire. Parfois, la mort pourra être perçue comme le véritable et unique bien. Et si une intervention permet d'accroître le mieux-être de la personne, il paraît raisonnable de faire ce qui contribue à l'amélioration de la qualité de vie, et ce même en évoquant le caractère quantitatif de la vie.

Vivre ou mourir ? Jamais le principe du caractère sacré de la vie ou celui de la qualité de la vie n'apporteront de réponses définitives. Ce n'est que dans le monde de la rhétorique et de l'abstraction que les deux principes se présentent avec clarté. Dans la réalité quotidienne de la vie et de la mort, l'essentiel, c'est la personne qui vit et qui meurt. Et les principes ne sont utiles que s'ils s'adaptent à ces vies de tous les jours et à ces morts de tous les jours.

6 Évolution et définition du service infirmier

DANIELLE BLONDEAU

L̲A PROFESSION INFIRMIÈRE, telle que nous la connaissons aujour-d'hui, est le résultat d'un long processus qui fait partie de son histoire. Des moments importants ont ponctué son évolution. D'autres viendront encore infléchir sa trajectoire et, par conséquent, façonner son visage de demain.

Il est possible de présumer que les origines du soin se confondent avec les origines de l'humanité, car, comme le dit Marie-Françoise Collière (1982 : 23), « dès qu'il y a la vie, il faut en prendre soin ». Dans ce contexte, soigner est un geste presque spontané envers la vie et envers autrui. Cependant, avec le temps et sous l'effet de diverses influences, le soin s'est constitué en profession de services. La professionnalisation s'est accomplie à travers des exigences toujours plus élevées et liées au geste de soigner. Mentionnons, par exemple, le développement accru des programmes de formation, la consolidation des bases scientifiques pour l'exercice de la profession, l'avancement du savoir infirmier, le resserrement des critères d'admission, l'encadrement juridique de la pratique et, avec lui, les règlements et les mécanismes de contrôle en vue d'assurer la qualité de l'exercice ainsi que la protection du public, etc. Dans la quête de l'autonomie, la professionnalisation allait contribuer à l'émergence d'une discipline qui voyait timidement le jour durant les années cinquante (Kérouac et coll., 1994 : 27). De nos jours, en vue du développement disciplinaire des sciences infirmières, divers leviers sont mis en place. Songeons, entre autres, à la recherche et aux études doctorales en soins infirmiers.

Aujourd'hui, la profession se trouve à un carrefour où la mouvance est au rendez-vous. En effet, les transformations organisationnelle et structurelle du système de santé québécois ont considérablement modifié le profil de la profession. Mentionnons seulement la réorientation des objectifs de soin, l'accroissement de la pratique en milieu communautaire, la spécialisation de la pratique intrahospitalière, l'augmentation de la clientèle, etc.

Les défis qui attendent la profession sont majeurs. Mieux constituée et mieux «éduquée» que par le passé, elle doit dorénavant relever le défi d'habiter sa propre identité professionnelle. L'objet de ce chapitre est justement de retracer les moments importants de l'évolution du service des soins infirmiers, tout en précisant les préoccupations professionnelles majeures des infirmières.

Bref historique

Dès ses débuts, cela se voit déjà au temps d'Hippocrate, la pratique du soin est caractérisée par un souci moral profond. C'est pourtant à l'époque du christianisme que s'amplifie l'impératif éthique. Articulé aux préceptes de la charité chrétienne et au respect de la dignité de la personne, le souci éthique de l'être malade, souffrant ou démuni s'enracine dans le sol religieux dont il restera tributaire jusqu'à nos jours.

L'alliance entre la morale et la religion crée, à l'égard du service, certaines attentes particulières : d'un côté, l'accent est mis sur les qualités vertueuses de la personne qui dispense les soins — charité, dévouement, don de soi, compréhension, etc. —; d'un autre côté, il semble que ces qualités soient dévolues exclusivement au sexe féminin. En effet, les premières intervenantes sont des femmes, principalement des veuves et des célibataires. Par la suite, ce sont les religieuses, dont la vocation intègre la dimension éthique, pour ainsi dire, qui occupent la place. Ce n'est que beaucoup plus tard que les femmes laïques et les hommes viennent rejoindre les rangs de la profession.

Il est utile de souligner que le mot anglais *nursing* n'est pas étranger à ces premiers moments éthiques de l'histoire du service infirmier. *Nursing* vient de *nutrix*, «nourrice», et signifie : nourrir, allaiter, soigner, abriter, bercer, dorloter, tenir dans ses bras, chérir, prendre soin de, etc. Tous ces mots renvoient à un type de comportement caractérisé par le don de soi et l'ouverture à l'autre. Pour peu que l'on s'interroge, il est facile d'y déceler toutes les qualités ou «vertus» attendues de la personne qui travaille en nursing et, surtout, d'y reconnaître les attributs que, longtemps, la tradition a réservés au rôle féminin. L'amalgame religion chrétienne et souci éthique, combiné à la représentation de la femme, marque, dès ses origines, le service infirmier.

Avec le temps, de nouveaux courants de pensée viennent s'ajouter à la préoccupation première des soins infirmiers. Il s'agit des courants dits «scientifique» et «technologique» adaptés aux besoins du service. Loin d'en nier les origines éthiques, ils se juxtaposent au mouvement initial pour poursuivre de nouveaux objectifs — comme la compétence, l'efficacité et la qualité du geste professionnel. En effet, on s'aperçoit que la connaissance — de l'autre, de ses besoins, de son fonctionnement, de sa physiologie, etc. — est nécessaire pour favoriser son bien-être véritable. En quelque sorte, la «science» vient au secours de la préoccupation morale première. Car le besoin de connaissance et de compétence oblige désormais à une formation dont le but ultime peut se résumer à ceci : mieux connaître pour mieux soulager. Une relation s'établit entre la dimension scientifique et la qualité de l'acte. Du coup, le souci moral s'oriente plus vers le geste professionnel que vers la personne qui dispense les soins. La valeur du geste professionnel recherchée par la «science» centre maintenant le souci moral sur la qualité des soins à donner plutôt que sur la qualité des personnes soignantes. Et c'est dans la croisée de ces deux traits majeurs — éthique et science — que se définit, aujourd'hui, le nursing moderne.

Voyons maintenant de façon plus détaillée les caractéristiques qui ont marqué l'évolution du service infirmier.

Pour retracer l'histoire de la profession infirmière, il serait intéressant de remonter à l'époque des civilisations très anciennes et aux temps préhistoriques même, car les problèmes de santé étaient présents partout dans l'univers primitif. Mais il n'est pas nécessaire, pour la compréhension de notre projet plus modeste, de remonter si loin en arrière, puisque c'est l'avènement de l'ère chrétienne, semble-t-il, qui donne le ton et consacre l'impératif éthique du soin au malade. D'un service quelconque, non structuré, aléatoire, même s'il est indispensable à la bonne tenue de la société, à travers l'enseignement chrétien il devient une préoccupation morale dictée et inspirée par le respect de la personne et l'amour du prochain. C'est là que se sont ébauchés les hôpitaux tels que nous les connaissons aujourd'hui — Hôtel-Dieu, Sacré-Cœur, Christ-Roi, Notre-Dame, Saint-Sacrement, etc.

Donc, dès le début, il appartient au clergé de secourir les malheureux, les infortunés et les faibles. Comme il a été mentionné, il est fréquent de voir des femmes veuves ou célibataires se joindre au clergé. Ces dernières, appelées diaconesses, procurent une assistance physique et spirituelle aux nécessiteux. Petit à petit, c'est à elles que succèdent les communautés religieuses, qui finissent par assurer pratiquement seules le soin aux malades. Pendant les premières décennies du xxᵉ siècle, les religieuses commencent à accueillir des infirmières laïques — premier signe d'ouverture dans les exigences de recrutement du personnel soignant. Cela dit, rares sont les personnes qui peuvent accéder aux « honneurs » d'un pareil engagement, et les nouvelles venues sont sélectionnées soigneusement. Alors qu'elles se dirigent tranquillement vers le travail rémunéré et qu'elles sortent de la « bonne » famille, lieu d'incubation par excellence de la « jeune-fille-bien », les postulantes doivent mériter leur nouveau statut et prouver qu'elles ne sont pas des femmes aux mœurs légères. En tant que dignes descendantes des vaillantes pionnières, elles doivent se conformer au même idéal moral, c'est-à-dire religieux.

Dans cette tradition morale, liée aux devoirs et aux sentiments religieux, il n'est pas étonnant que les établissements de santé soient confiés à l'Église. Voilà pourquoi les premières pratiques des soins infirmiers évoluent sous la tutelle du pouvoir religieux, gardien des valeurs morales, et que se développe parallèlement à cela une image des femmes soignantes assimilée à un rôle social consacré. Cette double filiation, religieuse et féminine, va imprégner fortement le devenir de la pratique infirmière au point que, dès le début du xxe siècle, la légitimation du rôle professionnel repose essentiellement sur cette double caractéristique.

Outre les caractères féminins et religieux qui ont marqué le premier profil de la profession infirmière, il faut souligner l'importance du mouvement laïque et scientifique lancé par Florence Nightingale en Angleterre au milieu du xixe siècle. C'est à elle qu'il faut attribuer le début véritable du nursing moderne (Baly, 1986).

Florence Nightingale s'impose au moment de la guerre de Crimée (1854-1855). Devant l'insuffisance des soins donnés aux blessés de son pays, le gouvernement britannique entreprend de former des infirmières pour, ensuite, les envoyer servir sur le champ de bataille. C'est Florence Nightingale qui met le projet à exécution et elle se rend au front. De la sorte, les soins infirmiers deviennent un véhicule pour la promotion de valeurs humanistes. À son retour, forte d'une expérience sur le terrain et de l'efficacité de sa méthode, Nightingale ouvre, en 1859, la première école d'infirmières, à l'hôpital Saint-Thomas, à Londres. Sa contribution se situe d'abord sur le plan de la formation qui prépare à la compétence particulière de l'infirmière :

> La diffusion des idées de Florence sur la nécessité du renouveau hospitalier ne pouvait mieux se faire qu'en fondant une école de pensée qui serait également une institution académique et technique qui viserait avant tout à la formation de personnes compétentes. Celles-ci, à leur tour, formeraient des étudiantes ; c'est dans cette optique qu'il faut comprendre le sens de l'École Nightingale. (Desjardins et coll., 1970 : 58)

En mettant l'accent sur le besoin de formation des futures infirmières, Nightingale établit les assises de la profession et circonscrit davantage les paramètres du service. En peu de temps, les compétences spécifiques et attendues chez les infirmières se précisent et sont partout reconnues, même au-delà des frontières britanniques. Aussi, devant les progrès de la science médicale et les nouveaux besoins que celle-ci engendre, l'infirmière « formée » finit par occuper une place de première importance dans les services de santé et devient, par la même occasion, indispensable au maintien de la qualité des soins.

Dans le même mouvement, tandis que se multiplient les hôpitaux, tant aux États-Unis qu'au Canada, plusieurs écoles d'infirmières rattachées aux établissements hospitaliers voient le jour. L'événement Nightingale marque une étape décisive dans l'histoire de la profession infirmière, car il oriente le service infirmier sur la voie de l'autonomie professionnelle.

C'est ainsi que s'effectue un glissement axé sur la formation scientifique et l'apprentissage d'habiletés techniques. À l'idéal moral du début s'ajoutent les dimensions «connaissances» et «habiletés techniques». Toutefois, la dimension morale n'en sera jamais exclue, comme l'a démontré Marianne Lamb (1981). Encore aujourd'hui — comme nous le verrons —, elle fait partie intégrante de la pratique infirmière.

La transformation qui s'est opérée à l'intérieur des soins infirmiers tient principalement à deux raisons: premièrement, au développement rapide de la science médicale; deuxièmement, à l'accroissement de la clientèle. C'est l'essor de la médecine, surtout, qui s'avère particulièrement influent. Cependant, l'infirmière est de plus en plus perçue comme l'auxiliaire du médecin. Sous le prestige de la «science», la pratique des soins se voit attribuer une fonction et une place. Entre le personnel médical et le personnel infirmier, les rapports se hiérarchisent et deviennent des rapports de supérieur à inférieur. L'émancipation de la pratique infirmière est illusoire, car cette dernière est de plus en plus liée aux nouveaux besoins de la médecine. Il s'agit davantage d'un lien de subordination et de soumission. Dans ce contexte, le monde infirmier développe une approche de soins fortement imprégnée du modèle «médical». L'accent étant mis sur le traitement et la guérison, c'est sans doute pourquoi on a parfois utilisé, dans la littérature moderne, le terme anglais *curing* qui traduit bien cette idée. Or le *curing* s'oppose à une conception des soins infirmiers qui est plus récente et qui se fonde sur la notion de *caring*. Pour Collière (1982: 243, 244), le *caring* concerne les «soins coutumiers et habituels ou soins d'entretien et de maintien de la vie», par opposition au *curing* associé aux «soins de réparation ou traitement de la maladie». L'avènement du *caring* était, en quelque sorte, une tentative de distanciation par rapport au modèle médical. D'ailleurs, nous l'avons déjà mentionné, le mouvement en vue de l'élaboration d'un corpus unique de connaissances en soins infirmiers s'est amorcé durant les années cinquante. En effet, après Florence Nightingale, il «faudra attendre le début des années cinquante pour que d'autres infirmières théoriciennes proposent des conceptions de la discipline infirmière (Kérouac et coll., 1994 : 27)». Et c'est vers le début des années quatre-vingt que le *caring*, en tant qu'école de pensée, émerge et se développe dans le but de délimiter un territoire propre à la discipline infirmière. Si les conceptualisations du *caring* varient selon les auteurs (Orem, Watson, Leininger, Newman, Gaut, Nodding, etc.), le concept fait presque toujours référence à une disposition envers autrui, à un engagement moral (Saillant, 1992), à l'ouverture à autrui (Association des infirmières et infirmiers du Canada, 1980) et à son expérience de santé ou de maladie. Watson, auteure associée à la philosophie du *caring*, explique que «les soins infirmiers consistent en un processus intersubjectif d'humain à humain qui nécessite un engagement au *caring* en tant qu'idéal moral et de solides connaissances (Kérouac et coll., 1994 : 42)».

En dépit des divergences entre certains auteurs ou même des critiques adressées à cette école de pensée (McFarlane, 1988 ; Morse et coll., 1990 ; Jecker et Self 1991 ; Silva, 1995 ; Bradshaw, 1996 ; Fry, Killen et Robinson, 1996 ; Webb, 1996), il n'en demeure pas moins que le *caring* représente une valeur fondamentale des soins infirmiers (Gastmans, Dierckx de Casterle et Schotsmans, 1998). En effet, le *caring* renvoie au soin de la personne dans ses dimensions multiples : biologique, psychologique, sociale, familiale, spirituelle, relationnelle, etc. Il implique un respect global de la personne. En d'autres mots, la relation professionnelle se préoccupe non pas seulement de la maladie, mais aussi du malade ; non pas seulement de la souffrance ou de la douleur, mais aussi de la personne souffrante ; non pas seulement de l'information à fournir, mais aussi de la personne à renseigner ; non pas seulement de la mort, mais aussi de la personne mourante. D'ailleurs, c'est dans la foulée de l'approche holistique que sont élaborés les modèles conceptuels connus en soins infirmiers — Dorothea Orem, Virginia Henderson, Callista, Roy, etc. L'accent est mis davantage sur la personne, sur la relation entre bénéficiaires et professionnels et, enfin, sur l'aspect préventif. Ces derniers éléments, issus d'un courant plus récent, mais désormais propre aux soins infirmiers, se conjuguent, aujourd'hui, pour définir la science moderne du soin.

En résumé, malgré une évolution fortement influencée par la science médicale au départ, le service infirmier parvient néanmoins, grâce à l'introduction du concept de *caring*, à s'en détacher petit à petit pour se doter d'une identité propre. Et la recherche en soins infirmiers — théories, modèles, philosophie, déontologie, etc. — favorise le développement de la science infirmière et accroît, par conséquent, l'autonomie de la profession.

Cette marche vers l'autonomie est ponctuée d'événements précis qui ont contribué à l'ascension de la profession. Un survol permettra d'apprécier les efforts de la population infirmière et les deux réalisations majeures qui ont définitivement accordé au service ses titres de noblesse.

1. Vu l'accroissement du nombre d'infirmières et la multiplication des écoles de formation, il devient impérieux de les regrouper. La structure qui permettra de réaliser ce projet est la «corporation». Tout en assurant une certaine cohésion entre les membres, le mouvement corporatif s'oriente vers la promotion de la profession. Et c'est dans cet esprit qu'une première association internationale voit le jour en 1899, le Conseil international des infirmières (CII). Ses objectifs sont les suivants : regrouper toutes les infirmières du monde, promouvoir le développement de la profession et améliorer la qualité des soins. Au Canada, la première association nationale, l'Association des infirmières du Canada (AIC), est créée en 1908. Cette dernière fonde la revue *The Canadian Nurse*, dont la version française, *L'Infirmière canadienne*, ne paraîtra que beaucoup plus tard, soit en 1959. La diffusion des intérêts et des préoccupations de la profession sur une large échelle est ainsi désormais assurée. Depuis le début de 1986, une publication bilingue, *The Canadian Nurse/L'Infirmière canadienne*, remplace les deux revues professionnelles.

L'exemple du phénomène corporatif, qui débute à l'échelle internationale, puis nationale, est bientôt suivi par les provinces. À partir de 1930, elles possèdent toutes leur association régionale, mais les infirmières restent toujours affiliées à l'AIC qui deviendra l'Association des infirmières et infirmiers du Canada (AIIC). En ce qui touche l'Ordre des infirmières et infirmiers du Québec (OIIQ), il se désaffiliait de l'AIIC en novembre 1985. Son journal officiel, *L'Infirmière du Québec*, est axé sur la protection du public. La revue vise également à contribuer à l'évolution de la profession.

2. Vu l'expansion du mouvement professionnel, il est jugé nécessaire de protéger également le public contre les personnes non qualifiées. Pour ce faire, le besoin d'un contrôle légal se fait sentir. Il doit porter précisément sur l'accréditation des écoles et sur la reconnaissance de la compétence des nouveaux membres. La dimension juridique vient encadrer l'exercice professionnel et contribue, par le biais de ses exigences et de son contrôle, à maintenir à l'intérieur du service la qualité des membres et des soins dispensés[1].

Une mise en garde s'impose quand il est question de la dimension juridique. Sans nier son importance, il ne faut pas attribuer toutes les vertus à la loi. Elle est finalement une extension du moral, comme nous l'avons vu au chapitre 2. La présence de dispositions légales n'est pas garante du critère de qualité promu et véhiculé à l'intérieur d'une profession. Ce critère relève de la responsabilité morale de chaque membre. Pourtant, évoluer dans la légalité oblige justement à prendre ses responsabilités afin de rencontrer les standards exigés par le corps professionnel. C'est ainsi qu'il convient de saisir la dimension juridique d'un service, car le professionnalisme ne se limite jamais au corporatisme légaliste.

En résumé, en ce qui concerne l'évolution du service infirmier en général, c'est d'abord la dimension morale qui le caractérise à ses débuts. La trajectoire ascendante de la professionnalisation s'amorce de façon visible au milieu du XIXe siècle, avec Nightingale et son souci d'intégrer au corps infirmier une dimension scientifique propre, axée sur le développement d'un champ de connaissances et sur la nécessité d'une compétence accrue. Dans la foulée de ce courant s'accentue la détermination des professionnels et apparaît le mouvement corporatif, avec ses mesures légales pour encadrer davantage le service des soins infirmiers.

---

1. Pour bien comprendre l'évolution du service infirmier au Québec, il faut connaître le contexte juridique dans lequel il s'inscrit et qui, depuis 1920, a permis la mise en place des principales structures en vue d'assurer l'organisation et le fonctionnement de la profession infirmière. Me Pierre Bourbonnais, directeur des services juridiques à l'OIIQ de 1978 à 1986 et actuellement juriste au ministère de la Justice du Québec, a accepté d'en résumer l'historique législatif qu'on trouvera en annexe de ce chapitre.

Petit à petit, la profession infirmière se taille une place importante et se trouve définitivement engagée dans la voie de l'autonomie. La formation professionnelle devenue nécessaire et le développement d'une science infirmière accréditent la profession. Cette dernière s'appuie de plus en plus sur des théories, des modèles, des philosophies, et accorde une large place à l'acquisition d'habiletés intellectuelles et techniques spécifiques en vue d'élaborer un savoir propre aux soins infirmiers. C'est ainsi que, avec le temps, la légitimation professionnelle en vient à reposer sur une base scientifique qui, pourtant, ne niera jamais sa dimension morale initiale.

Définition du service infirmier

Les deux grandes influences qui ont marqué l'évolution professionnelle du nursing, la composante éthique et la composante « scientifique », constituent en quelque sorte les assises du service infirmier tel que nous le connaissons aujourd'hui. Cela dit, la présence de la composante scientifique ne doit pas laisser croire que le souci éthique est éclipsé : le phénomène est un phénomène d'addition, non de substitution. La composante éthique accompagne la science, car le soin conjugue l'exigence liée aux connaissances et au souci d'autrui, au *caring*. La dimension éthique est considérée dorénavant comme indispensable à l'exercice de la profession. Puisque la moralité et la science tissent la trame du service infirmier, il est fréquent de le décrire comme un art et comme une science. Voyons cela de plus près.

Un art

Presque spontanément, le mot *art* évoque des images liées à la production d'une œuvre qui, bien souvent, se double d'un caractère esthétique. On songera, par exemple, à un tableau, à une sculpture ou à un poème. Au-delà de cet univers de beauté, le mot *art* évoque surtout l'idée de produire quelque chose ou de fabriquer. On peut penser aux arts domestiques, à l'art culinaire, à l'art du jardinage, etc. On pourra penser aussi à l'excellence dans la maîtrise d'une habileté, comme l'art de la navigation ou, encore, comme l'art du soin. Aristote (1959 : VI, 4, 1140a, 1-23) a fourni une définition de l'art qui se rapproche des aspects précédents issus du sens commun. Il définit l'art comme «une certaine disposition, accompagnée de règle vraie, capable de produire». Avant d'être associé à l'esthétique seule, l'art se définissait comme une habileté à produire, dérivée de l'expérience et de la connaissance. L'art se caractérise donc par l'ensemble des moyens qui permettent de faire une chose et de produire un certain résultat. Mais la réalisation, justement, s'accompagne de règles. On ne peut pas faire les choses de n'importe quelle façon. C'est la «règle vraie», pour reprendre les mots d'Aristote, qui détermine la réussite. Il faut ajouter que, dans la réalisation d'une œuvre, l'art cherche à exprimer un certain idéal. Il se rattache donc, dans la fin visée, à une forme d'excellence.

Si nous reprenons, point par point, la définition classique de l'art formulée plus haut, nous verrons en quoi le soin infirmier mérite aussi cette appellation. Le nursing repose, entre autres, sur des habiletés propres à la profession. Il se conforme à certaines règles et à certaines manières de faire. Ces dernières visent toutes la réalisation et la réussite du soin. Le standard d'excellence n'est jamais exclu de la pratique, car l'idéal de service est tout axé sur la qualité optimale des soins à donner. Mais l'art d'aider et d'assister les personnes n'est pas forcément inné ; il découle d'un processus où l'intelligence vient au secours de la pratique. Autrement dit, l'art du service infirmier s'apprend. Les années de formation des étudiantes, ponctuées de séjours et de stages en milieu clinique, en témoignent. L'art du nursing, comme l'art de l'entrevue, par exemple, est un objet d'apprentissage. Dans ce dernier cas, les habiletés s'acquièrent petit à petit, jusqu'à la maîtrise des techniques d'entrevue. Ainsi, l'intelligence, la raison, le jugement et l'expérience accompagnent le perfectionnement des habiletés jusqu'à la maîtrise de l'art. À la fin, la personne qualifiée est en mesure d'adapter les règles générales aux situations et aux personnes en cause. Pour bien marquer cette évolution à travers la pratique même des soins infirmiers, Benner (1984) — qui reprend le modèle de Dreyfus — utilise les termes de «novice» pour désigner l'infirmière qui fait ses premiers pas dans la profession et d'«expert», pour qualifier celle dont la riche expérience l'outille davantage que le savoir plus théorique des débutantes.

Il s'en faut de peu pour constater que le soin infirmier correspond à la définition classique de l'art. Toutefois, en ce qui concerne la profession, la définition serait incomplète si l'on ne juxtaposait pas au mot *art* celui de *moral*.

Un art moral

On entend souvent dire que le service infirmier est un art moral. La question est délicate mais accessible. Certes, l'art du soin se distingue de l'art culinaire, de l'art littéraire, de l'art équestre et de l'art de la navigation, pour ne mentionner que ceux-là. Mais en quoi, précisément, s'en distingue-t-il? Il s'en distingue par sa fin propre. En effet, son objet ne porte pas sur la façon d'apprêter les mets ni sur la manière de produire un roman. Son objet est tout autre, il concerne une finalité humaine. En effet, l'objet du service infirmier a pour cible la personne humaine[2]. Cette évidence saute aux yeux, car il ne s'agit manifestement pas de «n'importe quoi», mais bien d'un être humain, avec toute la dignité qui le fonde. On n'aborde pas les êtres humains de la même manière qu'on aborde un canard à l'orange ou un texte. Voilà pourquoi le soin infirmier est un art qu'on peut qualifier de moral, parce qu'il est destiné à l'individu et à son bien-être. Ce n'est pas sans raison, d'ailleurs, que la relation d'aide et la communication sont au cœur de la profession infirmière. Il existe des façons d'agir et de se comporter quand on entre en relation avec autrui. Comme la profession se définit par ses services auprès des autres, le souci éthique est inévitablement au centre de ses préoccupations. En définitive, c'est lui qui assure la qualité des interventions et qui commande le respect inconditionnel de la personne.

Par le passé, alors que les soins infirmiers s'apparentaient à la tradition chrétienne, leur exercice constituait un acte noble en soi. L'aspect moral faisait partie intégrante du soin. Mais au moment où le service infirmier se détache de la tutelle religieuse pour passer sous celle de l'État, cette imbrication n'est plus aussi évidente. La morale religieuse, seule, ne semble plus convenir parfaitement à la réalité moderne du service, puisque, entre autres, l'aspect du moral a

---

2. Il faut entendre par personne humaine : l'individu, la famille ou la communauté.

changé de pôle. En effet, il est passé de la moralité de la personne soignante à la moralité de l'agir professionnel. L'accent est mis davantage sur les directives liées à la tâche et au devoir. Même si le professionnalisme est désormais profane, il n'en demeure pas moins soumis aux règles de l'éthique.

Malgré ces changements d'orientation, le souci moral est préservé en dépit du temps, puisque la finalité des soins infirmiers demeure inchangée. En effet, le geste infirmier se situe toujours au carrefour de la relation d'aide. Dans l'exercice de sa profession, l'infirmière rencontre l'autre à travers sa maladie, son déséquilibre ou son besoin ; elle le rejoint à travers sa vie même, ses espoirs, ses regrets, ses souffrances, ses attentes, ses déceptions. Les propos de Max Scheler (1958 : 78-79) à cet égard sont éloquents : « Ce n'est pas la maladie que l'on aime chez le malade, ou la pauvreté chez le pauvre, mais ce qu'il y a derrière, et c'est de la maladie ou de la pauvreté qu'on cherche à le sauver. »

Comme l'acte infirmier peut rapidement se perdre dans le technique ou dans les moyens, il importe de toujours garder présente à l'esprit la finalité du service, qui est la personne humaine. Et c'est là que l'engagement de l'infirmière revêt toute son importance. Le seul fait d'interagir avec un autre être humain comporte certaines exigences. L'engagement dans une relation s'oppose à une pratique déshumanisée et déshumanisante. Le «moi» ne tolère ni l'assaut ni l'intrusion ; il demande à être respecté et accueilli dans toute sa plénitude. Et la plénitude de l'être humain ne se limite jamais à un organe ou à un membre. Saisir la totalité de la personne s'inscrit dans un effort d'humanisation par le biais de la personnalisation des soins. Madame X n'est pas Madame Y, même si leurs tubes digestifs sont affectés du même mal. En d'autres mots, une perspective morale englobe l'humanité d'autrui et vise à promouvoir l'intégrité du bénéficiaire et à assurer le respect de la personne.

La profession infirmière est donc beaucoup plus qu'un art : elle est un art moral où la primauté donnée à l'être humain qui souffre, ou qui est dans le besoin, ne peut jamais céder la place à une mécanique neutre et indifférente.

Une science pratique

Johnson (1991 : 15) a bien montré que l'art et la science des soins infirmiers ne seront convenablement interreliés que dans la mesure où le nursing sera conceptualisé en tant que science pratique. En effet, la connaissance de règles et de principes fondamentaux est nécessaire à la pratique des soins infirmiers. Cependant, leur fonction ultime réside dans une application rattachée à une opération particulière et singulière, c'est-à-dire le soin[3]. Or si le soin infirmier se pose comme une science pratique, c'est parce que cette science s'intéresse à l'action. Ici, il ne s'agit pas de connaître pour connaître, mais bien de connaître pour mieux soigner. Cette science pratique englobe de nombreux apprentissages liés à de multiples connaissances et savoir-faire. En un sens, c'est l'aspect science pratique du nursing qui donne leur structure aux soins infirmiers, guide la formation de base et détermine les besoins de perfectionnement. C'est lui aussi qui, sur le plan de la recherche, permet un plus grand rayonnement d'action et garantit la qualité de ses applications. Pourtant, en l'absence d'inspiration morale, le nursing comme science pratique reste en deçà de la finalité du service infirmier qui consiste toujours dans le service à autrui.

C'est ici que le nursing en tant que science pratique rejoint le nursing comme art moral. En effet, l'empathie, l'écoute, la bonne volonté ne peuvent se dispenser de la connaissance pratique du phénomène humain — biologie, psychologie, dimensions sociale, culturelle, familiale, affective, etc. L'habileté à agir adéquatement, c'est-à-dire en conjuguant l'art et la science, permet d'apporter le bien-être optimal au bénéficiaire. Mais tout cela n'est encore rien si le sens de l'autre et de ses besoins n'est pas un *habitus* vécu et si les gestes du savoir-faire ne sont pas soumis à des règles éthiques.

◆

3. Pour en savoir davantage sur la nature des soins infirmiers, voir les travaux innovateurs de June F. Kikuchi et Helen Simmons de l'Université d'Alberta (Kikuchi et Simmons, 1992 ; Kikuchi, Simmons et Romyn, 1996).

Le nursing a toujours été un art moral. En se modernisant, qu'il s'agisse de professionnalisation ou de développement disciplinaire, il est aussi devenu une science pratique. Néanmoins, c'est l'alliance et l'imbrication de ces deux attributs qui en font aujourd'hui sa «substantifique moelle» et qui, à l'heure de la reconfiguration du système de santé, le rendent indispensable pour affronter la complexité des besoins de santé d'une civilisation qui entre dans le troisième millénaire.

ANNEXE   Quelques dates charnières dans l'organisation de la profession infirmière au Québec, de 1920 à nos jours

---

I. De 1920 à 1946

14 février 1920

Première loi concernant la profession infirmière adoptée par l'Assemblée législative de la province de Québec

Loi constituant en corporation l'Association des gardes-malades enregistrées de la province de Québec (10, George V, chap. 141)

Quelques caractéristiques de cette loi :

1. Entrée en vigueur	14 février 1920, jour de sa sanction.
2. Objets de l'Association	Créer un corps de gardes-malades possédant une formation et une compétence complètes pour soigner les malades ; procurer à celles qui possèdent cette formation et cette compétence les moyens de se faire connaître du public ; favoriser l'efficacité et le bien-être des gardes-malades en général.
3. Titre réservé par la loi	Garde-malade enregistrée.
4. Administration de la corporation	Un comité d'administration de sept membres exerce les pouvoirs de l'Association sous le contrôle des membres réunis en assemblée générale.
5. Pouvoirs de l'assemblée générale	Elle reçoit notamment le rapport du comité d'administration ; elle élit le comité d'administration ; enfin, elle amende, abroge ou adopte tout règlement de l'Association.
6. Formation de comités	Le comité d'administration doit nommer deux bureaux d'examinateurs formés chacun de trois membres de l'Association, l'un des bureaux devant se composer de membres de langue anglaise et l'autre, de membres de langue française.

21 mars 1922

Loi amendant la Loi 10, George V, chapitre 141, concernant l'Association des gardes-malades enregistrées de la province de Québec (12, George V, chap. 131)

Alors que la loi de 1920, sous réserve de certaines dispositions transitoires, rendait en pratique les examens d'admission à la profession obligatoires, la loi de 1922 exempte toute garde-malade diplômée par une université de l'examen d'admission, pourvu qu'elle ait suivi un cours d'au moins trois ans dans une école de gardes-malades reconnue par la faculté de médecine de cette université.

19 mars 1925

Loi modifiant la charte de l'Association des gardes-malades enregistrées de la province de Québec (15, George V, chap. 131)

L'âge minimal requis pour être membre de l'Association passe de 23 ans à 21 ans. Alors que la loi de 1920 exigeait un certificat obtenu dans une école de formation rattachée à un hôpital général de la province ayant 50 lits au moins et donnant trois ans d'enseignement hospitalier systématique, la loi de 1925 prévoit l'admission de toute personne qui a reçu une préparation préliminaire d'au moins un an dans une école secondaire et qui est titulaire d'un diplôme démontrant qu'elle a étudié dans une école de formation approuvée, rattachée à un hôpital général de la province ayant 50 lits, avec une moyenne de 25 malades par jour et qui donne au moins deux ans d'enseignement hospitalier systématique.

23 juin 1943

Loi modifiant la charte de l'Association des gardes-malades enregistrées de la province de Québec (7, George VI, chap. 69)

Quelques caractéristiques de cette loi :

1. Entrée en vigueur	En 1943. Cette loi modifie substantiellement la loi de 1920.
2. Objets de l'Association	Les objets de l'Association constituée en corporation en 1920 sont modifiés en ces termes : «[...] ainsi que de favoriser l'efficacité, l'utilité et le bien-être des gardes-malades en général.»
3. Titre réservé par la loi	Garde-malade enregistrée, infirmière enregistrée, *registered nurse*, et les lettres G.M.E. I.E. ou R.N.

4. Administration de la corporation

L'administration de la corporation est assurée par un comité de régie composé de 14 membres de l'Association, dont la moitié est annuellement élue pour deux ans par les délégués de 12 divisions électorales au cours de l'assemblée générale annuelle de la Corporation.

Le comité de régie peut censurer, suspendre ou expulser un membre pour mauvaise conduite, incompétence ou défaut de payer la contribution, et ses décisions sont finales et sans appel.

Le comité est en outre le seul juge des qualifications de celles qui demandent à devenir membres ainsi que de la conduite et de la compétence des membres qu'il décide de censurer, de suspendre ou d'expulser.

5. Pouvoirs de l'assemblée générale

Aux fins de l'élection du comité de régie, chacune des 12 divisions électorales a droit à un délégué par 100 membres de l'Association résidant dans la division le 31 décembre précédant l'assemblée générale annuelle.

6. Formation de comités

Le comité de régie doit nommer deux bureaux d'examens formés chacun de six membres de l'Association, l'un des bureaux devant se composer de membres de langue française et l'autre, de membres de langue anglaise.

II. De 1946 à 1973

17 avril 1946

Loi concernant l'Association des infirmières de la province de Québec (10, George V, chap. 88), pouvant être citée sous le titre : *Loi des infirmières de la province de Québec* (S.R., 1974, chap. 252)

1. Entrée en vigueur

31 décembre 1946.

2. Objets de l'Association

Sans fixer d'objets spécifiques, le préambule de la loi stipule, entre autres choses, qu'il est dans l'intérêt de la santé et de l'hygiène publiques que la profession infirmière soit pleinement et convenablement réglementée et surveillée dans la province.

3. Titre réservé par la loi

Infirmière, Infirmière enregistrée, garde-malade, garde-malade enregistrée, *nurse*, *registered nurse*, et leurs initiales I., G.M., G.M.E., I.E., N., R.N.

L'article 39 de la loi rend exclusif l'exercice de la profession infirmière à toute personne qui détient une licence et qui est inscrite comme membre de l'Association dans le registre, sans toutefois définir la profession infirmière.

4. Administration de la corporation

Un comité de régie administre les affaires de la corporation. Il est composé de 24 membres de l'Association élus par les membres de 11 districts électoraux de la manière prescrite par la loi.

Chaque district électoral constitue une association locale dans le but d'administrer et de gérer toutes les affaires locales concernant le bien-être de la profession.

5. Pouvoirs de l'assemblée générale

Chacun des 11 districts électoraux a droit à un délégué par 100 membres de l'Association à l'assemblée générale ; seuls les délégués ont droit de vote.

La loi accorde en outre à l'assemblée générale le pouvoir d'approuver ou non tout règlement adopté par le comité de régie.

| 6. Formation de comités | La loi prévoit la formation d'un conseil de discipline d'au moins trois membres choisis parmi les membres de l'Association, et ce dans le but de faire observer les règlements de l'Association et les règles de l'étiquette professionnelle. |

1961

« Attendu qu'il existe de multiples problèmes à tous les niveaux de l'enseignement et qu'il importe en conséquence de faire effectuer par une Commission royale d'enquête une étude impartiale et complète de la situation de l'enseignement dans la province », la *Loi instituant une Commission royale d'enquête sur l'enseignement* (9-10, Élisabeth II, chap. 25), est adoptée, le 28 février, par l'Assemblée législative de Québec.

Le 21 avril 1961, Mgr Alphonse-Marie Parent, vice-recteur de l'Université Laval de Québec, est nommé président de cette commission. Mgr Parent donnera son nom au rapport qu'elle produira dans les années qui suivront.

Au cours de la même année, la *Loi de l'assurance-hospitalisation* (9-10, Élisabeth II, chap. 78) est également adoptée par l'Assemblée législative de Québec. Le ministre de la Santé pourra dorénavant conclure avec tout hôpital un contrat en vue de fournir gratuitement et selon des modalités uniformes les services hospitaliers aux citoyens de la province de Québec.

Juin 1962

L'Association des infirmières de la province de Québec présente un mémoire à la Commission royale d'enquête sur l'enseignement. Elle préconise notamment un niveau de formation plus élevé pour les futures infirmières.

Novembre 1964

La Commission royale d'enquête sur l'enseignement dépose la deuxième partie de son rapport (tome II du rapport Parent) et recommande, entre autres choses, qu'après la onzième année, soit établi un niveau d'études complet en lui-même, d'une durée minimale de deux ans, qui soit nettement distinct du cours secondaire et de l'enseignement supérieur.

De plus, le rapport Parent recommande que les institutions qui dispensent alors un enseignement supérieur à la onzième année — universités, collèges classiques, instituts de technologie, écoles d'art et de musique, écoles normales, instituts familiaux, collèges privés et autres écoles professionnelles — soient appelées à collaborer à la création d'institutions d'enseignement par le regroupement de leur personnel enseignant, de leurs immeubles et de leurs équipements.

Enfin, le rapport recommande qu'une direction des programmes et des examens du ministère de l'Éducation nouvellement créé assure les responsabilités pédagogiques de l'enseignement préuniversitaire et professionnel et s'assure à cette fin les conseils et la collaboration d'universitaires et de spécialistes.

Mai 1965

L'Association des infirmières de la province de Québec, dans un nouveau mémoire présenté au ministère de l'Éducation, approuve les principales orientations du rapport de la commission Parent, notamment en ce qui a trait à l'intégration progressive des écoles d'infirmières au nouveau système d'éducation qu'elle préconise.

1966

Le lieutenant-gouverneur en conseil de la province de Québec institue une nouvelle commission chargée, cette fois-ci, de faire enquête sur tout le domaine de la santé et du bien-être social et, sans restreindre son mandat, en particulier sur les questions relatives à l'évaluation de l'activité médicale et paramédicale, ainsi qu'à la structure et au rôle des divers organismes ou associations s'occupant de la santé et du bien-être social, le tout en fonction des besoins de la famille et des individus de la province. Cette commission allait produire quelques années plus tard un volumineux rapport, connu sous le nom de rapport Castonguay-Nepveu.

1967

Les premières retombées du rapport Parent concernant la formation des infirmières : trois des 12 cégeps qui ouvrent leurs portes dans la province donnent le cours de techniques infirmières.

L'intégration des écoles d'infirmières au système d'éducation public sera complétée au début des années soixante-dix.

12 décembre 1969

La *Loi des infirmières* de 1946 est modifiée. Son titre est remplacé par la *Loi des infirmières et des infirmiers*, toute disposition de la loi s'appliquant également aux infirmiers. Ainsi, toute personne de sexe masculin sera dorénavant admise à l'Association des infirmières et infirmiers de la province de Québec, sous réserve du respect des autres conditions de la loi.

1970

La commission Castonguay-Nepveu présente son rapport sur la santé (vol. IV) ainsi que sur les professions et la société (vol. VII). Les recommandations des commissaires seront à l'origine des politiques qu'adoptera bientôt le Québec en matière de santé et de bien-être social.

La *Loi sur l'assurance-maladie* est votée. Elle instaure au Québec la gratuité des services de santé.

1971

Adoption de la *Loi sur les services de santé et les services sociaux*, qui reconnaît à toute personne «le droit de recevoir des services de santé et des services sociaux adéquats sur les plans à la fois scientifique, humain et social, avec continuité et de façon personnalisée, compte tenu de l'organisation et des ressources des établissements qui dispensent ces services».

III. De 1973 à nos jours

Juillet 1973

Dans la foulée du rapport Castonguay-Nepveu (vol. VII), l'Assemblée nationale du Québec adopte le Code des professions (LQ 1973, chap. 43) et, entre autres lois reconnaissant des professions d'exercice exclusif, la *Loi des infirmières et infirmiers* (LQ 1973, chap. 48).

Les quelques caractéristiques qui suivent tiennent compte des modifications ultérieures à ces deux lois, et plus particulièrement de certains ajustements au Code des professions apportés par le législateur en 1994 (LQ 1994, chap. 40).

1. Entrée en vigueur de la loi   1er février 1974.

2. Objet de l'Ordre   L'Ordre des infirmières et infirmiers du Québec, reconnu comme «ordre professionnel» par le Code des professions ainsi que par sa loi constitutive, a pour principale fonction d'assurer la protection du public.

   À cette fin, il doit notamment surveiller l'exercice de la profession par ses membres, rôle qui le distingue nettement des syndicats professionnels.

3. Titre réservé et exercice exclusif de la profession

En vertu de l'article 32 du Code des professions : «Nul ne peut de quelque façon prétendre être [...] infirmière ou infirmier [...], ni utiliser l'un de ces titres ou un titre ou une abréviation pouvant laisser croire qu'il l'est, ou s'attribuer des initiales pouvant laisser croire qu'il l'est, ni exercer une activité professionnelle réservée aux membres d'un ordre professionnel, prétendre avoir le droit de le faire ou agir de manière à donner lieu de croire qu'il est autorisé à le faire, s'il n'est détenteur d'un permis valide et approprié et s'il n'est inscrit au tableau de l'ordre habilité à délivrer ce permis, sauf si la loi le permet. »

Quant à l'article 36 de la loi de 1973, il formule en ces termes la première définition de la profession infirmière : «Constitue l'exercice de la profession d'infirmière ou d'infirmier tout acte qui a pour objet d'identifier les besoins de santé des personnes, de contribuer aux méthodes de diagnostic, de prodiguer et contrôler les soins infirmiers que requièrent la promotion de la santé, la prévention de la maladie, le traitement et la réadaptation, ainsi que le fait de prodiguer des soins selon une ordonnance médicale. »

4. Administration de l'Ordre

L'Ordre est administré par un bureau formé d'un président et de 28 administrateurs, dont un vice-président et un trésorier. Des 28 administrateurs, 24 sont élus par 13 conseils de section parmi leurs membres ; les quatre autres administrateurs sont nommés par l'Office des professions du Québec.

Le Bureau est chargé de l'administration des affaires de l'Ordre et doit veiller à l'application du Code des professions, de la Loi sur les infirmières et infirmiers et des règlements adoptés sous leur empire, dont un code de déontologie. Il exerce tous les droits, pouvoirs et prérogatives de l'Ordre, sauf ceux qui sont du ressort des membres réunis en assemblée générale.

L'Ordre est en outre divisé en 13 sections, chaque section constituant une corporation distincte et autonome formée des infirmières et infirmiers qui y sont inscrits. Une section est administrée par un conseil formé d'au plus 10 membres.

5. Pouvoirs de l'assemblée générale

L'assemblée générale élit les vérificateurs chargés de contrôler les livres et les comptes de la corporation. Elle détermine le mode d'élection du président de l'Ordre, soit au suffrage universel des membres par scrutin secret, soit au suffrage des administrateurs élus qui élisent le président parmi eux au scrutin secret.

6. Formation de comités statutaires

Un comité d'inspection professionnelle, formé d'au moins trois membres nommés par le Bureau, est appelé à surveiller l'exercice de la profession par les membres.

Un comité de discipline, formé d'au moins trois membres dont un président désigné par le gouvernement, est saisi de toute plainte formulée contre un professionnel par le syndic de l'Ordre, et ce à la lumière notamment des règles d'éthique de la profession.

Depuis 1994, un comité de révision des décisions du syndic doit également être constitué au sein de l'Ordre. Formé de trois personnes, dont au moins une ne doit pas être membre de l'Ordre, ce comité a pour fonction de donner à toute personne qui le lui demande et qui a demandé au syndic la tenue d'une enquête un avis relativement à la décision du syndic de ne pas porter plainte. Il peut en outre conclure qu'il y a lieu de porter plainte devant le comité de discipline et suggérer le nom d'une personne qui, agissant à titre de syndic, pourra déposer la plainte.

À l'aube de l'an 2000...

L'Ordre des infirmières et infirmiers du Québec regroupe aujourd'hui toutes les infirmières et tous les infirmiers du Québec. Selon les données actuellement disponibles, 66 848 membres étaient inscrits à son tableau au 31 mars 1997 (rapport annuel de l'Ordre, 1996-1997).

Enfin, à l'aube de l'an 2000, les enjeux du service infirmier ne portent plus sur la reconnaissance juridique de la profession infirmière, non plus que sur la surveillance de l'exercice de la profession. Ce sont dorénavant des acquis majeurs qui s'inscrivent dans le cadre de l'évolution du professionnalisme au Québec. Le grand débat de l'heure de cette profession concerne plutôt le niveau requis de formation — collégiale ou universitaire — pour y accéder. Or, en vertu de l'article 184 du Code des professions, la détermination des diplômes délivrés par les établissements d'enseignement qui donnent ouverture au permis de l'Ordre relève de la seule prérogative réglementaire du gouvernement.

7 Valeurs professionnelles et code de déontologie

Danielle Blondeau

L'exercice de la profession infirmière comporte des exigences morales de plusieurs ordres. L'ordonnance première n'est rien d'autre que le respect de la vie humaine. En effet, le seul enjeu de la santé et de la vie enracine profondément la profession infirmière dans le terrain de la moralité. Une deuxième ordonnance vient de la base même de cette profession construite autour de l'idée de service, définie comme responsabilité fondamentale du sens des autres. Une troisième découle d'un fait par définition éthique, pour ainsi dire, soit la relation entre les bénéficiaires et le personnel infirmier. On ne cesse de le répéter : derrière la maladie, il y a la personne malade, et pas n'importe laquelle, mais celle-ci avec *ses* besoins, *ses* douleurs, *ses* craintes, *ses* espoirs, etc. À tout cela, qui n'est déjà pas de faible importance, s'ajoutent les rapports avec les collègues et les autres professionnels de la santé qui créent, eux aussi, des obligations éthiques additionnelles. Par exemple, doit-on taire la conduite dangereuse et irresponsable d'un collègue de travail quand on peut déjà prévoir les conséquences d'une telle dénonciation ? Comment faire la part des choses entre la voix de la conscience et les tentations de la délation ? Bref, la conduite professionnelle évolue dans un univers où la moralité et ses exigences établissent les règles même du service infirmier.

Pourquoi un code de déontologie?

Il y a des professions, comme la profession infirmière, dont les parti-cularités et les exigences sont telles que les principes généraux de la morale ne suffisent pas. Elles ont besoin d'un surplus de protection et de précaution en matière de directives éthiques. D'où le sens et l'im-portance de la déontologie qui, selon son sens étymologique, corres-pond à une morale du devoir, c'est-à-dire un ensemble de règles et de conduites particulières à une profession. La morale universelle, par exemple, dit aux êtres humains qu'il faut faire le bien et éviter le mal. Mais ce principe, aussi vrai et fondateur soit-il, a besoin d'être concré-tisé parfois pour être utile. Comment appliquer dans une circons-tance donnée le principe général «fais le bien»? Comment, devant cette personne malade, ce mourant, faire le bien *hic et nunc*? Or la déontologie et les codes de déontologie, qui en recueillent les directi-ves principales, sont précisément des outils créés pour faciliter l'agir et la conduite dans des cas particuliers. Et pour cette raison, l'usage réfléchi du code de déontologie peut avoir des effets bénéfiques pour tous les professionnels soucieux d'excellence dans leur travail. En ef-fet, l'excellence exprime la valeur qui couronne l'idéal de toute pro-fession. Le code de déontologie favorise le respect de standards élevés d'excellence à l'intérieur de la profession.

Comme les valeurs évoluent avec les époques, la teneur d'un code peut varier elle aussi avec les années. Cela dit, le code doit toujours s'efforcer de promouvoir les principes fondamentaux qui définissent le mieux le sens du service. Aroskar (Davis et coll., 1997: 31) va dans le même sens quand elle affirme que le code de déontologie doit refléter la constance, d'une part, et le changement, d'autre part. La constance assure l'adhésion aux valeurs fondamentales de la profes-sion, alors que le changement dénote le souci d'adapter les normes de pratique à l'évolution des connaissances tant scientifiques que pro-fessionnelles. Par exemple, un survol historique rend compte de la récurrence de certains thèmes, comme le bien-être de la personne, la philosophie du *caring*, le respect d'autrui et de la vie humaine. Aussi un code propose-t-il, implicitement ou explicitement, des valeurs pro-fessionnelles et des lignes de conduite qui assureront un exercice respectueux de l'éthique. Les codes ne peuvent prévoir toutes les situations ni obliger à un comportement rigide. D'une façon générale, ils posent les jalons d'une conduite éthique acceptable et recommandée. En ce sens, le code de déontologie est un guide pour la prise de décision et l'exercice professionnel. Cependant, le jugement sera constamment sollicité : l'infirmière devra adapter — de façon juste et au-delà de la simple opinion personnelle — les lignes directrices fournies à chaque situation de soin et à chaque personne. Cela ne signifie pas que l'éthique professionnelle est soumise à l'arbitraire et à l'aléatoire. Au contraire, elle se cristallise dans le jugement de chacun, appelé personnellement à se porter garant des standards d'excellence dans l'exercice de leur profession.

L'histoire d'une déontologie formelle pour la profession infirmière est assez courte. Malgré que les discours et les intentions quant à l'élaboration d'un code remontent au début du siècle, ce n'est qu'en 1953 qu'un premier code officiel a été adopté. Il s'agit du code du Conseil international des infirmières (CII). Il a d'ailleurs été révisé en 1965 et en 1973. Les modifications majeures portent sur deux aspects. Alors que l'accent était mis sur la vertu personnelle du soignant, on s'attache désormais à l'agir professionnel. Par exemple, on insiste sur le respect des valeurs et des coutumes du patient ou sur l'obligation au secret professionnel. La deuxième transformation majeure concerne les rapports entre les infirmières et les médecins. Le rapport de dépendance explicitement énoncé à l'origine cède le pas à des rapports de coopération entre les différents professionnels considérés désormais comme des collègues. Cela illustre bien la nature des changements qui peuvent être apportés à un code de déontologie. Sans remettre en cause les valeurs fondamentales de la profession, les ajustements tiennent compte, notamment, de l'évolution du savoir infirmier dans le premier cas et de celle des rapports entre les membres de l'équipe soignante, dans le second cas. À ce sujet, particulièrement, voici ce que dit le code de l'Association des infirmières et infirmiers du Canada (AIIC) [1997] : « Les infirmières collaborent avec leurs collègues de la profession et les autres membres de l'équipe soignante pour favoriser un milieu de soins propice au respect de l'éthique ainsi qu'à la santé et au bien-être des clients et des autres personnes présentes. »

Au Canada, l'AIIC a élaboré un premier code de déontologie en 1980. Depuis, il a fait l'objet de trois révisions — en 1985, en 1991 et en 1997. D'une façon générale, on peut dire que la pensée qui se dégage de ces recueils concerne le respect de la dignité humaine ainsi que les responsabilités éthiques des infirmières qui en découlent. Rappelons qu'avant l'adoption du premier code canadien, en 1980, l'AIIC utilisait le code du CII depuis juin 1954.

À l'échelle provinciale et plus particulièrement au Québec, l'Ordre des infirmières et infirmiers du Québec (OIIQ) est reconnu par le Code des professions comme corporation professionnelle depuis 1973 (pour plus de détails, voir l'annexe au chapitre précédent). Par règlement, en 1976, l'OIIQ dotait les infirmières de la province d'un code de déontologie. La corporation provinciale entreprenait, en 1998, la révision de son code. Quant aux autres provinces, elles ont pour la plupart adopté le code du CII.

Une remarque s'impose, ici, sur le caractère parfois légal et parfois moral des codes de déontologie. À l'origine, historiquement et éty-mologiquement, la déontologie reflète les standards d'excellence d'un service. Les codes stipulent alors les valeurs et les règles déonto-logiques devant inspirer l'idéal de la conduite professionnelle. Dans cet esprit, le caractère du code de déontologie est éminemment mo-ral. D'ailleurs, et comme le dit Hubert Doucet (1992 : 41), «le code de déontologie est, à ses origines, fondamentalement porteur d'un idéal éthique». Les codes de déontologie, internationaux et nationaux, s'inscrivent dans cette tradition. L'histoire a cependant contribué à un glissement vers le juridique. Motivé par la protection du public, l'encadrement juridique obligeait les membres d'une profession à se conformer à certaines normes de conduite contenues dans les codes de déontologie, entre autres ceux des corporations professionnelles. Voilà pourquoi le code de l'OIIQ est résolument juridique. Si cette dimension ne s'oppose pas à l'ordre moral, il n'en demeure pas moins que l'exigence légale est minimaliste alors que l'exigence morale invite au dépassement. Le chevauchement, cependant, du légal et du moral inquiète. Voilà comment Doucet (1992 : 41) pose le problème : «Le fait que l'État fixe aujourd'hui les normes de la vie professionnelle ne transforme-t-il pas le code d'éthique en norme juri-dique lui faisant ainsi perdre sa dynamique première ?»

De façon générale, et en dépit de cette réserve, le code de déonto-logie contribue, dans son essence première, à l'idéal de service à tra-

vers la conduite professionnelle. Son idéal d'excellence professionnelle est fondé sur une pratique casuistique d'excellence.

Malgré la nature normative des prescriptions et des principes contenus dans le code, l'agir et le jugement quant à l'action à accomplir
demeurent, en dernière analyse, sous l'entière responsabilité de l'infirmière. Pour chacune des situations, et selon le caractère unique de
la personne avec qui ils interagissent, les professionnels, tout en se
conformant aux exigences stipulées par le code, devront ajuster leurs
interventions afin de répondre aux besoins particuliers du bénéficiaire. Cela ne signifie pas que l'acte professionnel dépend de la fan-
taisie du moment et qu'il échapperait ainsi à toutes normes. Cela met
plutôt en évidence l'importance du jugement que doit exercer chaque professionnel puisqu'il adapte aux circonstances particulières
d'une personne unique les principes de son art et de sa science. Ainsi,
respecter la dignité de Mme X imposera le silence alors que respecter
la dignité de Mme Y exigera la parole.

À part les situations à caractère éthique qui relèvent strictement de
la nature du soin, les membres de la profession infirmière doivent
affronter plusieurs autres situations tout aussi problématiques : celles
qui sont reliées à l'avortement, à la cessation de traitement, à l'euthanasie, à la réanimation cardiorespiratoire, par exemple. Elles peuvent, en tout temps, interpeller la conscience du personnel infirmier, l'amener à remettre en question sa pratique et même heurter
ses valeurs. En effet, comment rester neutre devant les décisions qui
concernent le retrait du respirateur de la personne comateuse,
l'interruption de la chimiothérapie pour la personne atteinte d'un
cancer et arrivée en phase terminale ou l'interruption volontaire de
grossesse chez une adolescente ? Les situations critiques abondent
et s'inscrivent dans le registre des activités quotidiennes de l'infirmière.

L'adhésion à la profession infirmière comporte donc une double
exigence morale qui touche, d'une part, l'aspect professionnel et,
d'autre part, l'aspect personnel. En d'autres mots, le professionnalisme ne peut être une simple « doublure » qu'on endosse au moment
d'exercer ses fonctions ; au contraire, il prend forme à travers la
personne et devient la charpente de toutes les activités humaines.
C'est la personne qui est à l'origine du geste professionnel et du

professionnalisme. Les deux idées sont aussi inséparables que la maison de sa charpente ou que la cathédrale de ses pierres.

Dans les pages qui suivent, nous examinerons d'abord la conduite professionnelle d'une infirmière telle qu'elle est exigée par le code. Dans un deuxième temps, l'étude de la conscience personnelle permettra de mettre en lumière les conflits possibles entre les valeurs personnelles et professionnelles. Enfin, la prise de décision éthique sera abordée pour souligner combien il est important que l'infirmière s'engage à tous les stades de sa pratique.

La conduite professionnelle

Si l'on regarde de près les codes de déontologie qui ont cours à l'échelle internationale et nationale, quatre responsabilités essentielles incombent à l'infirmière : la promotion de la santé, la prévention de la maladie, le rétablissement de la santé et le soulagement de la souffrance. Ces responsabilités découlent du principe reconnu selon lequel tout être humain a droit à la vie et à la santé. Et c'est pour cette raison que « les besoins en soins infirmiers sont universels (CII, 1973) » et que leur accessibilité correspond à un droit fondamental de la personne — sans discrimination aucune. Le code international (CII, 1973) le souligne : « Le respect de la vie, de la dignité humaine et des droits de l'homme fait partie intégrante des soins infirmiers. Ces derniers ne sont influencés par aucune considération de nationalité, de race, de croyances, de couleur, d'âge, de sexe, d'ordre politique ou social. »

Quant au sens du service en cause, le code définit généralement l'activité infirmière à partir de la relation interpersonnelle. L'idée centrale qui sous-tend cette relation, perçue comme le point de départ de la pratique, repose sur le principe de l'ouverture à autrui. Outre le « respect de la personne » et le « respect de la dignité humaine », « l'ouverture à autrui », tellle qu'elle est mentionnée dans le code canadien de 1980, vient particulariser pour ainsi dire la direction des règles morales et des prescriptions déontologiques. Ce principe inspire et guide la philosophie du *caring* moderne. C'est vers lui que convergent toutes les préoccupations relatives à la formation, à la pratique, à l'administration et à la recherche infirmière. C'est à lui que se rapportent les cinq grandes qualités souvent associées au professionnalisme et qu'a explicitées la première version du code national de déontologie : la compassion, la compétence, la fiabilité, la conscience et l'engagement. Voyons de plus près.

La compassion y est définie comme la «réaction humaine qui porte l'infirmière à partager la souffrance et l'accablement des autres, à ressentir leur peine, leur infortune ou leur indigence, de telle sorte que leurs besoins commandent chez elle la mise en œuvre de ses talents personnels et professionnels (AIIC, 1980)». C'est l'autre, en d'autres mots, qui est à la fois la cause et l'objet de la compassion de l'infirmière. Sa fragilité et son dénuement, sa faiblesse et sa souffrance font qu'il est la raison et le sens de la compassion de l'infirmière, de son existence et de sa qualité.

La compétence est «la possession des connaissances, des talents, de l'énergie et de l'expérience nécessaires à la prestation des services prescrits (AIIC, 1980)». C'est toujours le sens de l'autre qui justifie les exigences et les particularités de la compétence infirmière.

La fiabilité est une qualité plus riche encore, en raison du caractère de réciprocité qui s'y rattache. Le code ne s'y trompe pas en parlant d'une «qualité qui favorise le développement et le maintien des rapports de confiance (AIIC, 1980)». Fidélité, confiance, fiabilité signifient, au fond, foi mutuelle. Par-delà la maladie, par exemple, qui place accidentellement deux êtres étrangers dans une grande intimité, si l'écoute de l'autre n'est pas sincère et l'accueil sans réserve, si la simplicité est factice et le partage superficiel, le risque est grand de voir surgir ce sentiment de ressentiment si bien analysé par Nietzsche et qui n'est rien d'autre, au fond, que la haine ou l'envie de la personne autre. En résumé, une valeur fondamentale est associée à la relation infirmière-client : il s'agit de la confiance.

La conscience se définit comme «le sens moral de ce qui est bien ou mal dans sa conduite personnelle, la perception des principes éthiques appropriés et la volonté de les appliquer (AIIC, 1980)». Qu'il s'agisse de principes moraux universels ou de directives déontologiques pratiques, la conscience ramène la responsabilité de l'agir professionnel à la personne. En effet, un principe général ou un code ne peuvent, seuls, suffire pour assurer une bonne conduite. Quand un code est considéré comme dépositaire unique de la signification et de la direction du professionnalisme, c'est que l'essentiel est méconnu. Le code doit s'enraciner dans le sens moral de la conscience personnelle. En d'autres mots, le professionnel qui accomplit une action engage sa conscience et sa responsabilité. Aucune autorité ni aucun ordre ne pourront dispenser de l'imputabilité d'un acte. Ils ne peuvent se substituer à la conscience. Le soldat qui tente de justifier sa participation à un génocide en disant qu'il obéissait aux ordres d'un supérieur se leurre et trompe les autres. Il démontre plutôt la pauvreté de son sens moral et son irresponsabilité personnelle. On comprendra à quel point c'est la conscience morale de chacun pris individuellement qui définit le sens élevé de l'autonomie professionnelle. Simplement dit, l'autonomie de la profession infirmière se mesure d'abord à la profondeur de l'autonomie morale de chacun de ses membres.

Enfin, l'engagement apparaît comme la force vive du déploiement en acte de toutes les qualités réunies. Il est la « décision prise délibérément de s'employer à respecter ses obligations professionnelles (AIIC, 1980) ». En effet, une personne douée de conscience et de raison et, par surcroît, membre d'une profession doit toujours souscrire aux exigences du corps professionnel auquel elle appartient. Et c'est aussi l'engagement qui assure une certaine cohésion à l'intérieur d'une profession. Par contre, si les exigences professionnelles s'opposaient radicalement à la conscience personnelle d'un individu, il ne pourrait, en tant qu'agent moral et responsable, adhérer à une telle profession.

Toute conduite professionnelle doit donc satisfaire aux exigences déontologiques et morales de la profession. Et il appartient au code d'en sauvegarder les principes et les valeurs. Cela dit, il faut néanmoins ajouter que l'agir professionnel repose en tout premier lieu sur la personne, puisque la conscience, la responsabilité et l'engagement constituent les qualités premières de la conduite éthique.

Les conflits de valeurs

La personne qui entre dans une profession s'engage à en respecter les exigences et à honorer les valeurs et les règles de conduite établies. Cette personne, toutefois, y arrive avec ses valeurs, ses croyances, ses convictions, ses idéaux, ses rêves et ses expériences. En conséquence, une profession regroupe des individus ayant leur personnalité propre, leur caractère, leur tempérament, leurs inquiétudes, etc. Et c'est justement l'unicité de chacun qui donne son étoffe véritable à l'activité professionnelle. Une profession qui étoufferait l'individualité travaillerait contre elle-même.

Si l'individu doit se respecter en tant que personne, il doit aussi répondre aux exigences de sa profession. Habituellement, ces deux dimensions sont non seulement compatibles, mais complémentaires. Toutefois, elles peuvent se heurter l'une à l'autre et, même, donner lieu à des conflits, voire à des dilemmes éthiques. Généralement, le dilemme surgit quand une contradiction survient entre les exigences de la conscience personnelle et celles de la conduite professionnelle. C'est à ce moment qu'apparaît le conflit des valeurs. Dans pareille situation, le code de déontologie est certes utile, car il rappelle les principes généraux et les valeurs reconnues par la profession. Cependant, la résolution des dilemmes éthiques appartient à la personne et résulte de son analyse et de l'exercice de son jugement. Bien que les standards de sa profession la guident, c'est toujours la personne qui choisit dans l'intimité de sa conscience et qui accomplit le geste. En effet, si le code fournit les grands principes, les choix et leur application dépendront de la qualité morale et du jugement de la personne. Voilà pourquoi, à travers le code, la conduite professionnelle devient le prolongement de la conduite personnelle. On comprendra alors que la connaissance de soi demeure la première condition de toute conduite éthique.

Il n'en demeure pas moins qu'une opposition entre les valeurs personnelles et les valeurs professionnelles puisse parfois entraîner un conflit intérieur. Il peut arriver que, dans une situation comme l'assistance à un avortement, par exemple, les valeurs du soignant se heurtent au principe de l'obligation professionnelle. En effet, la conscience professionnelle oblige à respecter les besoins et les choix du bénéficiaire. Or, dans une situation de conflit intérieur, l'infirmière, pour des raisons de conscience, pourrait se retirer du soin, en s'assurant évidemment que le bénéficiaire ne subisse aucun préjudice. Le code de déontologie canadien (AIIC, 1997) reconnaît ces circonstances exceptionnelles : « Si le service demandé va à l'encontre des convictions morales de l'infirmière, des soins appropriés sont assurés jusqu'à ce que l'on trouve une solution de remplacement qui réponde aux besoins du client. » Mentionnons que ces situations sont toujours difficiles à vivre, mais qu'elles sont peu nombreuses, heureusement.

Il faut dire que les professionnels qui se retrouveraient constamment en situation de conflit de valeurs en raison des exigences de leur profession vivraient un déchirement moral continu. Ce pourrait être l'indice d'une incapacité à travailler au sein d'un tel service. L'expérience du dilemme éthique est toujours éprouvante. Il faut toujours insister sur l'importance de l'engagement envers la profession et davantage envers autrui. Comme le mentionnent Quinn et Smith (1987 : 52), un professionnel ne peut réduire l'exigence éthique à la simple expression de soi. La pratique infirmière comporte sa part de difficultés et de complexité. Quinn et Smith l'expriment bien (1987 : 51) : « *When avoiding complexity in a nurse's own life becomes more important than a patient's or client's well-being, the nurse has forgotten what it is to become a member of a profession.* »

Au-delà de ces difficultés, des dilemmes peuvent se poser qui se rapportent aux professionnels eux-mêmes. Que faire, par exemple, dans le cas d'un manquement à la conduite professionnelle ? Prenons le cas d'une infirmière qui serait témoin d'actes dérogatoires : une collègue subtilise des narcotiques dans la pharmacie du service pour son usage personnel ; une autre se présente au travail en état d'ébriété. Bien sûr, l'éthique réprouve de tels comportements, et la conscience du témoin va sans doute dans le même sens. Mais il est toujours difficile de dénoncer une collègue. La difficulté ne se situe pas dans l'opposition des consciences personnelle et professionnelle ; elle provient précisément du geste concret de dénonciation que recommande la conscience, bref de savoir et de passer à l'acte. La mise en application est le geste de dénoncer. Heureusement, ces situations sont rares et quand elles se produisent, on s'aperçoit vite que personne n'est jamais trop préparé à y faire face.

Certains problèmes éthiques peuvent survenir quand l'infirmière se voit engagée dans une situation hors de son contrôle. Songeons, par exemple, à une divergence d'opinions sur l'information à donner au bénéficiaire. Puisque la révélation du diagnostic appartient au corps médical, il arrive que le personnel infirmier soit tiraillé entre l'aspect juridique de la situation et le désir de répondre aux questions du bénéficiaire. Comment allier le respect de la personne dans son besoin d'être informée au respect des normes professionnelles ? Comment se respecter soi-même sans trahir les prescriptions déontologiques ? À première vue, il semble que la responsabilité morale de l'infirmière soit de donner une réponse adéquate au bénéficiaire. De se soustraire à cette responsabilité contrevient aux règles élémentaires de l'éthique. Certes, pareille situation exige beaucoup de doigté. Pourtant, elle permet vraiment d'être à l'écoute du bénéficiaire, de répondre à son besoin vital de savoir. Elle permet de déterminer les craintes et les interrogations et de les dissiper. L'empathie et l'écoute constituent l'essence de la relation d'aide, propre au service infirmier. Après cette première étape, l'infirmière sera plus en mesure d'évaluer la situation et, le cas échéant, d'acheminer les requêtes et de faire connaître les sentiments du bénéficiaire à un autre professionnel. Son but n'est pas d'en arriver à une confrontation avec ce dernier, mais bien de satisfaire les besoins du bénéficiaire. L'exercice de l'*advocacy*[1] vise à ce que les intérêts du client soient respectés dans un climat d'interdépendance.

La responsabilité professionnelle se situe aussi sur le plan des relations avec les collègues. Prendre part à la discussion avec un autre professionnel constitue parfois un devoir éthique quand cette démarche vise le mieux-être du bénéficiaire. Un tel devoir implique que le personnel infirmier se sente concerné par les décisions qui touchent la personne, qu'il se sache utile et indispensable quand il s'agit de prendre une décision et qu'il collabore avec tous les professionnels soucieux du bien de l'individu.

Le véritable professionnalisme loge entre le respect de soi et le respect d'autrui. D'où l'importance du jugement moral et de la conscience morale. Car c'est là que se révèlent les limites d'un code de déontologie qui non seulement fait place à l'initiative personnelle, mais la commande.

---

1. Cette question sera abordée au chapitre 8.

La prise de décision éthique

L'infirmière doit être en accord avec les actes qu'elle a à accomplir dans l'exercice de sa profession. Sinon, elle renie sa capacité de jugement et, à la limite, sa profession même. En effet, en n'agissant pas en harmonie avec ses sentiments profonds, elle devient une simple exécutante. Edna L. Neuman (1979) insiste depuis longtemps sur la nécessité de s'approprier, au sens de faire siennes, les situations éthiques et de les considérer comme relevant des préoccupations essentiellement infirmières. Les infirmières, dit-elle, n'ont pas encore accepté l'idée qu'elles peuvent s'engager activement dans une situation éthique totale, c'est-à-dire à partir de la détermination du problème jusqu'à sa synthèse finale, soit l'action. L'auteure rappelle au personnel infirmier la nécessité de collaborer davantage à la totalité des problèmes éthiques liés à la santé et à la maladie. Elle conclut de façon percutante : les infirmières ne peuvent plus permettre à d'autres de prendre, à leur place, des décisions éthiques et des décisions impliquant des choix de valeurs.

Cet appel à l'engagement des infirmières dans la sphère éthique et dans le processus décisionnel ne doit pas être vu comme une invitation au combat. Il faut seulement comprendre que la décision de l'agir découle d'un processus auquel tous les professionnels de la santé peuvent et doivent participer.

À cet égard, on l'a vu, le code reconnaît l'importance de l'engagement des professionnels. Or, s'il se manifeste sous plusieurs formes, il en est une sur laquelle il convient d'insister : l'engagement sur le plan de la prise de décision éthique.

Certes, dans leur pratique, les infirmières ont à faire face à des situations qui supposent des choix moraux. Toutefois, ces situations ne sont pas de nouvelles préoccupations : de tout temps, elles ont accompagné l'activité professionnelle. Par contre, de nos jours, elles sont plus aiguës, puisque l'implantation de nouvelles technologies, en particulier, se répercute sur la nature et le contenu des conflits éthiques.

De nos jours, avec le savoir accru que possède la profession infirmière, les possibilités d'intervention qui s'offrent à ses membres sont de plus en plus nombreuses. Par contre, la progression de l'autonomie professionnelle risque de se heurter à de vieux schèmes structurels. En effet, l'infirmière doit parfois participer à certaines actions décidées par d'autres professionnels. Non admise dans le processus qui a conduit à une décision visant le bénéficiaire, l'infirmière est ainsi appelée à participer uniquement à la séquence finale. Or il peut arriver que l'infirmière réprouve le choix de l'action. Elle se trouve alors en situation conflictuelle, tiraillée entre l'obligation professionnelle de se soumettre aux exigences prescrites par autrui et la désapprobation de sa conscience personnelle.

Pourtant, le processus décisionnel appartient aussi à l'infirmière, et ce en vertu de son autonomie, de ses connaissances théoriques et pratiques, de sa compétence et de sa capacité à réfléchir de façon éthique. Participer au processus décisionnel permet non seulement d'accroître le bagage de données indispensables pour qui prend la décision, mais aussi d'assurer, de façon éclairée, le bien-être optimal du bénéficiaire. Étant en contact étroit avec les personnes malades ou en santé dont elle s'occupe, l'infirmière jouit d'une position privilégiée pour protéger les droits de ces personnes et faire valoir leurs requêtes. De toute façon, la pierre angulaire de toute décision éthique demeure le bénéficiaire, ce qui, normalement, lui donne droit de regard sur toutes les décisions qui le concernent. Mais comment prendre une décision éthique?

Quand la situation le permet, le bénéficiaire devrait toujours exercer son autonomie à travers les choix qui le concernent. Le rôle professionnel, à ce moment, consiste à encourager l'expression de l'autonomie de la personne, soit en lui fournissant l'information nécessaire, soit en l'aidant à explorer des solutions, soit en appuyant la décision, etc. Dans d'autres circonstances, cependant, c'est sur l'infirmière que reposera la prise de décision. Pensons à des situations où une personne est privée, temporairement ou de façon permanente, de sa lucidité: maladie d'Alzheimer, sénescence, psychose, etc. À cette occasion, des choix sont attendus. Comment concilier, par exemple, le désir d'en finir exprimé par un malade souffrant et la protection de la vie?

Pour résoudre le dilemme, une démarche analytique, évaluative et critique sera entreprise. Il s'agit du processus décisionnel qui peut, de façon schématique, se définir comme suit:

1. Délimiter le problème de nature éthique ;
2. déterminer les options qui permettront de sortir du dilemme ;
3. évaluer les différentes possibilités et analyser les conséquences de chacune ;
4. choisir l'intervention qui semble la plus bénéfique pour la personne malade ;
5. convertir la décision en action.

Prenons un exemple pour illustrer les étapes du processus. Une personne victime d'un accident est amenée, inconsciente. Membre des Témoins de Jéhovah, elle porte sur elle une carte indiquant qu'elle refuse toute transfusion sanguine. L'infirmière ressent un profond inconfort moral, puisque l'intervention lui sauverait probablement la vie. Comment arriver à une décision éthique qui soit éclairée et satisfaisante ?

Pour délimiter le problème de nature éthique, il faut arriver à mettre en évidence l'enjeu qui est au cœur du problème. Dans la situation qui nous intéresse, deux valeurs fondamentales sont probablement en opposition : le respect de l'autonomie et la protection de la vie. C'est ce conflit qui est à l'origine de l'inconfort moral. L'alternative est la suivante : respecter le choix du bénéficiaire et ne pas transfuser ou passer outre son choix, procéder à la transfusion et lui sauver la vie. La troisième étape consiste en une évaluation des options possibles. Il s'agit de considérer le pour et le contre de chaque terme de l'alternative, d'envisager les conséquences de chaque action, de pondérer les valeurs en fonction des exigences déontologiques, etc. Le choix de l'action découle de l'évaluation précédente, en considérant ce qui correspond le mieux au bien-être du client. Enfin, la décision doit être convertie en action, puisque le jugement moral ne se limite pas à la réflexion. Toute l'exigence morale est contenue dans l'agir.

Pour terminer, rappelons que les valeurs sont le vecteur de l'agir moral. Pour cette raison, il importe que le personnel infirmier connaisse bien ses propres valeurs afin de mieux respecter celles des autres. Comme son action est dirigée vers autrui, ce qu'il souhaiterait de bon pour lui ne peut se substituer à ce qui est le bien réel de l'autre. Et ce n'est qu'en étant conscient de ses propres valeurs qu'il saura faire la part des choses dans le but de pouvoir toujours mieux servir et mieux respecter la personne du bénéficiaire.

◆

L'activité professionnelle doit se conformer à des directives déontologiques basées sur certaines valeurs comme le respect de la vie et de la dignité humaines ainsi que l'ouverture sur autrui. La mise en application du code de déontologie engage non seulement les professionnels, mais aussi la personne en tant que personne morale. Sans être restrictif, le code ne peut résoudre tous les problèmes. Il appartient à l'infirmière d'intégrer son schème de références personnelles à la structure des exigences professionnelles. Le code, pour être efficace ou utile, ne doit pas remplacer sa conception morale, mais la compléter. Sans cette condition, il devient un document inerte, sans portée. L'infirmière a le devoir de rendre « vivant » le code de déontologie en l'appliquant à son activité professionnelle et à sa condition humaine.

8 L'autonomie professionnelle des infirmières

DANIELLE BLONDEAU • CÉCILE LAMBERT

Au fil du temps, la pratique des soins infirmiers s'est taillée une place de choix et a acquis ses lettres de noblesse. S'étant élevée au rang de profession, elle jouit désormais d'une grande reconnaissance sociale. Cette évolution, accompagnée d'un développement disciplinaire accru, allait se traduire concrètement par l'exercice d'un nombre toujours croissant de responsabilités. L'imputabilité ainsi consacrée dotait l'exercice infirmier d'une légitime autonomie. Ce qu'il importe de saisir à ce sujet, c'est que l'autonomie nouvellement acquise est signe d'un affranchissement tant d'un passé de subordination que des liens de dépendance envers les médecins. L'autonomie comme telle ne signifie pas l'indépendance pure et simple au sens d'absence de relations, de liberté sans limites, d'indocilité ou de non-conformisme. En fait, elle se situe au carrefour de relations et se réalise dans le cadre d'un éthos professionnel. En d'autres mots, l'autonomie accorde à ses dépositaires le privilège de se gouverner par eux-mêmes sans devoir, pour agir, s'en remettre à une quelconque autorité. Cet acquis, néanmoins, ne met pas à l'abri des rapports de force et des jeux de pouvoir quand diverses professions évoluent sur la même scène. En effet, il arrive parfois des situations conflictuelles, notamment entre les médecins et les infirmières, qui semblent associées à des normes implicites de hiérarchie. Est-ce à dire que la prétendue autonomie professionnelle de l'infirmière n'existe que d'un point de vue théorique et que la persistance de l'image de subordination en étouffe toutes les manifestations? Les paradoxes sous-jacents à l'exercice d'une véritable autonomie professionnelle ne peuvent que la miner et l'empêcher d'éclore.

Le but de ce chapitre est de mettre en lumière le non-dit et le camouflé, ennemis et tyrans de la reconnaissance et de l'exercice de l'autonomie professionnelle. Pour y arriver, nous nous attachons, dans un premier temps, à préciser la nature de l'identité professionnelle dans le contexte de la pratique infirmière et à relever quelques entraves à son expression. Enfin, il sera question d'une avenue propre à consolider l'autonomie professionnelle : le rôle d'*advocacy*.

La nature de l'identité professionnelle

Il fut un temps, dès les débuts plutôt formels des soins infirmiers (avec Florence Nightingale à la deuxième moitié du XIXe siècle), où la pratique infirmière s'associait à l'idée de vocation : l'amour du prochain et l'esprit de service animaient ces femmes qui se dévouaient au soin des plus démunis. Dans cette tradition, la vertu des «pratiquantes» se traduisait par la soumission et l'obéissance, souvent qualifiée d'aveugle, à l'autorité médicale. Le rapport hiérarchique était connu et le rapport de soumission, légitimé. Les liens de dépendance qui unissaient les infirmières aux médecins se sont toutefois peu à peu estompés avec le développement d'un savoir propre aux soins infirmiers, qui allait délier les liens de servitude d'antan. C'est ainsi qu'ont émergé, durant les années cinquante, les premières tentatives d'infirmières théoriciennes (Pepleau, Henderson, Johnson) pour délimiter un corpus de connaissances propres aux sciences infirmières (Chinn et Kramer, 1995). C'est dans la foulée de cette démarche que se sont développées diverses conceptualisations et théories au sujet des soins infirmiers (Orem, Roy, Abdellah, Orlando, Levine, Newman, etc.).

Bref, en dépit d'un lourd passé de dépendance, la discipline infirmière a acquis, grâce à la recherche et au développement d'un savoir spécifique, une identité propre. Reconnue socialement, la profession infirmière doit non seulement satisfaire à des standards élevés de pratique, mais son exercice est dorénavant soumis à un encadrement juridique. Il n'en demeure pas moins que la discipline doit encore être développée. C'est d'ailleurs dans ce sens qu'il faut comprendre les efforts des leaders actuels en soins infirmiers.

L'identité professionnelle infirmière est liée à l'acquisition de connaissances théoriques et pratiques spécifiques, nous l'avons déjà dit, mais aussi à l'acquisition et à la maîtrise de compétences propres. La reconnaissance d'une telle identité s'accompagne donc d'une responsabilité incontournable où il est attendu que le professionnel puisse accomplir des actes, par exemple exercer un jugement clinique, conformes aux exigences de son champ disciplinaire.

S'il est assez difficile de définir la notion même de jugement professionnel, il est relativement aisé de reconnaître des situations où le bon jugement n'a pas été émis ou était carrément inapproprié. Un survol de la jurisprudence convainc rapidement de l'importance de porter un bon jugement clinique. Par exemple, des infirmières américaines d'un bloc opératoire ont été reconnues coupables de ne pas être intervenues assez rapidement auprès d'un chirurgien[1]. Celui-ci retirait l'intestin grêle, qu'il avait confondu avec le cordon ombilical, d'une patiente venue pour l'extraction d'un fœtus mort. Même si la pratique chirurgicale ne relève pas des compétences infirmières, il a été entendu au procès que leurs connaissances les autorisaient, voire les obligeaient, à intervenir auprès du médecin pour protéger la patiente. L'exercice de leur jugement professionnel aurait sans doute contribué à limiter les dommages permanents qui ont été infligés à la jeune femme. En d'autres mots, le non-exercice du jugement professionnel constitue une faute grave quand on prétend au titre d'infirmière. Les sanctions imposées sont lourdes : elles peuvent aller de la suspension temporaire du droit de pratique jusqu'à la radiation. Voilà bien une reconnaissance, du moins implicite, de l'obligation au jugement professionnel dans l'exercice de la profession infirmière.

---

1. Ce cas est rapporté dans un article publié en 1982 aux États-Unis. L'auteur fait également état d'autres situations concernant le non-exercice du jugement professionnel d'infirmières. Voir Cushing (1982).

Évoquer l'identité d'une profession, c'est donc évoquer la responsabilité liée à l'exercice d'un jugement clinique, basé sur la connaissance, l'expertise et la compétence. En ce sens, le jugement professionnel serait distinct du jugement personnel qui, lui, relève davantage de l'arbitraire, de valeurs, de préjugés, etc. Cependant, le jugement professionnel émane tout de même de la personne elle-même. Aussi, comment porter un jugement clinique solide si le jugement personnel fait défaut ? S'il est difficile de trancher sur les rapports, complémentaires ou distincts, qui existent entre les jugements professionnel et personnel, il n'en demeure pas moins que la responsabilité de l'exercice du jugement professionnel repose sur la personne qui l'émet. Est-ce à dire que l'autonomie professionnelle pose l'exigence de l'autonomie personnelle ? En effet, comment remplir adéquatement son rôle professionnel dans des situations cliniques délicates, par exemple, si l'affirmation de soi n'est pas solidement ancrée ? Comment évoluer sainement au sein d'une équipe interdisciplinaire avec le souci permanent d'être dominé ou ignoré, avec le désir de devoir constamment prouver quelque chose ? La question est délicate. Il n'en demeure pas moins que l'autonomie professionnelle passe nécessairement par la personne.

La reconnaissance de l'identité s'accompagne donc de la responsabilité du jugement professionnel. Cette obligation est d'ailleurs explicitement consignée au registre des exigences, tant morales que juridiques, liées à la pratique des soins infirmiers. On s'étonnera donc des difficultés auxquelles peuvent se heurter les infirmières quand elles cherchent à exercer leur jugement professionnel dans le soin de leurs patients. Les rapports nécessaires d'interdépendance dans la coordination de soins complexes contiendraient-ils la négation implicite de l'autonomie des infirmières ? Un désir de domination camouflé des uns pourrait-il expliquer le refus de l'identité professionnelle des autres ? Dans l'affirmative, le paradoxe s'inscrirait dans la tension entre l'implicite et l'explicite, entre le dit et le non-dit.

L'identité tant disciplinaire que professionnelle est un acquis généralement admis par l'ensemble de la communauté infirmière. Mais les vestiges d'un passé encore récent sont tenaces et fragilisent ainsi l'entreprise d'émancipation. Au fur et à mesure que se renforce la cohérence interne assurant la consolidation de la discipline grandit la menace de troubler une conformité normative préalablement établie. En effet, quand changent les règles du jeu, les rôles et les rapports d'antan sont, eux aussi, menacés de changement. D'où une certaine résistance extérieure à reconnaître l'identité nouvellement acquise. La cohabitation parallèle recèle encore, dans ses racines, les archétypes de la soumission et de la domination. Et c'est dans ce contexte d'ambiguïté que risquent de surgir les rapports de forces larvés, soit pour affirmer sa nouvelle identité, soit pour défendre une autorité depuis peu menacée.

En résumé, l'identité de la profession infirmière s'accompagne obligatoirement de la responsabilité du jugement professionnel. Son exercice, néanmoins, nage en plein paradoxe, alors qu'il donne lieu à des rapports de forces, voire à sa négation même. Les entraves sont nombreuses. De surcroît, mentionnons seulement l'éclatement des cultures institutionnelles dans le monde de la santé à la suite de l'adoption des nouvelles politiques québécoises ; les programmes de mise à la retraite qui conduisent à la fuite de l'expertise et, par conséquent, à l'absence de modèles pour les jeunes infirmières ; la précarité de l'emploi et, avec elle, la croissance des régimes d'emploi occasionnels ; la lourdeur de la charge de travail, source de déshumanisation et de banalisation des soins, etc. Bref, pour affronter les nombreux obstacles, l'autonomie professionnelle se pose comme un impératif de survie. Pour ne pas céder à l'épuisement ou à l'envie de démissionner, la conviction de la noblesse du service infirmier devient la pierre angulaire de l'affirmation de l'identité professionnelle.

Une avenue certaine : la prise en charge et l'*advocacy*

Mettre en lumière diverses sources à l'origine des rapports de forces entre professionnels et déterminer les entraves, dire le non-dit et nommer l'innommable ont sans doute le mérite d'affaiblir le lien malsain des forces à l'œuvre. Cependant, dans un souci de cohabitation harmonieuse, il faut aller plus loin. En effet, la menace qui pèse sur l'autonomie n'est-elle déjà pas l'indicateur d'un manque d'autonomie ? La menace qui pèse sur l'identité n'indique-t-elle pas une faiblesse de l'identité ? Les questions s'adressent tant à la profession infirmière qu'à la profession médicale. Elles s'adressent certes aux corps professionnels, mais aussi à toute la société qui, à sa manière, façonne les images d'autorité et les perceptions du pouvoir (Miller, Mansen et Lee, 1983).

Après qu'on a nommé le non-dit vient l'exigence d'assumer pleinement son identité professionnelle et d'exercer honorablement son autonomie. Sans confrontation, sans rapports de forces et à travers les récents changements structurels, puisque chaque partie peut agir et interagir dans le respect des compétences de l'autre et dans l'interdépendance. Se dissocier du rapport de force et du stéréotype de la victime constitue une issue certaine pour échapper au paradoxe aliénant et pour habiter une réelle identité professionnelle. Celle-ci, cependant, non seulement oblige à la compétence disciplinaire, mais pose la haute exigence de l'entière responsabilité de ses actes. En d'autres mots et en tant que professionnelle des soins infirmiers, l'infirmière devient la seule personne à répondre de ses actes. Prendre des décisions et intervenir relèvent du jugement professionnel dont chacun doit aussi endosser la responsabilité. Le prix de l'identité est élevé.

Dans ce contexte, il est sans doute intéressant de considérer l'émergence d'un nouveau concept dans la littérature infirmière et, avec lui, celle de la définition d'un nouveau rôle. Il s'agit de l'*advocacy*, mot pour lequel il n'existe pas d'équivalent français — mais qu'on pourrait rendre par « défense des intérêts du patient » —, idée qui a reçu une reconnaissance internationale depuis bientôt deux décennies (Segesten, 1993). En dépit d'une certaine critique qui conteste sa pertinence dans le champ disciplinaire infirmier[2], il est assez usuel de le définir comme un rôle professionnel visant à promouvoir et à protéger les intérêts du patient. Puisque la finalité des soins infirmiers est le bien-être du client, ce rôle contribue explicitement à la noblesse du service. Du point de vue, donc, de l'*advocacy*, les meilleurs intérêts du client sont généralement ceux qu'il a lui-même déterminés en vertu de son autonomie, plutôt que ceux qui seraient définis par les professionnels au nom de la bienfaisance. L'exercice de ce rôle a cependant

---

2. Quelques auteurs qui dénoncent l'*advocacy* en tant que rôle professionnel sont mentionnés dans l'article de Segesten (1993). Il s'agit, entre autres, d'Ashby, de Copp et de Jenny.

été compris de différentes façons. Pour les uns, il s'agit davantage d'une revendication pure et simple de l'autonomie professionnelle des infirmières, inscrite dans un mouvement d'opposition et de confrontation avec les médecins. Pour d'autres, et c'est le sens que nous privilégions, la démarche vise à préciser la nature même de la relation infirmière-client. L'objectif, ici, est tout autre, puisqu'il s'agit de tenir compte du sens que le client donne à son expérience de santé ou de maladie, de favoriser l'exercice de son autonomie, puis d'accepter et de défendre ses choix, alors éclairés (Gadow, 1980). Cette attitude, en fait, correspond assez bien au sens original attribué au concept d'*advocacy*. C'est d'ailleurs dans une perspective semblable que le définissent les codes de déontologie à l'intention des infirmières. Par exemple, le code de déontologie de l'Association des infirmières et infirmiers du Canada (1997 : 18, 14) stipule que « les infirmières mettent de l'avant et défendent les intérêts de toutes les personnes qu'elles soignent » et qu'elles « interviennent si d'autres ne respectent pas la dignité des clients ».

On comprend donc que l'*advocacy* tel qu'il a été conçu à l'origine vient davantage préciser la nature du geste infirmier et participe ainsi des efforts fournis en vue de délimiter la pratique propre des soins infirmiers. Dans cet esprit, l'infirmière devient le partenaire de soins du patient en l'assistant dans son expérience unique de santé ou de maladie, en l'aidant à découvrir le sens que cette expérience revêt pour lui. La relation qui s'établit dans la solidarité vise à l'accomplissement d'autrui, alors qu'il vit une situation particulière. L'infirmière pourra alors devenir la parole, à l'occasion silencieuse, au service du client, dans le respect de ses valeurs et de ses choix. Voilà ce que signifie la promotion des meilleurs intérêts du patient. Voilà aussi ce que signifie assumer véritablement son identité professionnelle.

L'exercice de l'*advocacy* oblige à une véritable autonomie professionnelle. En ce sens, il pose de nombreuses exigences dont celle de faire échec aux archétypes de la soumission. Outre cette lourde exigence, Segesten (1993) mentionne quelques difficultés associées à ce rôle. Une première a trait au temps. En effet, explique-t-elle, dans un contexte de décroissance des ressources disponibles, il faut beaucoup de courage pour ne pas être tenté d'emprunter la voie de la facilité, puisque l'exercice de l'*advocacy* exige beaucoup de temps. Par ailleurs, et c'est là une deuxième difficulté notée par Segesten, les infirmières ne possèdent peut-être pas toutes l'estime de soi et l'identité professionnelle requises pour parler au nom du patient. D'autres difficultés ont été relevées par Pence et Cantrall (1990) à la suite d'une revue rapide de la littérature, notamment que les infirmières ne possèdent ni le pouvoir ni l'autorité pour agir dans les intérêts du patient, bien que l'*advocacy* fasse partie intégrante de leur rôle professionnel. Ils concluent de la façon suivante : « *Indeed, the most disturbing aspect of these articles is the suggestion that, while advocacy has become an inalienable obligation, nurses are incapable of carrying out this obligation except at great risk and with enormous personal courage.* » (Pence et Cantrall, 1990 : 74)

À ces difficultés s'ajoutent, entre autres, la crainte qu'éprouvent les infirmières de susciter la colère des médecins avec qui elles travaillent et la peur des conséquences économiques et sociales quand elles adoptent une position impopulaire, même lorsqu'elles savent que c'est moralement la bonne chose à faire (Reckling, 1997). Parmi ces conséquences, mentionnons : la perte de l'emploi, particulièrement si l'établissement ne tolère pas l'exercice de l'*advocacy*, l'absence de promotion, l'ostracisme, le risque de se voir mettre l'étiquette de fauteur de troubles, etc. (Fahy, 1992). Il s'ensuit que beaucoup d'infirmières sont portées à s'en tenir à un rôle plus passif.

Compte tenu des difficultés qui accompagnent l'exercice de ce rôle, il devient évident que seront sollicitées des caractéristiques personnelles liées au courage, à l'estime de soi, au sens d'une solide identité professionnelle et à un engagement ferme. Encore une fois, l'autonomie professionnelle est exigeante. Ce qui fait dire à Fahy :

> *Nursing is a very demanding profession. The practice of nursing has the potential to help one find the very best in oneself—to enhance one's humanness. This will sometimes require that you advocate for your patients. The rewards will be a sense of integrity or personal wholeness and personal integrity is a characteristic to be highly valued and carefully protected.* (Fahy, 1992 : 14)

Si les difficultés sont grandes, c'est le sentiment de l'accomplissement et le maintien de son intégrité qui sont en jeu. Il s'agit même de dignité. Voilà pourquoi Quinn et Smith (1987 : 51) écrivent : « *When avoiding complexity in a nurse's own life becomes more important than a patient's or client's well-being, the nurse has forgotten what it is to become a member of a profession.* »

Aussi, pour sortir de l'impasse, les solutions sont limpides : assumer pleinement son identité professionnelle, avec les risques et les bénéfices qui y sont associés, s'employer à la promotion des intérêts du patient et travailler en interdépendance avec tous les professionnels de la santé au service unique du patient. Bref, la véritable autonomie ne se revendique pas. Elle est ou elle n'est pas.

◆

Désormais, le défi des infirmières se situe dans l'innovation, dans l'exploration de nouvelles avenues, dans la créativité ou tout simplement dans la réinvention du sens du concept d'autonomie. Plus que l'interdisciplinarité et plus que l'autonomie elle-même, l'interdépendance en devient la clé de voûte. En effet, une identité bien assumée supporte l'interdépendance. Elle s'exerce dans la collaboration pacifique et ne perd jamais de vue sa seule raison d'être : le bien du patient. L'interdépendance suppose la réciprocité, soit la capacité mutuelle d'interagir avec d'autres professionnels. L'interaction ainsi produite libère des rapports de forces qui anesthésient ou détruisent l'identité. L'interdépendance reconnaît et sollicite la nécessaire complémentarité, parce que chaque profession, infirmière et médicale, jouit d'une expertise qui lui est propre et d'une solide identité.

Au terme de cet exposé, il est logique de conclure que le premier pas vers l'élimination des embûches et la résolution des rapports de forces est d'habiter sa propre identité professionnelle. Celle-ci ne peut s'exprimer ni dans la menace ni dans l'opposition. Pratique des soins infirmiers et identité professionnelle doivent désormais se développer à travers la création de nouvelles alliances et à travers la capacité d'interdépendance. Voilà une façon de combattre l'épuisement professionnel et la démission pure et simple.

TROISIÈME PARTIE

Droits des bénéficiaires

9 Charte des droits de la personne mourante

DANIELLE BLONDEAU • COLETTE GENDRON •
LUCIEN MORIN

L'IDÉE des droits de la personne occupe une place importante dans le monde d'aujourd'hui, même si la reconnaissance des droits n'entraîne pas leur respect automatique dans la réalité quotidienne. La difficulté vient d'abord de la notion même de droit. Le fait d'exercer un droit peut mener au repli sur soi et à l'individualisme excessif. Les revendications légitimes peuvent facilement être confondues avec l'intérêt personnel et même surgir en l'absence du respect de l'autre. Elle vient aussi du fait que l'idée de droit est parfois présentée dans un contexte d'idéal abstrait, c'est-à-dire détaché des personnes en chair et en os ou limité dans un cadre juridique ou légaliste, c'est-à-dire insensible au besoin d'obligation fraternelle.

Or l'idée des droits de la personne n'est pas utile, ni même nécessaire, si elle existe seulement pour être comprise. Elle trouve sa signification réelle dans sa réalisation existentielle, c'est-à-dire lorsqu'elle est investie d'une forme humaine, incarnée dans les gestes, les actes et les conduites de tous les jours. Comme le rappelle Kierkegaard, les valeurs fondamentales peuvent être connues et appréciées en tant que notions abstraites et universelles, mais doivent être vécues en tant que faits particuliers et concrets. Si ces valeurs doivent avoir un sens dans le monde des êtres humains, ce ne peut être qu'à travers les actions individuelles de personnes qui vivent dans des circonstances singulières.

À cet égard, parler de droits, c'est agir dans le sens du respect et du souci de l'autre, de chaque autre que voilà, cet autre-là très exactement, partenaire humain entier, autre de cette manière déterminée, unique, propre à lui. De chaque autre en tant que proche et que prochain en d'autres mots. Car qui est mon prochain sinon celui-là, en face de moi, avec ses besoins bien à lui ? Non pas le voisin, le prisonnier, le malade, mais ce voisin, ce prisonnier, ce malade. Voilà pourquoi le principal critère de proximité de deux prochains, c'est non seulement l'existence de certains droits, mais encore le respect de certains devoirs de solidarité et de fraternité. De cette fraternité qui peut souder non seulement des individus qui sont déjà des proches naturels pour ainsi dire — les frères, les sœurs, les parents, etc. —, mais aussi des individus qui sont apparentés par un besoin de complémentarité mutuelle. De sorte que le respect des droits de la personne qui règle les relations humaines se définit moins par les interdits qu'il implique que par le dévouement qu'il réclame.

Et cela va loin. Car seul le respect des besoins de l'autre peut concrétiser et particulariser l'idée de droit. Seul le respect de l'obligation fraternelle permet de pointer du doigt que cet enfant infirme, que ce condamné à mort, que cette prostituée méprisée, que cet aliéné défiguré, que ce mourant comateux ont des droits sacrés et inviolables.

C'est dans cette optique que nous proposons ce projet de charte des droits de la personne mourante.

Charte des droits de la personne mourante

Préambule

Considérant que la dignité humaine est sacrée et inhérente à toute personne ;

Considérant que la reconnaissance des droits découle de la reconnaissance de la dignité humaine ;

La présente charte des droits de la personne mourante est déclarée.

Toute personne mourante a le droit :

D'être pleinement respectée dans sa dignité humaine, même et surtout au seuil de la mort ;

De conserver l'espoir ;

De voir respecter sa mort comme l'étape ultime de sa vie unique et irremplaçable ;

De vivre son mourir pleinement, peu importe l'état de sa condition ;

De mourir dans la quiétude et dans la paix, c'est-à-dire sans prolongation abusive de sa vie ;

D'être respectée dans ses croyances religieuses et morales ;

De se faire appeler par son nom jusqu'au dernier moment de sa vie ;

D'exprimer sa volonté dans le choix des soins et des traitements liés à son mourir ;

De prendre part aux décisions qui la concernent ;

À la sollicitude, c'est-à-dire à une attention affectueuse et soutenue ;

De recevoir des soins de qualité jusqu'au dernier moment de sa vie ;

D'être soulagée de sa souffrance et de sa douleur ;

De vivre son mourir en présence des personnes qui lui sont chères ;

D'exprimer ses sentiments et ses émotions face à l'expérience finale de sa vie ;

De connaître la vérité sur son état ;

De voir respecter son corps et son intimité.

10 Consentement aux soins et inaptitude

Éric Gagnon • Danielle Blondeau

Quel soignant n'a pas eu à faire face, dans sa pratique, au refus d'un patient de recevoir des soins? Lequel n'a jamais été en présence d'une personne aux prises avec des troubles psychotiques qui refuse la médication prescrite par le psychiatre, d'une personne suicidaire qui veut quitter l'établissement de santé ou encore d'une personne confuse qui rejette toute forme de contentions? Et qui n'a pas, en pareilles situations, au moins une fois perdu toute assurance et reconnu qu'entre les différentes conduites à adopter aucune ne s'impose sans embarras?

Il n'est plus permis aujourd'hui de traiter un malade contre son gré. Que le traitement ou les soins soient pourtant jugés nécessaires par le professionnel de la santé, que le refus d'un patient apparaisse injustifié, déraisonnable ou irrationnel n'autorisent plus l'intervention. La volonté du malade doit être respectée. Mais le respect de l'autonomie, si fondamental qu'il puisse paraître dans son principe, n'est pas sans poser des difficultés. Que penser quand des patients atteints de troubles sévères de santé physique ou mentale refusent un traitement au risque d'aggraver considérablement leur état? Dans ces conditions, doit-on les laisser seuls décider ce qu'il est bon, raisonnable et juste de faire? Peut-on laisser des individus sans aucun soin ni traitement parce qu'on ne peut contraindre quiconque à les recevoir? Ces questions, des médecins, des infirmières et des familles de personnes malades se les posent. L'impuissance à laquelle le respect de l'autonomie les condamne les plonge dans la plus grande perplexité, le chagrin, parfois même la colère. Ces sentiments trouvent leur contrepartie dans les blessures, le chagrin et la révolte du patient impuissant à qui on impose un traitement. La communication, dans les deux cas, est rompue.

L'autonomie renvoie à la capacité d'une personne de donner un sens à sa vie et de se fixer elle-même des règles de conduite, des objectifs sur la base desquels elle jugera des situations et de ce qu'il convient de faire. Aujourd'hui, le respect d'une personne passe par la reconnaissance de cette capacité de jugement et de cette liberté d'action. Le principe de l'autonomie fonde notre droit, nos institutions et nos mœurs; le droit de refus d'un traitement est sans doute l'expression la plus forte de l'hégémonie de l'autonomie parmi toutes les valeurs et les normes de notre culture. Vouloir choisir à la place du patient ce qui est préférable pour lui est désormais associé à un paternalisme inacceptable.

Mais tout effort pour assurer l'application du principe d'autonomie et lui conférer un caractère absolu engage inévitablement une réflexion sur ses limites. C'est ce que nous voudrions ici montrer. En voulant défendre l'autonomie individuelle ou la limiter, nous nous heurtons rapidement à des difficultés qui interdisent des solutions simples. En examinant les questions et aspirations qui ont conduit à instituer ce droit de refus et à élever au premier rang l'autonomie individuelle, nous pouvons mieux comprendre les malaises et les embarras qui perdurent et avec lesquels il faut composer. Comme si l'autonomie ne pouvait à elle seule constituer une éthique.

Ces difficultés se posent dans d'autres situations: l'usage des contentions physiques ou chimiques, par exemple, ou les limites que certains voudraient apporter au droit de faire un don d'organe dans le souci de protéger les personnes vulnérables (Spike, 1997). La question du consentement est cependant exemplaire en ce qu'elle condense et radicalise plusieurs questions éthiques importantes. Dans la mesure où l'autonomie est devenue la valeur maîtresse de notre société, réfléchir sur ses limites oblige à s'engager dans un examen de notre culture, des représentations, de l'imaginaire et de l'ordre symbolique qui structurent les liens sociaux d'aujourd'hui. La réflexion débouche sur des questions aussi importantes que le normal et l'anormal, le juste et l'injuste, l'autorité légitime et la contrainte acceptable. Questions immenses qui nous feront peut-être mieux apercevoir ce qu'est l'éthique.

L'aptitude à consentir

Le Code civil du Québec (art. 11) est clair quant au droit du patient : « Nul ne peut être soumis sans son consentement à des soins, quelle qu'en soit la nature, qu'il s'agisse d'examens, de prélèvements, de traitement ou de toute autre intervention. » Au patient, une autonomie complète est reconnue quant à l'appréciation du traitement et de l'opportunité de le recevoir ; contre l'avis de son médecin ou de l'infirmière, de sa famille ou de ses proches, il peut le refuser. Une seule limite à l'exercice du droit de refus est prévue par le Code civil. Il s'agit du patient jugé inapte, c'est-à-dire incapable de comprendre sa situation clinique, le traitement qu'on lui propose et les conséquences de sa décision. Dans ce cas seulement, on peut passer outre à son refus. Évaluée généralement par un psychiatre, l'inaptitude sert de cran d'arrêt. En d'autres mots, elle empêche l'exercice d'un droit quand une personne est incapable de l'exercer.

Les limites à l'exercice du droit de refus et, de manière plus générale, au respect de la volonté du patient, sont toujours repoussées plus loin. En effet, pour qu'un patient puisse être reconnu apte à accepter ou à refuser un traitement, il lui suffit seulement de démontrer qu'il comprend son état de santé, le traitement proposé et les conséquences de son consentement ou de son refus. Il n'est pas question de vérifier si sa décision est rationnelle, raisonnable ou moralement justifiée ; il n'est même pas exigé que le malade justifie sa décision, pourvu seulement qu'il comprenne l'information qui lui est transmise[1]. Il y a

1. Nous résumons une analyse développée dans un précédent article (Blondeau et Gagnon, 1994). Le lecteur s'y reportera pour plus de détails sur les critères d'aptitude qui ont été proposés. Dans ce texte, nous formulons une critique radicale à la fois de la notion d'aptitude et du principe d'autonomie. Nous croyons qu'il fallait le faire. Notre position est ici plus nuancée.

encore plus : quand un patient reconnu inapte refuse catégorique-
ment un traitement, le professionnel de la santé doit encore obtenir
l'autorisation du tribunal pour le traiter[2]. S'appuyant sur une évaluation de cette capacité à comprendre, généralement faite par des psychiatres indépendants, le juge devra établir si l'individu a le droit de
décider, quel que soit son choix et, dans la négative, ce qui doit être
décidé pour lui dans son meilleur intérêt. Doucet (1996 : 69) résume
bien la question : « En pratique, les milieux juridiques et médicaux ne
cherchent pas tant à déterminer la qualité d'autonomie de la personne qu'à vérifier son aptitude à prendre, dans les circonstances,
une décision de nature médicale. »

Cette solution « médico-légale » d'une reconnaissance du droit de
refus, assortie d'une condition minimale d'aptitude à choisir, demeure cependant une solution insatisfaisante. Certes, la loi tranche
dans le litige, et le plus souvent en faveur d'une reconnaissance de
l'autonomie du patient. Mais il demeure des familles désemparées
devant le choix d'un des leurs qui ne peut, leur semble-t-il, que conduire à la détérioration de son état de santé ; des parents désespérés
aussi, pour qui le droit de refus équivaut à perdre la chance de rétablir la communication lorsque leur enfant souffre de schizophrénie,
par exemple. Il reste également des patients qu'on ne consulte pas,
dont on présume le consentement tant qu'ils ne protestent pas.

Les professionnels ou les parents peuvent toujours contester devant les tribunaux l'aptitude du patient à choisir en raison de son état
mental. Le juge, alors, pourra autoriser le traitement contre le gré du
patient. Mais le malaise est loin d'être pour autant dissipé, car traiter
une personne ou la faire hospitaliser contre sa volonté est loin d'être
une situation confortable[3]. Pour les parents, c'est la culpabilité, et
pour le malade, c'est un sentiment de trahison. Et comment être certain du véritable intérêt de la personne ? Les expertises médicale et

---

2. À moins qu'il ne s'agisse de soins d'hygiène ou d'un cas d'urgence, stipule l'article
16 du Code civil du Québec.

3. Et traiter la personne contre son gré est parfois une « solution » provisoire : s'il
s'agit d'une personne souffrant de troubles psychotiques, sitôt la crise dissipée sous l'action du traitement, elle redevient apte à décider et peut refuser de poursuivre le traitement, et retomber en crise. C'est le retour devant le juge, etc.

juridique ne peuvent pas le garantir, surtout lorsque la protection de cet intérêt s'exerce par la contrainte.

Le droit est donc loin d'épuiser la question morale. La situation demeure toujours inconfortable, et ce sont les raisons de cet inconfort qu'il nous faut maintenant examiner.

Trois embarras

L'affirmation du droit de refus et de la primauté de l'autonomie est incontestablement liée à un contexte social et culturel particulier où l'on ne sait plus très bien ce qu'est la folie (ou être sain d'esprit ou doué de jugement), où il n'y a plus une seule idée socialement sanctionnée du bien et où l'on n'arrive plus à distinguer la violence légitime et la violence inacceptable. Nous sommes ainsi placés devant trois ensembles d'interrogations auxquelles nous sommes incapables d'apporter des réponses définitives ; trois embarras qui rendent problématiques les traitements administrés sans le consentement des malades et qui contribuent à la primauté du principe d'autonomie ; trois incertitudes sur la folie, la contrainte et le bien qui définissent l'espace à l'intérieur duquel se développent aujourd'hui les pratiques et la réflexion.

Le problème de la folie

Le concept de folie est à ce point ambigu qu'on en évite aujourd'hui l'emploi. Le mot folie est associé à un jugement et à une condamnation des déviants par les «normaux». Il est associé à un jugement d'intolérance et à une sentence de rejet. Il est vrai que la folie est toujours un jugement prononcé par les autres : «La folie c'est ce qui est repéré par autrui comme excès insupportable alors même que celui qui en est la proie ne la nomme pas ainsi (Chaumon, 1997 : 53).» Quelqu'un franchit la limite du tolérable ou du supportable et, alors, l'entourage, la rumeur publique le désignent comme «fou» ; un jugement que l'expert psychiatre vient confirmer ou infirmer par la suite.

Aussi va-t-on aujourd'hui se méfier de ce terme trop arbitraire et aux conséquences parfois dangereuses et souvent incontrôlables pour la personne étiquetée comme folle : enfermement, rejet, condamnation, refus des autres d'écouter ce qu'elle essaie de faire entendre. Nous ne savons plus ce qu'est la folie, car le doute s'est installé quant à l'objectivité du terme et à la violence qu'il entraîne. Même un terme comme psychose, apparemment plus précis, plus neutre et plus objectif, qui désigne une affection dont on croit avoir établi la symptomatologie et qui prend place dans les tableaux cliniques reconnus, n'est pas sans poser des difficultés[4]. On se méfie des grandes expertises et on hésite à « enfermer » une personne dans une catégorie qui efface sa singularité.

Nous ne savons plus ce qu'est la folie également parce qu'elle semble aujourd'hui moins étrangère à la normalité qu'il n'y paraît. La folie est un égarement, mais peut-être significatif du devenir et des trajets de l'âme, de ses déterminations, de ses possibilités, des contradictions que toujours elle rencontre (sans toujours verser dans la folie). Le fou ne semble plus arborer une nature autre et radicalement différente de celle de la personne saine d'esprit. La folie est un excès et, à ce titre, nous révèle non pas le contraire ou l'envers de la vie psychique normale, mais sa nature même (voir Swain, 1994). La folie en vient ainsi à désigner non plus l'anormal, mais plutôt les limites de notre compréhension des hommes et des femmes en général, d'un homme ou d'une femme en particulier. La folie contient une vérité. Même si elle continue d'effrayer, elle nous semble peut-être moins étrangère. Entre le normal et le pathologique, la frontière est devenue incertaine.

On pourra même se reconnaître dans le fou et lui reconnaître une certaine grandeur : il représente celui qui refuse l'aliénation à la norme et la négation de sa singularité uniquement pour se conformer aux attentes des autres. Le délire est souvent une manière de se faire entendre. Le délire, disait Freud, est une construction en ré-

---

4. La méfiance à l'endroit des catégories se retrouve jusque chez les soignants, et la psychanalyse va même la théoriser et l'ériger en principe : « L'expérience psychanalytique, c'est-à-dire le fait de suivre le fil d'une parole, s'oppose à toute érection préalable d'un savoir sur le sujet [...]. Il ne s'agit pas là d'un vague et sympathique appel à on ne sait quelle fraîcheur de l'expérience, mais bien d'un point de méthode : le point de départ de tout travail analytique, ce sont les mots, les mots seuls du sujet et non ce qui est dit sur lui (Chaumon, 1997 : 50). »

ponse à un mal, et non le mal lui-même. Alors pourquoi sortir une personne de son délire et la délivrer de ce qui semble l'apaiser ? Par conséquent, comment vouloir traiter un individu contre son gré ? Comment pouvons-nous le dire fou et rejeter son choix si nous ne savons plus ce qu'est la folie ? Comment affirmer qu'il n'a plus toute sa raison et que son désir est déraisonnable ? Comment lui nier la capacité de refuser un traitement ?

La contrainte et la coercition

Le deuxième embarras touche à la contrainte et à la coercition au sein d'une société devenue proprement intolérante à la violence. Toutes les formes de violence (physique, verbale, psychologique) sont aujourd'hui systématiquement recensées, dénoncées et condamnées. Tout exercice d'une autorité est devenu problématique, susceptible d'être rejeté pour la seule raison que c'est une forme d'autorité. Dans un contexte clinique, l'autorité professionnelle et institutionnelle ne suffit plus toujours pour justifier l'emploi de contentions, qui est de plus en plus critiqué. On en conteste l'efficacité. On dénonce les effets pervers de son usage. L'image de la contention est perçue comme une violence arbitraire et gratuite. La contrainte perd ainsi toute légitimité.

La violence étant devenue intolérable, elle est réduite au minimum : des droits protègent ceux sur qui elle pourrait être exercée. Mais où est la limite ? En vertu de quels critères va-t-on accepter une contrainte ? Parce qu'elle est somme toute préférable à l'absence de contrainte ? Quelle violence à l'égard du patient et quelle violence à l'égard du soignant sont tolérables ? Tout convaincu que le professionnel puisse être de la nécessité, pour le bien du patient, d'un traitement ou de l'usage de contentions, la contrainte apparaît de moins en moins légitime et met mal à l'aise.

Le bien

Au-delà du fait qu'il est imposé, la nécessité même du traitement ou du soin est devenue douteuse, et c'est notre troisième embarras. Ce qui est bon pour le patient a perdu toute évidence, car ce qu'est le bien est devenu incertain. La notion même de bien est incertaine. Les normes qui permettent de juger de la qualité de la vie et de ce qui fait la vie bonne ne sont pas les mêmes pour tous, ou, plus exactement, nous nous interdisons d'imposer à tous les mêmes normes. L'autonomie, la capacité pour chacun de décider ce qui est bon pour lui, s'impose davantage dans la détermination des conduites à adopter. Respecter la dignité d'une personne, ce sera d'abord lui accorder la liberté de déterminer pour elle-même ce qui est désirable. Notre culture tend à subordonner toute idée du bien et du juste à celle de la liberté individuelle (dans la mesure où, bien sûr, l'exercice de cette autonomie n'entrave pas celle des autres). Il revient donc à la personne de décider si elle doit recevoir un traitement ou un soin, ou si elle doit être maintenue artificiellement en vie, pour prendre deux exemples extrêmes.

L'autonomie a préséance sur la morale commune. Ce n'est pas parce que le choix du patient (refuser le traitement) apparaît aux autres comme déraisonnable, irrationnel ou même dangereux qu'il doit être écarté. Dans notre culture, la famille ou la société n'ont pas à lui imposer ce qu'elles jugent comme étant préférable et conforme aux valeurs les plus hautes. Notre société se veut pluraliste et tolérante : aucun système de valeurs ne peut être imposé.

L'autorité professionnelle et scientifique est de moins en moins requise dans la détermination de ce qui est bon pour le patient. L'expertise et les connaissances du professionnel n'habilitent plus à décider pour le patient. Son rôle se limite dès lors à informer la personne au sujet des options qui s'offrent à elle et de leurs conséquences. Par la suite, le patient prend la décision en fonction de ses propres valeurs et de ce qu'il ressent (son confort, sa douleur physique et morale, l'estime et le sentiment de dignité). Et c'est ici qu'intervient le critère d'aptitude à consentir qui permet d'établir si le patient a la capacité de bien comprendre l'information fournie afin de prendre une décision.

Crise d'autorité, crise de confiance

Ces trois embarras ou incertitudes relativement à la détermination de ce que sont la folie (l'inaptitude en l'occurrence), la contrainte acceptable et le bien confèrent à l'autonomie la place centrale qu'elle occupe aujourd'hui : aucune idée de la normalité ou du bien ne peut faire obstacle à la volonté du patient. La seule limite imposée à l'exercice de l'autonomie — l'inaptitude — a même été reculée : l'évaluation de l'aptitude à consentir se réduit à des critères de compréhension de l'information. Il n'est pas nécessaire pour le patient de démontrer la rationalité de son jugement ou de justifier sa décision. Sa décision elle-même n'est plus évaluée. En effet, il faut éviter de se prononcer sur les valeurs en cause, afin de ne pas imposer une idée du bien et du normal.

Ne plus pouvoir se prononcer sur le normal ou sur le bien et refuser la coercition conduisent à une dévalorisation de l'expertise et de l'autorité professionnelle : les médecins et les infirmières ne savent pas mieux que les patients ce que sont les meilleurs intérêts de ces derniers. Le recours aux tribunaux comme un terrain neutre a pour objectif d'empêcher qu'on se prononce avec autorité sur ce qui désormais échappe à l'autorité : le bien, le normal[5]. L'importance qu'a prise l'autonomie est liée au déclin de l'autorité dans les sociétés modernes : le contrôle des comportements et la coercition que peuvent exercer, par exemple, les parents à l'endroit de leurs enfants, les enseignants à l'endroit de leurs élèves, les patrons à l'endroit de leurs employés, les prêtres à l'endroit de leurs fidèles, ont été fragilisés. Ils ne sont plus cautionnés par l'ensemble de la collectivité comme ils l'étaient autrefois. Cette égalisation des conditions et des statuts est souvent favorisée par les gouvernements et juridiquement affirmée, comme c'est le cas, notamment, pour la relation professionnel-patient et la relation parents-enfants. Un mode de vie ainsi qu'une conduite moralement acceptables ne peuvent plus être imposés par le médecin ou les parents, pas plus qu'un traitement. L'exercice de l'autorité est limité et encadré comme dans aucune société auparavant (Caplow, 1995). Cette crise d'autorité ne fait que rendre plus incertains le normal, le juste et la contrainte légitime.

Mais si les trois embarras dont nous avons fait état conduisent à l'affirmation de l'autonomie et à la formulation de critères d'apti-

---

5. Encore que les tribunaux recourent aux services des psychiatres pour évaluer l'aptitude à consentir. Mais les critères d'aptitude sont à ce point réduits que l'évaluation peut facilement être elle-même évaluée par le juge et l'auditoire.

tude, en même temps, ils rendent problématique l'application de ce principe et de ces critères. Comment, en effet, déterminer l'aptitude quand la définition de «sain d'esprit» ne recouvre plus aucune évidence, et comment nier en même temps la folie sans abandonner l'autre à son délire? Comment contraindre l'autre quand est condamné le recours à la violence et comment, en même temps, ne jamais contraindre quand on soupçonne que la vie humaine n'est pas possible sans contrainte? Comment refuser l'autonomie au nom d'une idée de la «vie bonne» et comment, en même temps, au nom de l'autonomie, laisser une personne se détruire et ainsi sacrifier son autonomie? L'embarras est grand.

Les trois incertitudes quant à la violence, au bien et à la folie favorisent un renforcement de l'autonomie autant qu'elles rendent problématique cette autonomie. Le rejet de la coercition, la méfiance à l'endroit de tout critère de bien ou d'anormalité traduisent une ferme volonté d'un plus grand respect de l'autre, de sa différence et de son altérité. Et la reconnaissance juridique de l'autonomie et de son caractère absolu provoque un profond malaise dans la mesure où elle finit par contredire le souci de l'autre et contrecarre parfois la recherche de la bienfaisance. Autant la contrainte que l'entière liberté ressemblent ici à un abandon de l'autre. Le problème ne réside pas simplement dans la non-coïncidence de deux vues divergentes de l'intérêt du patient; c'est plutôt la présence de l'autre qui est devenue problématique. Cette présence pourtant nécessaire n'apparaît que sous son aspect contraignant. L'autre est une menace. La crise de l'autorité, c'est aussi une crise de la confiance, c'est-à-dire de la possibilité de s'en remettre aux autres: crise de confiance dans la médecine, spécialement devant le réductionnisme biologique ou technologique; crise de confiance envers le savoir savant et l'expertise dans leur capacité de départager le normal et l'anormal et de juger ce qui est le mieux; crise de confiance surtout dans la capacité d'une personne de comprendre ce qu'une autre peut vivre, penser et désirer, dans sa capacité de reconnaître l'autre dans sa pleine altérité et de l'accepter. On s'en remet plus difficilement au médecin ou à l'infirmière, au prêtre ou à la famille pour juger de son état, de son bien, de ce qui est désirable. On s'en remet aux tribunaux, censés être plus neutres tant sur le plan des valeurs que sur le plan de la procédure.

La revendication du respect de l'autonomie est une demande de reconnaissance de sa différence et de sa singularité ; une demande de reconnaissance réciproque. Cette demande ne peut être aujourd'hui ignorée. Elle implique un dialogue, un double mouvement, la reconnaissance de soi par l'autre et la reconnaissance de l'autre par soi, qui, par conséquent, ne peut conduire qu'à deux solitudes. Cette demande de reconnaissance appelle l'autonomie, mais l'autonomie ne l'épuise pas, dans la mesure où l'on accepte d'être lié à l'autre. Là se situent nos embarras : la liberté ne doit pas éclipser le respect d'autrui. La recherche de la vie bonne est dans la recherche commune du bien, des valeurs et du sens. La vie commune, comme le dit si bien MacIntyre (cité par Doucet, 1996 : 74), est la « principale source de la vie éthique ». Nulle idée du bien ou du désirable ne se reconnaît dans la solitude ou le silence.

Mais cette ouverture sur l'autre, ces liens qui nous lient, sachons-le, ne garantissent pas non plus un accès à la vérité. La rencontre de l'autre rend même plus fragile cet accès, nous confrontant à nos incertitudes et à nos inquiétudes : que veut l'autre ? Quelles sont ses attentes ? Que puis-je savoir de sa souffrance ? Que comprend-il de ce que je lui dis ? Ces incertitudes et cette béance, cependant, font que nous avons une vie morale : dans mes rapports avec les autres, rien n'est assuré, il faut faire confiance. Si des malaises et des difficultés persistent, c'est peut-être également en raison du fait que dans toute relation, dans toute forme de lien social, il est sans doute inévitable d'avoir à se prononcer sur le bien et sur le normal, et il est impensable d'abolir toute violence. Une éthique qui reposerait uniquement sur le principe de l'autonomie ne nous aide pas à affronter ces questions.

L'éthique, au-delà de l'autonomie

Nous avons décrit une situation remplie de malaises, d'embarras et de questions, en dépit du fait que le recours au droit et aux tribunaux tranche les litiges et souvent radicalise les positions. C'est qu'il nous a semblé impossible de prendre une position ferme quand aucune solution n'est entièrement satisfaisante. En soulignant les difficultés que pose l'exercice de l'autonomie, nous n'avons pas voulu remettre celle-ci en question et nous ne plaidons pas pour une abolition pure et simple du droit de refus : ce n'est ni possible ni souhaitable. Mais nous ne croyons pas désirable d'écarter tout autre principe et toute présence de l'autre dans les choix qu'il faut faire, tout souci de l'autre, qui font qu'il existe une vie éthique, même si cela nous prive d'options claires et évidentes. L'éthique, n'est-ce pas d'abord un consentement à l'incertitude ?

Devant des patients qui ont conquis leur autonomie, plutôt que de leur imposer une autorité que les professionnels ne détiennent plus, il faut chercher à créer ou à rétablir une confiance. Nous pourrons peut-être ainsi éviter leur isolement et le nôtre. Cette confiance ne pourra être conservée ou rebâtie que si nous nous donnons les chances d'établir une communication, et c'est avant tout la responsabilité des professionnels.

Ce que le patient cherche à dire doit d'abord être entendu. Le refus du patient, bien qu'il puisse sembler aux autres déraisonnable et contraire à ses intérêts, ne doit pas être trop vite attribué à l'ignorance, à un déficit cognitif ou à un trouble psychologique — se dire, par exemple, que le patient est confus, que son refus est un déni de sa condition. Expliquer le refus uniquement par un diagnostic psychiatrique est une belle façon d'éviter ou de contourner le problème. Les difficultés intellectuelles et psychiques que connaît le patient n'empêchent pas qu'il peut *aussi* avoir des raisons légitimes et rationnelles de refuser les soins[6]. Le jugement d'inaptitude est sourd à ces raisons.

D'ailleurs, le droit de refus, malgré la primauté accordée à l'autonomie, repose encore largement sur une vision utilitariste qui postule que la personne autonome et informée, apte à juger de sa situation et des traitements, décidera nécessairement en fonction de ses meilleurs intérêts. Il est présumé que l'exercice de l'autonomie coïncide avec la recherche du meilleur intérêt de la personne ou aboutit au même résultat. En effet, la personne apte à consentir, qui comprend l'information transmise, est une personne rationnelle qui discerne et maximise son intérêt (Young, 1990). Le choix du patient ne peut que se rapprocher de celui que lui suggère le professionnel de la santé. Et si le patient ne peut exercer son autonomie, alors on décide pour lui

6. Sur l'interprétation psychologique des conduites de résistance des patients, voir l'excellent article de Guy Lebeer (1997).

en fonction de ses meilleurs intérêts. Or il n'y a pas nécessairement convergence de l'autonomie et de ce que d'aucuns considèrent comme le meilleur intérêt du malade. Du moins, cet intérêt n'est pas compris par tous de la même façon. Une rationalité exclusivement centrée sur la thérapeutique (le point de vue des professionnels) oriente encore trop l'approche de la question.

La confiance et la communication seront sans doute aussi mieux assurées quand les professionnels feront preuve de modestie. Il leur faut accepter une érosion de l'autorité professionnelle, de l'autorité de la science et de l'expertise. L'accepter est peut-être la seule façon de retrouver une crédibilité devant le patient ; lui sait déjà que le professionnel ne sait pas tout, ne comprend pas tout.

Les professionnels doivent aussi reconnaître que les traitements et les soins médicaux, infirmiers et hospitaliers n'épuisent pas toutes les ressources ni n'épuisent toute la compréhension des problèmes, particulièrement en santé mentale ; que le traitement que l'on veut imposer au patient ne réglera pas tout, qu'il a parfois des effets indésirables et même contraires aux effets recherchés ; que le point de vue de l'expert n'épuise pas la question ni n'est *a priori* supérieur aux autres points de vue, etc. Une fois cela reconnu, le traitement apparaîtra déjà moins négativement au patient. Et le professionnel pourra en retour se faire mieux comprendre du malade.

Par ces changements d'attitude et d'approche, peut-être sera-t-il possible d'éviter, d'un côté, que le patient s'isole dans l'affirmation de son autonomie et de sa vérité et, de l'autre, que le professionnel n'entende ni ne voie plus rien, trop assuré qu'il est de son jugement, de son savoir et de sa mission. Plutôt que de chercher alors à limiter l'autonomie, nous pourrions en enrichir la pratique, en replaçant l'autonomie dans les liens qui nous unissent aux autres et les attentes réciproques et en l'ouvrant aux questions du bien, du normal, de la contrainte et de la confiance. L'affirmation et l'exercice de l'autonomie sont au centre de notre vie morale et nous pouvons difficilement imaginer qu'il en soit autrement. Mais l'autonomie à elle seule ne suffit pas à notre vie morale.

11 Quinze histoires de cas

DANIELLE BLONDEAU • MARTINE FRANCIS •
COLETTE GENDRON • LUCIEN MORIN

LES SCIENCES diffèrent entre elles de plusieurs façons. En fonction de la fin visée, certaines sont dites spéculatives — elles cherchent surtout à connaître pour connaître —, d'autres sont dites pratiques — elles se dirigent plutôt vers la production d'une œuvre ou la réalisation d'une action.

La science morale, nous l'avons vu dans le premier chapitre, est une science pratique. Elle a comme objet l'action humaine conforme à ses fins. Voilà pourquoi la science morale ne cherche pas à connaître pour connaître, mais à connaître pour diriger l'action. Certes, en tant que savoir, la morale n'assure pas immédiatement la direction concrète de l'acte contingent à accomplir ici et maintenant — ce qui revient à la prudence. Cependant, elle est orientée vers la réalisation concrète, car elle est la science normative de la conduite humaine, de l'agir humain.

Dans le but de faciliter la compréhension de la morale, nous avons pensé qu'il serait utile d'illustrer son fonctionnement à travers l'examen de quelques exemples concrets, de quelques expériences typiques en soins infirmiers, où se manifestent quotidiennement des problèmes et des dilemmes moraux.

Comme ce chapitre se veut essentiellement didactique, il nous semble approprié, avant d'aborder les histoires de cas comme telles, de préciser les objectifs poursuivis et de fournir quelques directives pour guider le travail des étudiantes et des étudiants.

Objectifs

Les exercices devraient permettre à l'étudiant de :

1. Prendre conscience des dimensions éthiques liées à une situation concrète ;
2. Comprendre les difficultés inhérentes à l'étude des situations éthiques et l'impossibilité de généraliser ;
3. S'exercer à l'analyse éthique d'une situation ;
4. Se sensibiliser au processus de décision éthique ;
5. Justifier rationnellement une position morale ;
6. Voir quelques applications du code déontologique ainsi que certaines de ses limites ;
7. Prendre conscience de ses valeurs personnelles, de ses croyances, etc. ;
8. Confronter ses propres valeurs à celles que met de l'avant la profession infirmière ;
9. Développer son sens du professionnalisme.

Comment répondre aux questions

Dans l'analyse des différents cas qui suivent, il est important de ne pas s'attarder à ce qui serait ou pourrait être l'attitude idéale à prendre. C'est le souci de la conduite personnelle, du comportement qui doit inspirer et guider la réflexion. Le but de l'exercice est de déterminer les principes et les critères qui permettent de fonder et de justifier l'argumentation éthique. Dans cette optique : les étudiantes et les étudiants pourraient constamment avoir en tête les questions suivantes :

— Qu'est-ce que je réponds, moi, ici et maintenant ?

— Si je réponds dans tel sens plutôt que dans tel autre, qu'est-ce que cela représente pour moi, à quoi cela engage-t-il concrètement ?

La grille d'analyse propose une démarche qui permet de mieux cerner le contexte du dilemme éthique et de bien préparer le raisonnement sous-jacent à l'argumentation morale.

Grille d'analyse d'un dilemme éthique

1. Relever les éléments essentiels du dilemme éthique ;
2. Formuler le dilemme éthique ;
3. Identifier les personnes concernées par le dilemme éthique ;
4. Nommer les droits et les devoirs des personnes concernées ;
5. Nommer les valeurs mises en cause par le dilemme éthique ;
6. Citer les articles d'un code de déontologie infirmière ;
7. Énoncer la solution choisie pour résoudre le dilemme éthique ;
8. Justifier la prise de position dans une organisation morale.

Histoires de cas[1]

HISTOIRE 1

Vous travaillez comme infirmière dans une unité de médecine. L'une des bénéficiaires sous votre responsabilité est âgée de 41 ans. Atteinte d'une néoplasie métastatique du sein, elle est en phase terminale.

Situation A

Malgré une souffrance intense et continue, Mme Giguère est très lucide. Elle cherche à connaître la gravité de son état. Elle vous en parle et vous demande : « Est-ce que je vais mourir ? »

Question

– Que lui répondez-vous ? Justifiez votre position.

Sous-questions

– Sur quels principes ou sur quelles valeurs fondez-vous votre agir ?
– Dans cette situation, que signifie « dire la vérité » à Mme Giguère ?
– Comment accordez-vous vos réponses au principe du respect de la personne ?

---

1. Tous les cas, de même que les noms utilisés, sont fictifs.

Situation B

Pour soulager la douleur de Mme Giguère, une médication analgési-que est prévue. Vous avez la responsabilité de l'administrer selon l'in-dication suivante : morphine, 3 mg par voie sous-cutanée, aux deux ou trois heures, au besoin. Vous savez que la morphine, en plus d'en-traîner l'analgésie, a comme effets secondaires de déprimer le centre respiratoire et d'altérer l'état de conscience. Mme Giguère vous dit que le médicament la soulage beaucoup ; par contre, elle se sent affaissée et nonchalante. À travers ses propos, vous comprenez qu'elle souhaite un soulagement de sa douleur, mais qu'elle résiste à la perte de sa lucidité.

Questions

- Comment administrerez-vous la médication ? À quelle fréquence ? aux deux heures ? aux trois heures ? à un plus grand intervalle ?
- Dans le cas où Mme Giguère n'est plus souffrante, continuerez-vous de donner la médication aux deux ou trois heures ?

Sous-questions

- En vertu de quels critères agirez-vous pour administrer la mor-phine ? Quel est le problème de jugement qui se pose ici ?
- Comment vous comportez-vous devant la douleur d'autrui ?
- Comment devrez-vous vous comporter sur le plan moral ?

Situation C

Le conjoint de Mme Giguère discute avec vous de la situation. Il sou-haite qu'elle ne souffre pas et vous demande s'il n'y a pas de moyens pour abréger son martyre. Bien calme, il vous dit : « Nous souhaitons qu'elle parte dignement et… rapidement. Louise aimait trop la vie pour accepter de subir une longue agonie et pour vivre une vie qui n'a plus de sens. » Cette rencontre vous ébranle et vous essayez de faire le point avec vous-même.

Question

- Comment réagissez-vous aux propos du conjoint de Mme Giguère ?

Sous-questions
- L'euthanasie est-elle moralement acceptable? Sur quels principes vous appuyez-vous?
- Comment vous situez-vous par rapport aux valeurs suivantes: quantité de vie et qualité de la vie? Quels sont vos arguments éthiques?

HISTOIRE 2

Ghislaine a 24 ans, elle vient d'apprendre qu'elle est enceinte de deux mois environ. Elle vit avec son partenaire, âgé de 23 ans, une relation stable. Ils travaillent tous les deux depuis un an. Pourtant, la grossesse — échec de la contraception — pose un sérieux problème au couple. Ils avaient déjà discuté ensemble de la possibilité d'avoir ou non un enfant. D'un commun accord, ils avaient décidé d'attendre un peu avant de fonder une famille, le temps de commencer une carrière et de rembourser leurs dettes d'études. Ils voulaient aussi se donner le temps d'approfondir leur relation de couple.

Ghislaine vit mal la situation. Bien qu'elle désire des enfants, une grossesse à ce moment-ci vient contrecarrer ses projets d'avenir. De plus, psychologiquement, elle ne se sent pas prête à assumer cette grossesse.

Elle vous rencontre et discute avec vous de son dilemme: elle résiste à la grossesse et refuse l'avortement.

Questions
- Que dites-vous à Ghislaine pour l'aider à mettre de l'ordre dans ses idées? Pour l'aider à agir?
- Comment Ghislaine peut-elle résoudre son conflit pour prendre une décision éclairée?
- Quels sont les enjeux fondamentaux liés à l'avortement?
- Quelles valeurs sont en jeu?

HISTOIRE 3

Il y a quatre mois que Denis Ledoux, 35 ans, est hospitalisé à la suite d'un accident de voiture. Une fracture cervicale l'a rendu quadraplégique. Malgré la difficulté à accepter son nouvel état, M. Ledoux a toujours participé activement à sa réadaptation. Sa conjointe et leurs deux enfants, âgés respectivement de 9 et 11 ans, sont satisfaits de ses progrès et de sa volonté de s'en sortir.

Pourtant, un beau matin, M. Ledoux vous fait part de sa tristesse et de ses inquiétudes face à son avenir. Jusqu'à ce jour, sa motivation tenait à l'encouragement de sa famille et au désir de lui plaire. Il vous raconte combien, avant son accident, il était un homme très sportif. Sa passion pour le travail manuel — menuiserie, ébénisterie, bricolage, construction — occupait aussi beaucoup son temps. Vous prenez conscience de la profondeur de la détresse de M. Ledoux qui vous confie : « Maintenant, je suis une loque humaine. La vie n'a plus de sens pour moi. J'aime beaucoup ma famille, mais cela ne suffit pas à justifier ma raison de vivre. » Après avoir pesé le pour et le contre, son idée est faite, il souhaite mourir. Vous sentez même qu'il sollicite votre aide pour mettre fin à ses jours. À compter de ce jour, il refuse de s'alimenter et ne veut plus suivre son programme de physiothérapie. Bref, il refuse tous les soins qui pourraient le maintenir en vie.

Question

– Comment réagissez-vous aux propos de M. Ledoux ?

Sous-questions

– Comment analyser la question du suicide à partir des valeurs quantité de vie et qualité de la vie ?
– Vous vous opposez au projet de M. Ledoux. Comment concilier ce que vous dicte votre conscience avec votre obligation de respecter la personne dans son autodétermination ?
– Le refus de soins ou de traitements correspond-il à un suicide ?

HISTOIRE 4

Deux infirmières, Caroline et Christiane, discutent du droit à l'information. La position de Caroline est claire. Si elle était atteinte d'une maladie et que celle-ci soit en phase terminale, elle aimerait connaître son état le plus tôt possible. Christiane abonde dans le même sens. Pour elle, le fait de savoir lui permettrait de mieux prévoir son départ. Elle perçoit là même un devoir moral, dans la mesure où elle se sent tenue envers elle-même et envers les autres de bien se préparer à cette mort qui est la sienne. Toutes deux croient en l'obligation de vivre pleinement leur mourir.

Caroline se rappelle une situation qui avait pour le moins troublé l'équipe de soins. Un bénéficiaire, M. Rhéaume, refusait de connaître sa maladie, sous prétexte que l'information reçue nuirait à la qualité de sa vie au cours de ses derniers jours. Après avoir discuté avec le bénéficiaire, l'équipe soignante avait accepté de respecter son désir. Caroline fait remarquer que les motifs du bénéficiaire étaient claire-ment exprimés — garder l'espoir, protéger sa famille et éviter des discussions angoissantes.

Caroline a toujours eu du mal à accepter l'attitude de M. Rhéaume. Pour elle, le droit à l'information représente un impératif absolu. Christiane, elle, s'interroge sur le principe et son application dans le quotidien.

Questions

- D'après vous, le droit à l'information oblige-t-il toujours à dire toute la vérité? Développez.
- De quels facteurs doit-on tenir compte relativement au droit à l'in-formation?
- Comment conciliez-vous votre devoir d'informer un bénéficiaire avec l'obligation de respecter sa personne?

Sous-questions

- À votre avis, quelle serait la source principale des conflits de va-leurs personnelles?
- Qu'est-ce qui doit primer: vos valeurs ou celles de la personne malade? Pourquoi?

HISTOIRE 5

Annie et Jean-Claude quittent la pouponnière avec leur nouveau-né, André, atteint de trisomie. Le père accepte difficilement son enfant et songe déjà à le supprimer. Sur la route qui mène la petite famille à la maison, Jean-Claude fait part de ses intentions à Annie. Rapi-dement, ils deviennent complices et élaborent toutes sortes de straté-gies pour mettre fin aux jours d'André: l'abandonner sur l'autoroute, le plonger dans l'eau glacée, ne pas l'alimenter, le serrer jusqu'à ce que son cœur cesse de battre, etc. Tout en discutant, les parents expliquent leurs attitudes, se déculpabilisent. « C'est pour son bien et celui des autres. » La mère s'attendrit : « C'est un beau bébé. » Le père retient un geste de tendresse. Soudainement, tous deux prennent conscience de la portée de leurs propos et s'interrogent sur leur sens moral, sur leurs principes contradictoires.

Questions

- Annie et Jean-Claude ont-ils le droit de supprimer leur enfant trisomique ?
- Un enfant trisomique a-t-il un droit sacré à la vie ?

Sous-questions

- Dans la mesure où la vie d'un autre lèse la mienne, ai-je le droit de la supprimer ? Le devoir de la supprimer ? Dans tous les cas ?
- Sur quels principes dois-je me baser pour choisir ? Les principes moraux sont-ils tous relatifs ?
- En quoi le principe de la quantité de vie s'oppose-t-il au principe de la qualité de la vie ?
- Comment évaluer la qualité de la vie chez autrui ?

HISTOIRE 6

Mme Yvonne Leblanc, âgée de 82 ans, se confie à vous, son infirmière. Vous la connaissez depuis un certain temps et vous avez établi avec elle une véritable relation de confiance. Depuis quelques jours, vous la sentez troublée. Elle tient les propos suivants : « Il se passe des choses qui me dérangent ici. M. Dumais, de la chambre voisine, vient me visiter fréquemment. Il cherche toujours à m'embrasser. Cela m'importune beaucoup. Il y a autre chose aussi : quand je vais à la salle de séjour, plusieurs personnes sourient à la vue du chapelet que je porte à mon cou. Je n'arrive pas à me résigner à le laisser dans le fond du tiroir. Et je suis "tannée" qu'on me tutoie, qu'on m'appelle grand-maman. J'ai sûrement atteint l'âge de la maturité, mais j'ai surtout parcouru un long chemin dans la vie. Ce n'est pas que je me prenne pour une autre, mais je n'aime pas être comme toutes les autres. Je sais que les gens veulent être gentils avec moi, mais j'en ai assez de cette condescendance! Je me sens méprisée. Il faut que je vous dise encore ceci: je n'aime pas la coiffure que je porte. Des "couettes" à mon âge! Trouvez-vous que j'exagère? Je me sens tellement contrariée!»

Questions

- Trouvez-vous que Mme Leblanc exagère?
- Qu'est-ce que la dignité humaine? Le respect de la dignité humaine?

Sous-questions

- Que faire quand les exigences du milieu hospitalier sont en contradiction avec les valeurs personnelles d'un bénéficiaire?
- Quand la maladie empêche un bénéficiaire d'être autonome, de contrôler sa propre vie, jusqu'où sa prise en charge par l'autre peut-elle aller, tout en respectant le principe de la dignité sacrée de chacun?
- Que signifient le respect de la personne, l'ouverture sur autrui?

HISTOIRE 7

Vous arrivez un beau matin dans votre service et vous êtes étonnée de la façon de parler du personnel soignant: «L'hystérectomie dans la chambre 401»; «le déprimé du 424B»; «le sonneur de cloche»; «la fatigante qui se plaint continuellement dès qu'on entre dans sa chambre»; etc.

Questions

- Qu'y a-t-il de moralement incorrect dans ces comportements?
- Que veut dire «avoir le sens de l'autre»?
- En quoi le code de déontologie peut-il être utile ici?
- Pourquoi l'éducation morale doit-elle faire partie intégrante de la formation professionnelle?

HISTOIRE 8

Depuis un certain temps, vous avez remarqué qu'Eugène se présentait au travail en état d'ébriété. Vous travaillez avec lui depuis quelques années, mais vous n'aviez jamais soupçonné son problème.

Aujourd'hui, vous êtes pourtant convaincue qu'Eugène boit de plus en plus. D'abord, vous hésitez à lui en parler, puis, finalement, vous vous décidez. Eugène est vexé, il refuse d'admettre les faits et menace même de renier votre amitié.

Le comportement d'Eugène ne s'améliore pas ; bien au contraire, il s'aggrave. Vous l'avez même surpris à tituber alors qu'il levait une personne malade. Vous vous rendez compte que sa conduite est dangereuse pour les bénéficiaires et irresponsable. Que faire ? Vous êtes tiraillée par deux sentiments contradictoires : dénoncer un collègue ou garder le silence.

Questions

- Que faites-vous dans une pareille situation ? Pourquoi ?
- Le code recommande de dénoncer les accrocs au professionnalisme. Votre propre morale s'accorde-t-elle avec cette prescription ? Sinon, sur quoi vous fondez-vous pour choisir ?
- À partir de ce cas, montrez les sources de conflits possibles entre la conscience professionnelle et la conscience personnelle ? Des priorités s'imposent-elles ? Expliquez.

HISTOIRE 9

Vous êtes infirmière au service des urgences. Vous venez d'accueillir un enfant de cinq ans qui présente une fracture du plancher de l'orbite. Les parents vous racontent que l'enfant est tombé de sa bicyclette. En observant le jeune Patrick, vous découvrez que son corps est couvert d'ecchymoses. Vous le faites remarquer aux parents. Le père s'empresse de dire : « Il marque facilement. Au moindre coup, il fait des bleus. Son sang doit être clair. »

Quand vous êtes seule avec Patrick, vous cherchez à connaître l'origine de ses meurtrissures. Il devient alors nerveux, évasif et craintif. Vous soupçonnez que cet enfant a été battu et qu'il a peur d'en parler.

Questions

- Que faites-vous ? Pourquoi ?
- Pour faire valoir les droits de l'enfant, pouvez-vous outrepasser l'autorité parentale ? Développez.

Sous-questions

- Qui respecter? L'enfant ou les parents?
- Devez-vous dénoncer les parents? À qui en parler?
- Dans ce cas, votre responsabilité morale vous oblige à ne pas vous limiter au traitement de la fracture. Pourquoi?

HISTOIRE 10

Au moment de la cueillette des données en soins infirmiers, M. Bouchard vous laisse clairement entendre que votre présence n'est pas désirée. Il vous dit: «Je ne veux voir personne aujourd'hui.» Vous cherchez à comprendre son attitude, mais, avec force, il vous invite à sortir. Vous vous demandez s'il vaut mieux partir ou rester. Vous avez la nette impression que M. Bouchard vous manque de respect. Par contre, vous ne voulez pas, à votre tour, lui manquer de respect.

Questions

- Quels problèmes moraux voyez-vous ici?
- Jusqu'où peut aller l'affirmation et le respect de soi?
- Comment concilier le respect de soi et le respect d'autrui?
- Vos droits peuvent-ils nier ceux des autres?
- Quelles sont les limites d'une morale fondée uniquement sur le droit?

HISTOIRE 11

Pendant ses périodes de confusion, Mme Bélanger visite les chambres des autres bénéficiaires et prend toutes les serviettes qu'elle trouve. Elle peut ainsi en accumuler un grand nombre dans sa chambre. Cela crée un véritable problème dans l'unité. Mme Bélanger agit de la sorte seulement lorsqu'elle est perdue, embrouillée. Elle est la première, dans ses moments de lucidité, à déplorer ses larcins.

Au cours d'une réunion de l'équipe du personnel soignant, vous discutez du comportement de Mme Bélanger.

Questions

- Croyez-vous que Mme Bélanger est consciente de ses actes? En est-elle responsable?

- Dans le cas de Mme Bélanger, que signifie «respecter la personne»?
- Sur quels critères devez-vous fonder votre intervention?

HISTOIRE 12

Vous travaillez dans une clinique de fertilité. Ce matin, vous rencontrez une mère porteuse. Voici un extrait de votre conversation:

> — Il y a déjà cinq mois que je porte mon enfant, plutôt... cet enfant. Je m'attache à sa présence. Mais parfois, je sens que cette intimité entre lui et moi est... violée. J'aurai beaucoup de mal à m'en séparer. Quel rôle ingrat que d'être une mère d'emprunt!
> — Vous trouvez difficile maintenant d'accepter votre situation?
> — Oui, j'ai l'impression de me prêter à un vulgaire commerce. Malgré mes bonnes intentions et mon grand souci humanitaire, je doute de pouvoir donner mon enfant. Pourtant, je porte le bébé d'une autre.
> — Vous vous sentez tiraillée entre la promesse de rendre l'enfant au couple et le désir de garder le fruit de votre grossesse?
> — C'est ça. Comment rester fidèle à la parole donnée dans une circonstance comme la mienne? Je suis devenue mère... Pourrai-je abandonner mon enfant?

Cette conversation vous ébranle profondément. Vous comprenez à quel point la situation est complexe.

Questions

- Que dites-vous à la mère porteuse? Doit-elle rendre «son» enfant? Le garder?
- Existe-t-il des raisons d'ordre moral pour interdire à une femme le rôle de mère porteuse?
- Comment définissez-vous la maternité? La paternité?

HISTOIRE 13

Il y a beaucoup d'animation au service des urgences. Vous avez même ajouté des lits le long du corridor. En tant qu'infirmière, vous devez, une fois de plus, faire face à une situation délicate. Deux personnes sont inconscientes: l'une est âgée de 76 ans et l'autre, de 9 ans. Vous ne pouvez répondre immédiatement aux besoins des deux personnes.

Questions

- Vous devez donner des soins à une personne seulement. De qui vous occupez-vous en premier? Pourquoi?
- Si le matériel disponible pour intervenir est très limité, quelle importance accorderez-vous à ce fait dans votre décision?
- Comment les principes de quantité de vie et de qualité de la vie peuvent-ils influencer votre délibération?

HISTOIRE 14

Après discussion, les membres d'une famille décident de placer en institution un des leurs, un enfant handicapé physiquement et mentalement. Ils sont d'avis que Pierre sera plus heureux dans un endroit adapté à ses besoins. En toute conscience, les parents conduisent l'enfant à l'établissement X. De cette façon, la quiétude familiale ne sera pas perturbée, et Pierre, de son côté, ne manquera de rien. Ainsi, confié à l'État, Pierre ne fait plus partie de la famille.

Questions

- La famille de Pierre a-t-elle bien agi? Ses motifs sont-ils moralement acceptables?
- Quels sont les droits et les devoirs de la famille à l'égard de Pierre?
- Dans le cas de Pierre, y a-t-il une distinction entre le milieu institutionnel et le milieu familial en ce qui concerne la qualité de la vie?

HISTOIRE 15

À la pause-café, Marie raconte à sa collègue, Françoise, ce qu'elle a lu dans le journal la veille:

Marie: As-tu lu l'article où il est question d'un homme à la recherche d'un rein compatible avec le sien? Il est prêt à mettre le prix!

Françoise: Le commerce d'organes? Ça ne m'étonne pas, tu sais. Il paraît même que la fécondation *in vitro* pourrait servir à créer une banque d'organes, de tissus disponibles sur demande.

Marie: Que dis-tu? Explique-toi.

Françoise : Imagine le scénario suivant. Tu désires un enfant. Tu demandes une fécondation *in vitro*. Par la même occasion, tu fais congeler trois ou quatre embryons identiques à celui que tu porteras. Ainsi, le jour où ton enfant souffrira d'une anomalie quelconque, il aura à sa disposition les cellules compatibles qu'on n'aura qu'à prélever sur l'« enfant de rechange ».

Marie : Ce n'est pas possible !

Françoise : Pourquoi pas ? En temps voulu, tu auras à ta disposition les pièces de rechange nécessaires. C'est l'immortalité assurée, non ?

Marie : C'est de la science-fiction ! Tant qu'à y être, pourquoi ne pas essayer de fabriquer des hybrides du genre mi-femme, mi-singe, ou mi-homme, mi-chèvre ? Tiens, pourquoi ne pas s'appliquer à fabriquer des Einstein ou... des Frankeinstein ? Tu divagues, ma chère !

Françoise : Eh non ! Et il paraît que ce n'est qu'un début. Plusieurs ont déjà pensé aux avantages que pouvait procurer le génie génétique.

Marie : Un monde de fous ! Mais où est-ce qu'on s'en va ?... As-tu déjà pensé à ta marque de commerce ?

Questions

- Comment et sur quels plans se posent les problèmes éthiques du clonage ? de la manipulation génétique ? de la fécondation *in vitro* ?
- Sommes-nous autorisés à tout faire pour la seule raison que nous en avons les possibilités ?
- Les nouvelles biotechnologies obligent-elles à l'élaboration d'une nouvelle morale ?
- La science et la technologie peuvent-elles fonder une morale ? Remplacer la morale ? Une morale biologique ou scientifique est-elle possible ?
- Quelle est la responsabilité morale des chercheurs ? Des biotechnologistes ? Des médias d'information ?
- Un moraliste sans formation scientifique peut-il être encore utile devant les questions que soulève la biologie actuelle ?

QUATRIÈME PARTIE

Approche interdisciplinaire de questions actuelles

12 L'avortement

Divers enjeux éthiques se rattachent à l'interruption volontaire de grossesse, communément appelée avortement.

Toujours condamnée par l'Église catholique, puis même criminalisée par la législation canadienne, la pratique de l'avortement a évolué à la faveur de la mouvance des valeurs traditionnelles provoquée par l'avènement du pluralisme axiologique et surtout du féminisme. La question de l'avortement, aujourd'hui, se retrouve souvent au centre de débats éthiques orageux qui tendent à se polariser sur deux positions parfois mutuellement exclusives.

Tantôt, on penche pour la protection de la vie du fœtus et on condamne l'avortement; tantôt on tend à approuver la requête du droit à l'autonomie de la mère et alors on considère l'interruption de grossesse comme le choix du « non-choix ». Aussi, pour refléter les différents aspects à considérer dans la question de l'avortement, Raymonde Vézina, travailleuse sociale engagée auprès de femmes qui demandent l'avortement, présente dans une première partie un bref historique de la législation canadienne. Elle dégage par la suite les motivations et les valeurs qui interviennent dans le recours à l'avortement. Dans la deuxième partie, le professeur Pierre Gaudette expose pour sa part une perspective théologique mettant davantage en relief la nécessité d'assurer la protection de la vie humaine en ses débuts. Malgré des discours divergents parfois, certaines lignes de convergence rallient ces perspectives psychosociales et théologiques.

I Perspective psychosociale

Raymonde Vézina

Historique

Avant 1988, la pratique de l'avortement constituait un acte criminel. En effet, l'article 287 du Code criminel stipulait que «quiconque, avec l'intention de procurer l'avortement, emploie quelque moyen pour réaliser son intention, est coupable d'un acte criminel et passible de l'emprisonnement à perpétuité». Était coupable également d'un acte criminel et passible d'un emprisonnement maximal de deux ans «toute personne qui étant enceinte, avec l'intention d'obtenir son propre avortement, emploie ou permet que soit employé quelque moyen pour réaliser son intention (Gosselin, 1989)».

Cependant, cet article de loi ne s'appliquait pas au médecin qualifié[1] d'un établissement de santé accrédité ni à la femme enceinte qui permettait à ce même médecin d'employer quelque moyen pour réaliser l'avortement. Un comité d'avortement thérapeutique devait déclarer que la poursuite de la grossesse mettrait probablement la vie ou la santé de la femme en danger. La loi précisait aussi que le comité d'avortement thérapeutique était formé d'au moins trois membres, tous des médecins qualifiés et nommés par le conseil de l'établissement de santé.

Un changement important allait avoir lieu le 28 janvier 1988. En effet, la Cour suprême du Canada déclarait, dans le «jugement Morgentaler», que l'article 287 était inconstitutionnel, puisqu'il portait atteinte à l'intégrité physique et psychologique d'une personne, et qu'il était par conséquent contraire à la Charte canadienne des droits et libertés. Cette dernière, proclamée en avril 1982, reconnaît à toute personne le droit à la vie, à la liberté et à la sécurité. Dans le système juridique canadien, cette Charte a préséance sur toutes les

---

1. Médecin qualifié : personne qui a le droit d'exercer la médecine en vertu des lois de la province où est situé l'établissement de santé.

autres lois, tant en matière criminelle qu'en matière civile. En d'autres mots, la décision devait conduire à la décriminalisation de l'avortement et au retrait de tout encadrement juridique pour cette pratique au Canada.

Depuis janvier 1988, donc, la pratique de l'avortement relève de chaque administration, tant des établissements de santé que des services sociaux, compte tenu de la dissolution des comités thérapeutiques à la suite de l'abolition de la loi sur l'avortement. L'interruption de grossesse n'est donc plus un crime au Canada, mais plutôt un acte médical comme un autre. L'avortement doit cependant être effectué par un médecin qualifié, selon les règles qui régissent déjà la profession médicale.

En 1989, la Commission de réforme du droit du Canada publiait un document de travail qui devait servir de base à une nouvelle loi sur l'avortement et dont les principes seraient acceptables pour la majorité des citoyens. On y mettait en évidence la nécessité d'accorder au fœtus une protection s'intensifiant au fur et à mesure de son développement. La Commission reconnaissait donc une importance à l'évolution et aux stades de la grossesse. Il était posé que la qualité de la vie devait être un aspect tout aussi important que le droit à la vie. Cet aspect, d'ailleurs, a été pris en considération au chapitre concernant l'opposition entre la vie du fœtus et la sécurité de la mère. Il y est mentionné, notamment, « qu'il existe une différence d'ordre qualitatif entre le droit à la vie et le droit à l'intégrité corporelle (Commission de réforme du droit du Canada, 1989 : 41) », énoncé faisant référence aux termes de la décision du juge Lamer dans l'arrêt Mills c. la Reine, 1986, qui établissait que « le principe de la sécurité de la personne ne comprend pas seulement l'intégrité physique, mais également le droit à l'intégrité psychologique (ibid. : 41, note 88) ». Le texte du document de travail de la Commission poursuivait en disant que le droit à la vie signifie certainement le droit à une vie qui vaut la peine d'être vécue. On y proposait que les avortements pratiqués entre la 12e et la 22e semaine de grossesse soient motivés par des raisons liées à la santé physique ou psychologique de la mère. Cette indication, on le comprendra, comportait des risques importants en ce qu'elle prêtait à diverses interprétations selon les personnes ou les lieux. La Commission mettait en relief l'approche trop coercitive du droit pénal, car le problème, soulignait-elle, ne réside pas tant dans la grossesse que dans le fait qu'elle n'est pas désirée, et cela pour toutes sortes de raisons. Elle recommandait l'amélioration des programmes sociaux plutôt que l'adoption de règles encore plus rigides sur l'avortement.

Décriminalisation

En dépit de la décriminalisation de l'avortement, le recours à cette pratique n'en demeure pas moins un geste grave qui suscite autant de questionnements éthiques, de bouleversements psychologiques que d'ambivalence. Ce n'est pas parce que l'avortement est décriminalisé qu'il est, par conséquent, dédramatisé ou démystifié. Aussi, pour bien en apprécier les enjeux éthiques et psychosociaux, il est utile de considérer les raisons qui amènent des millions de femmes, de tous les âges, à recourir à l'avortement. Comme le mentionnait le père Julien Harvey dans la revue *Relations* (1982 : 37), «les principes ne sont authentiques que lorsqu'ils sont constamment replongés dans l'expérience, pour qu'on puisse tenir compte de tout ce que contient de valable et de moralement sain le vécu».

Aussi, dans un premier temps, il sera question du vécu des femmes qui se retrouvent en situation de grossesse non planifiée ainsi que des réflexions qui motivent leur décision et des valeurs morales qui sous-tendent leur cheminement face au choix de l'interruption de grossesse. En effet, toute considération d'ordre pratique n'exclut pas une réflexion sur la valeur même de la vie humaine et du statut de l'embryon. Souvent, elle le précède. Compte tenu de son importance, l'aspect moral sera examiné dans la deuxième partie de ce chapitre.

L'aspect psychosocial de l'interruption volontaire de grossesse

Autant la confirmation d'une grossesse peut symboliser un événement marquant et heureux dans la vie d'une femme, autant l'annonce d'une grossesse non désirée peut être vécue comme un drame. À ce moment s'amorce un processus de réflexion douloureux où s'entremêlent souvent ambivalence et culpabilité, raison et émotion, désir de donner la vie et désir d'interrompre la grossesse. Une femme éprouve parfois beaucoup de mal à admettre que cette grossesse la déçoit.

Mais comment cette femme en arrive-t-elle à la décision de l'avortement? Afin de rendre plus concrètes les différentes étapes d'un choix vers l'avortement, ainsi que les valeurs qui interviennent dans la prise de décision, une histoire de cas servira d'exemple à l'analyse.

Il s'agit de Marie (nom fictif), âgée de 25 ans, célibataire, et qui vit de prestations d'assurance-emploi. Elle se retrouve enceinte dès le début d'une vie commune avec son partenaire du même âge, lui aussi sans emploi. La confirmation de la grossesse suscite une très forte réaction chez le jeune couple qui est, en principe, contre l'avortement. Le conjoint fait pression sur Marie afin qu'elle poursuive sa grossesse. Le recours à l'aide sociale lui semble être une solution adéquate pour alléger leurs problèmes financiers. Face à l'ambivalence de Marie, il agite la menace de rupture. De son côté, Marie veut faire le meilleur choix. Elle aime les enfants et elle est contre l'avortement. Si elle choisit l'avortement, elle craint de vivre un deuil et de perdre son nouveau partenaire. Par contre, elle éprouve des craintes face à la vie à deux, face à la maternité et face à l'engagement à long terme avec ce partenaire qu'elle connaît depuis quelques mois seulement. Poursuivre sa grossesse comporte autant de questionnements que de l'interrompre, d'autant plus qu'elle espérait obtenir un emploi sous peu.

Les motifs du recours à l'avortement

Cette histoire de cas met en lumière les différents motifs pour lesquels une femme demandera une interruption de grossesse. Les raisons sont généralement d'ordre psychosocial ou économique, les raisons d'ordre médical ou psychiatrique représentant un très faible pourcentage. Ces dernières sont plus souvent justifiées par l'emploi de médicaments comportant un risque pour le fœtus ou la santé de la mère plutôt que par le désir réel d'interrompre la grossesse.

La situation de Marie s'apparente à celle de beaucoup de femmes, la majorité étant célibataires et économiquement faibles. Plusieurs d'entre elles étudient ou occupent des emplois précaires et, par conséquent, font souvent appel à l'aide sociale ou aux prestations de chômage.

Ces femmes se retrouvent souvent seules pour envisager de prendre la responsabilité d'un enfant, soit que la relation est récente ou non significative, soit que le partenaire a mis fin à la relation, ou que les jeunes gens sont dans l'incapacité d'assumer la charge d'un enfant. Certaines d'entre elles ont déjà un enfant et ne peuvent prendre la responsabilité d'un deuxième.

Les adolescentes représentent environ 20 % de la clientèle (Conseil du statut de la femme, 1990), et ce taux est resté stable au cours des dernières années. Leur jeune âge, la poursuite des études, le manque d'autonomie financière, la dépendance envers leurs parents sont des motifs régulièrement cités pour un choix conduisant à l'avortement. Ces jeunes filles vivent souvent beaucoup d'anxiété, allant de la peur que leurs parents apprennent la situation jusqu'à la crainte de l'intervention médicale et de ses conséquences. Pour des raisons d'ordre juridique, il faut généralement respecter le désir de l'adolescente de plus de 14 ans de ne pas en parler à ses parents, tout en l'aidant à clarifier la raison de cette décision. La crainte de les décevoir, de perdre leur confiance et d'être rejetée est souvent mentionnée par l'adolescente enceinte pour garder ses parents dans l'ignorance.

Quant aux femmes plus âgées, elles ont tendance à se juger plus sévèrement quand la grossesse est le résultat de l'échec de la contraception. Portées à se comparer aux jeunes adolescentes qu'elles rencontrent à la clinique, elles les excusent plus facilement, compte tenu de leur jeune âge et de leur manque de connaissances. Elles se pardonnent difficilement de se retrouver en situation de grossesse non planifiée. L'âge de la mère, les répercussions sur le travail, une situation financière précaire, une relation de couple en difficulté et, ce que l'on rencontre de plus en plus, la famille recomposée, rendent problématique la poursuite de la grossesse.

Les valeurs en jeu

Les démarches associées à la décision de poursuivre ou d'interrompre une grossesse sont pénibles, tant sur le plan moral que sur le plan émotif. Plusieurs femmes souhaiteraient avoir des conditions favorables à la poursuite de leur grossesse. Certaines d'entre elles auront besoin d'aide pour prendre leur décision, puisqu'elles se trouvent

214 ÉTHIQUE ET SOINS INFIRMIERS

devant un dilemme où se confrontent à tour de rôle différentes valeurs. Afin d'illustrer ce dilemme éthique, revenons à la situation de Marie. Le conflit se situe précisément entre son désir d'autonomie personnelle et la pression exercée par son partenaire de même que par les préjugés de la société; entre sa qualité de vie et son désir de donner la vie; entre l'affirmation de soi et la protection de la vie de l'enfant; entre la réalisation de soi par le travail et la réalisation de soi par la maternité; entre ses propres principes face à l'avortement et la réalité de ses conditions actuelles pour la poursuite d'une grossesse; et finalement, entre une vie de couple épanouissante sans enfants et une vie de famille.

Comme bien des femmes dans cette situation, Marie vit un conflit entre sa raison et son cœur. Les arguments relevant de la raison, comme le fait de ne pas avoir de partenaire et de revenus stables, la perspective prochaine d'obtenir un emploi, s'opposent à ceux du cœur, comme le désir et l'amour des enfants, la joie de se savoir féconde, la peine d'avoir à envisager l'avortement et la peur de perdre son partenaire.

Bref, le choix d'interrompre ou de poursuivre une grossesse est un acte grave et douloureux puisqu'il exige d'évaluer en peu de temps le poids de valeurs importantes et significatives, de réfléchir à son bien personnel, mais aussi à celui de l'enfant, d'assumer des sentiments contradictoires de culpabilité et de libération et, à la toute fin, l'obligation de choisir. Voilà pourquoi l'avortement représente le choix du «non-choix».

Le processus de décision

Prendre la décision de poursuivre ou d'interrompre une grossesse est un acte d'une telle importance dans la vie d'une femme que personne ne peut le faire à sa place. Un profond sentiment de solitude se rattache à cette expérience, du fait que ce choix lui appartient à elle seule. La femme en arrive à une décision à la suite d'un processus plus ou moins long d'analyse de tous les éléments de sa situation. Elle dispose de peu de temps pour décider et pour tenir compte de tout ce qu'implique son choix de poursuivre ou non sa grossesse. Elle est souvent confrontée à ce qu'elle a entendu au sujet de l'avortement et à ce qu'elle éprouve par rapport à sa propre situation. Elle doit tenir compte de ses valeurs personnelles, morales et religieuses, tout en considérant sa condition de vie qui, parfois, vient bousculer l'ordre de priorité des premières. Certaines femmes ont besoin de plus de temps pour cheminer, pour se défaire de l'ambivalence et pour assumer pleinement leur décision. Ce n'est pas de gaieté de cœur que les femmes en arrivent à demander l'avortement. Une telle solution n'est pas envisagée comme une solution de facilité ni comme un moyen de contraception.

Les réticences de la société face à l'avortement affectent souvent la femme qui veut se faire avorter, ce qui peut l'empêcher d'en parler ouvertement dans son milieu ou dans sa famille. On peut facilement imaginer le tourment d'une femme quand déjà elle a de la difficulté à se sentir à l'aise face à ses valeurs morales et quand elle entend des jugements parfois sévères sur les femmes qui recourent à l'avortement. Vivre une situation de grossesse non désirée et devoir en arriver à faire un choix peut être si difficile que certaines femmes sont tentées de solliciter l'avis de leur entourage. Il faut bien rappeler qu'une décision si grave ne doit pas être prise sous l'influence de quelqu'un d'autre, ni sous la pression, ni pour plaire à son partenaire ou pour garder l'estime de ses parents. Les sentiments de regret après l'avortement sont souvent liés au fait, justement, que la décision n'a pas été prise de façon délibérée.

En résumé, le processus de décision suppose généralement une réorganisation des valeurs de la personne où l'importance accordée à la protection de la vie cède le pas à d'autres valeurs touchant la vie personnelle et ayant préséance dans la situation. Aussi, le choix moral s'effectue souvent au cœur d'un conflit de valeurs et représente finalement une question de survie personnelle à ce moment précis. En effet, la femme se sent incapable d'assumer psychologiquement et financièrement une maternité dont elle portera la responsabilité dans des conditions peu favorables à son développement personnel et à celui de l'enfant. La décision amène une profonde remise en question des principes moraux qui se trouvent alors confrontés à la réalité. Elle repose en dernier ressort sur une argumentation d'ordre rationnel.

Le rôle de l'intervenant

L'intervenant en planning familial joue un rôle de première importance à ce stade de la réflexion. L'intervention s'appuie sur les principes du respect de l'autonomie et de la liberté, sur la capacité de faire des choix et d'en assumer les conséquences. Il faut se rappeler qu'une personne accroît son autonomie à travers la résolution des problèmes auxquels elle fait face.

Un choix autonome ne signifie pas pour autant un choix facile. En effet, la femme doit parvenir à comprendre et à intégrer cette expérience dans sa vie, à en saisir le sens par rapport aux autres difficultés qu'elle affronte pour éviter que l'avortement ne devienne un acte automatique. Ainsi, l'accompagnement de la femme qui vit une grossesse non planifiée s'effectue durant les différentes phases de la réflexion, du processus de la prise de décision et de la période suivant l'interruption de grossesse. L'accompagner signifie alors l'aider à prendre une décision rationnelle et éclairée et à en assumer les conséquences.

Lorsqu'il s'agit d'une grossesse chez une adolescente et que ses parents participent à la démarche, l'intervention vise à appuyer les parents afin qu'ils puissent offrir un soutien adéquat à leur jeune fille. Ils doivent généralement procéder à une révision de leurs valeurs. En principe, ils peuvent rejeter l'avortement, mais considérer que, dans la situation actuelle, leur fille qui choisit l'interruption de grossesse fait le meilleur choix. Les parents sont aussi souvent inquiets des répercussions d'une telle expérience sur la vie future de l'adolescente. Ils se sentent coupables et s'interrogent sur l'éducation qu'ils ont donnée à leur enfant. La mère, surtout, aura tendance à se projeter sur sa fille et pourra ressentir un grand poids émotif face à la décision prise.

Une règle fondamentale de l'intervention est le non-jugement, l'acceptation des valeurs et du mode de vie d'autrui. L'intervenant a l'obligation morale de fournir toutes les informations pertinentes et l'aide nécessaire pour favoriser un choix éclairé. Son rôle consiste également à encourager l'expression des émotions, à faire preuve d'empathie et de compréhension. La responsabilité professionnelle implique également de mesurer le besoin de soutien et de renforcer le réseau de soutien naturel. Voilà bien la différence entre un avortement sur demande et un avortement qui est l'aboutissement d'un choix où le maximum de renseignements, d'éclairage et de soutien a été fourni.

◆

Vivre une situation de grossesse non désirée plonge la femme au cœur d'un profond dilemme au moment où elle doit assumer un choix difficile. En effet, un pourcentage élevé de femmes qui s'opposaient moralement à l'avortement y ont recours (Rinfret, Boucher et Giroux, 1972), ce qui risque de provoquer un déchirement dû à l'écart entre les principes et le geste accompli. Le malaise lié à la décision de poursuivre ou d'interrompre une grossesse s'associe à un drame humain véritable, car c'est la valeur de la vie elle-même qui est au cœur du débat.

II Perspective théologique

Pierre Gaudette

Au point de départ...

C'est avec beaucoup de respect qu'il faut aborder une question aussi grave que celle de l'avortement. Les pages précédentes nous montrent à l'envi qu'il s'agit d'une réalité qui met en jeu des valeurs très profondes de la personne. Pourtant, c'est une réalité que l'on a inconsciemment envie de banaliser, sans doute pour ne pas avoir à en affronter tous les aspects.

Une première façon de banaliser l'avortement pourrait être qualifiée de « technique ». Il s'agit d'en faire une question purement médicale ou privée. Le fœtus qui se développe n'est qu'un amas de cellules, une simple excroissance du corps de la mère. La décision d'interrompre ou non la grossesse est une décision purement médicale, une affaire privée qui ne regarde que la mère et, éventuellement, son médecin. L'autre façon de banaliser lui est contraire et témoigne d'une approche « moralisante » de la question. La décision d'interrompre une grossesse est vue alors comme une question exclusivement morale. Les principes sont clairs et il n'y a qu'à les appliquer : l'avortement est une atteinte à la vie humaine et on peut le qualifier de « meurtre ». Toute autre considération est superflue.

Positions limpides, simples, qui permettent des engagements vigoureux, mais qui passent à côté de la complexité du problème et ignorent le drame profond qui se joue dans la question de l'avortement ainsi que les enjeux éthiques qu'elle soulève.

C'est pourquoi, avant de nous engager dans notre réflexion, il apparaît de toute première importance de réaffirmer avec force le caractère dramatique de la situation vécue par la femme qui se découvre enceinte sans l'avoir désiré. Il s'agit d'un de ces événements qui arrivent à certains tournants de la vie et obligent à aller au plus profond de soi-même, à réfléchir sur ses valeurs profondes, à s'interroger sur le sens que l'on veut donner à son existence, situations limites qui interrompent le cours normal des choses et bousculent complètement la façon dont on envisageait son avenir. Une épreuve semblable attend, par exemple, le couple dont la femme donne naissance à un enfant atteint du syndrome de Down ou encore le malade à qui l'on vient d'apprendre qu'il a un cancer généralisé. De telles situations peuvent écraser une personne, mais elles peuvent être un facteur de maturation profonde, à condition d'être vécues de façon consciente et dans la sérénité.

Cette attitude de compréhension étant acquise au point de départ, il est nécessaire cependant de prendre un certain recul par rapport à la situation concrète qui déclenche la réflexion. Il ne faut pas s'y laisser enfermer, se laisser submerger par le flot d'émotions qu'elle suscite. Au contraire, il est nécessaire de déterminer, à l'intérieur de cette situation, les réalités qui sont en cause, les valeurs qui s'expriment, les droits dont il faut tenir compte, les effets des décisions susceptibles d'être prises. Au fond, une réflexion d'ordre éthique s'impose, qui permettra de voir plus clair et de bien discerner les enjeux. Soyons bien clair : il ne s'agit pas de porter un jugement. Il ne s'agit pas non plus d'imposer une décision. Mais il s'agit de voir de la façon la plus sereine possible les effets à long terme de tel ou tel type de comportement, ses conséquences pour soi et pour l'ensemble de la société. C'est dans une telle réflexion que nous voulons nous engager. Nous le ferons en tentant d'exprimer simplement et avec nuance le point de vue théologique, soit celui de la morale catholique. Celui-ci continue en effet d'être très présent dans le débat de société concernant l'avortement.

Des enjeux éthiques à mettre en lumière

Selon la perspective dans laquelle nous nous situons, la toute première question qui se pose est la suivante : lorsque survient une grossesse, devant quelle réalité sommes-nous placés ? Un nouvel être humain ? Une personne humaine ? Un tissu humain ? Une excroissance du corps de la mère ? La réponse importe grandement pour l'évaluation morale de la situation et de l'attitude qu'il conviendra de prendre.

Des discussions millénaires

La réponse des philosophes et des théologiens est sur ce point hésitante. Longtemps, ces derniers se sont posé la question d'une façon qui nous est maintenant moins familière. Ils se demandaient : « À quel moment l'âme humaine est-elle infusée dans le corps ? » C'est à partir de ce moment que l'embryon était considéré comme un être humain et que l'avortement revêtait la malice du meurtre. Reprenant, entre autres, la pensée d'Aristote, le Moyen Âge parlait d'une période de 40 ou de 80 jours de gestation, selon qu'il s'agissait d'un embryon mâle ou femelle !

De nos jours, les opinions sont partagées. Un grand nombre de théologiens affirmeront que nous sommes vraiment devant une personne dès le moment de la conception ; pour quelques autres, ce sera au moment de la nidation. Par ailleurs, se basant sur le fait que la personne se caractérise par sa capacité d'entrer en relation, quelques-uns affirmeront que c'est au moment où le fœtus est « accepté » par ses parents que l'on peut lui reconnaître la qualité de personne humaine. Position extrême qui pourrait prêter à bien des excès, y compris l'infanticide.

La position officielle de l'Église catholique est à la fois ferme et prudente. Ferme en ce sens qu'elle considère que, dès le moment de la conception, nous sommes en présence d'un être nouveau, radicalement différent de la mère et doté de ses caractéristiques propres. L'embryon ne peut être considéré comme une simple chose ou un amas de cellules. C'est à tout le moins une vie humaine en développement. En montrant la continuité qui existe à partir du moment même de la conception jusqu'à la naissance, la biologie donne une vraisemblance certaine à cette façon de voir les choses :

> Dès que l'ovule est fécondé se trouve inaugurée une vie qui n'est celle ni du père ni de la mère, mais d'un nouvel être humain qui se développe pour lui-même. Il ne sera jamais rendu humain, s'il ne l'est pas dès lors. À cette évidence de toujours, [...] la science génétique moderne apporte de précieuses confirmations. Elle a montré que dès le premier instant se trouve fixé le programme de ce que sera cet être vivant : une personne, cette personne individuelle avec ses notes caractéristiques déjà bien déterminées. Dès la fécondation est commencée l'aventure d'une vie humaine dont chacune des grandes capacités demande du temps pour se mettre en place et se trouver prête à agir (Jean-Paul II, 1995 : 112).

Position prudente, avons-nous dit aussi. En effet, l'Église ne veut pas se prononcer sur le fait que cette vie naissante soit ou non dotée de tous les caractères d'une personne humaine. Elle se situe plutôt sur un plan pratique en disant que l'on doit dès le point de départ considérer l'embryon comme si c'était une personne. C'est l'affirmation fondamentale que reprend Jean-Paul II dans sa *Lettre encyclique Evangelium Vitæ* («Évangile de la vie»):

> D'ailleurs, l'enjeu est si important que, du point de vue de l'obligation morale, la seule probabilité de se trouver en face d'une personne suffirait à justifier la plus nette interdiction de toute intervention conduisant à supprimer l'embryon humain. Précisément pour cela, au-delà des débats scientifiques et même des affirmations philosophiques à propos desquelles le Magistère ne s'est pas expressément engagé, l'Église a toujours enseigné, et enseigne encore, qu'au fruit de la génération humaine, depuis le premier moment de son existence, doit être garanti le respect inconditionnel qui est moralement dû à l'être humain dans sa totalité et dans son unité corporelle et spirituelle (Jean-Paul II, 1995: 112).

Il vaut la peine de nous arrêter sur cette dernière affirmation et d'en examiner la pertinence. Elle comporte deux aspects, qu'il faut bien prendre soin de maintenir en lien étroit: un respect inconditionnel de la vie naissante et un engagement résolu en faveur de la vie.

Un respect inconditionnel de la vie naissante

Ce qui est mis à l'avant-plan ici, c'est le bien le plus fondamental de tout être humain, celui qui est à la base de tous les autres, celui sans lequel les autres ne sont pas possibles, à savoir sa vie physique. Et l'affirmation qui est faite, ce n'est pas tant de dire que l'embryon ou le fœtus a un droit strict à l'existence; c'est plutôt, en renversant le point de vue, de dire que nous-mêmes, nous avons le devoir de protéger la vie humaine dès le moment de la conception et qu'il s'agit là d'une obligation qui s'impose inconditionnellement[2].

---

2. Plusieurs textes parlent d'un droit à l'existence de l'embryon humain. Poser la question sous l'angle des *devoirs* évite de prendre une position théorique sur la question controversée du statut de l'embryon et permet de rejoindre un certain nombre d'auteurs qui se refusent à fixer dans le processus continu d'évolution un moment *x* où l'embryon accéderait au statut de «personne». Le débat portera alors sur le caractère inconditionnel ou non de l'obligation.

Cette perspective vient à la rencontre d'une conviction profondément humaine que les philosophes vont formuler d'une façon de plus en plus claire tout au long de l'histoire. Cette conviction, on la trouve exprimée d'une façon globale dans un précepte que toutes les cultures connaissent : «Tu ne tueras pas!» C'est sans doute la Bible qui parle, mais c'est aussi le Bouddha et ce sont les grandes chartes que la société contemporaine a élaborées. Le respect de la vie humaine dans ce qu'elle a de plus humble et de plus fondamental, à savoir sa dimension biologique, est une condition essentielle de la vie en société. À partir du moment où, dans une société donnée, chacun s'arroge le droit de disposer de la vie d'autrui, la vie commune devient impossible parce qu'elle est occasion de violence continuelle.

Évidemment, la portée du précepte n'a pas été saisie dès le point de départ. À l'origine, il ne s'appliquait qu'aux membres du clan ou de la tribu. Car c'est d'abord à l'intérieur du clan ou de la tribu que s'expérimente le besoin essentiel de solidarité et de respect mutuel. On considérera comme un progrès dans l'humanisation que d'étendre ce précepte du respect inconditionnel de la vie au-delà des limites étroites du clan, du pays, de la race ou de la classe sociale. Un progrès qui se fera lentement, car il n'est pas toujours facile de reconnaître l'être humain en celui qui est différent de soi ou qui n'a pas encore de visage. Pensons à toutes les discussions qui ont eu lieu en Espagne à la suite de la découverte du Nouveau Monde et aux questions que l'on se posait à propos des Indiens d'Amérique. Pensons encore — et c'est ici un drame pour la conscience chrétienne — à la persistance de l'esclavage, qui s'est prolongé pendant plusieurs siècles, même dans des pays s'affirmant chrétiens. Et ce progrès n'est pas continu : l'histoire nous présente d'horribles retours en arrière. On ne peut oublier les différents génocides dont notre siècle est le témoin.

Forts de cette expérience historique, bien des philosophes vont signaler que le respect de la vie humaine ne peut être réel s'il ne revêt pas un caractère en quelque sorte absolu. À partir du moment où un individu ou encore une autorité publique s'arroge le pouvoir de déterminer quand une vie humaine vaut la peine d'être vécue et donc quand une vie humaine innocente est digne d'être respectée et protégée, à partir de ce moment, donc, l'être humain est atteint dans sa dignité parce qu'on le subordonne à la vision des choses, à l'idéologie, à la politique d'un autre.

Dans la ligne de ces considérations, une conviction va se faire jour chez plusieurs : l'attitude que nous adoptons face à l'être en gestation dans le corps de la femme est une prise de position vis-à-vis de la vie humaine elle-même. Sans doute, nous y reviendrons, des situations dramatiques pourront-elles se présenter. Mais l'enjeu est là. Une interpellation nous est lancée, et comme société nous ne pouvons pas l'esquiver.

Pour leur part, les théologiens pourront ajouter à cette perspective celle qui leur est donnée par une vision chrétienne du monde et de l'histoire : tout être humain, quel qu'il soit — si handicapé, si démuni, si répugnant soit-il — est créé à l'image de Dieu. Dans l'ensemble de la création, il jouit d'une dignité tout à fait spéciale. Il est destiné à entrer dans une relation personnelle et intime avec Dieu. Il est appelé à s'accomplir en Dieu, par-delà le temps et l'histoire. Il est voulu pour lui-même. L'être qui est dans le sein de sa mère est déjà « quelqu'un » pour Dieu, il est déjà l'objet de son amour, et il est appelé à entrer dans sa joie. Cette conviction s'exprime dès les premiers siècles du christianisme où un vieil auteur répond en ces termes à l'accusation d'infanticide que l'on fait courir contre les chrétiens : « On ne peut pas en même temps penser que ce qui est dans le sein de la mère est un être vivant et que pour cela Dieu s'en occupe, et d'autre part, tuer quelqu'un qui est avancé dans la vie[3]. »

C'est cette conviction, qui est au cœur de l'*Évangile de la vie*, que Jean-Paul II (1995 : 152) veut proclamer et qui doit influencer les discernements ultérieurs. Cet évangile :

C'est l'annonce d'un Dieu vivant et proche, qui nous appelle à une communion profonde avec lui et nous ouvre à la ferme espérance de la vie éternelle ; c'est l'affirmation du lien inséparable qui existe entre la

---

3. Athénagore, Supplique au sujet des chrétiens, 35, 3. Cela fait écho à la prière du psaume 139 où le psalmiste s'adresse à Dieu en lui disant :
C'est toi qui m'as formé les reins,
qui m'as tissé au ventre de ma mère ;
je te rends grâce pour tant de prodiges :
merveille que je suis, merveilles que tes œuvres.
Mon âme, tu la connaissais bien,
mes os n'étaient point cachés de toi,
quand je fus façonné dans le secret,
brodé au profond de la terre (Traduction de la Bible de Jérusalem).

personne, sa vie et sa corporéité ; c'est la présentation de la vie humaine comme vie de relation, don de Dieu, fruit et signe de son amour ; c'est la proclamation du rapport extraordinaire de Jésus avec chaque homme, qui permet de reconnaître en tout visage humain le visage du Christ ; c'est la manifestation du « don total de soi » comme devoir et comme lieu de la réalisation plénière de la liberté.

Un engagement résolu en faveur de la vie

Nous n'avons élaboré jusqu'ici qu'un aspect de la question. Malheureusement, c'est souvent le seul qui retient l'attention dans bien des campagnes contre l'avortement. De telle sorte qu'on accusera volontiers l'Église catholique de ne se préoccuper aucunement de la qualité de vie que connaîtront les enfants à naître... ou leur mère ! Jean-Paul II est sur ce point très clair dans son Encyclique sur l'*Évangile de la vie*. Voici ce qu'il écrit (1995 : 163) :

> Le service de la charité à l'égard de la vie doit être profondément unifié : il ne peut tolérer ce qui est unilatéral ou discriminatoire, parce que la vie humaine est sacrée et inviolable dans toutes ses étapes et en toute situation ; elle est un bien indivisible. Il s'agit donc de *« prendre soin »* de toute la vie et de la vie de tous.

La remarque est importante. Une approche « intégrale » est nécessaire lorsqu'on entreprend des actions en faveur du respect de la vie. Celles-ci doivent rejoindre toutes les couches de la société, particulièrement celles qui sont plus défavorisées, sans exclure qui que ce soit : « prendre soin de la vie de tous ». Se préoccuper de la vie de l'embryon, bien sûr, mais aussi du réfugié en attente de statut, de la mère chef de famille monoparentale, du vieillard mourant. C'est aussi ne pas s'en tenir à la simple protection de la vie naissante, mais s'occuper de celui ou celle que l'on a aidé à naître : « prendre soin de toute la vie ». Autrement, des observateurs ne pourront que remettre en cause la sincérité des actions entreprises contre l'avortement.

Pour cela, des interventions politiques sont nécessaires. Il importe de sensibiliser les gouvernements pour qu'ils mettent en place des politiques sociales qui puissent favoriser le bien de tous et particulièrement des familles :

Il faut combattre les causes qui favorisent des attentats contre la vie, surtout en assurant à la famille et à la maternité le soutien qui leur est dû : *la politique familiale* doit être *le pivot et le moteur de toutes les politiques sociales.* C'est pourquoi il faut lancer des initiatives sociales et législatives capables de garantir des conditions de liberté authentique dans les choix concernant la paternité et la maternité ; en outre, il est nécessaire de revoir la conception des politiques du travail, de la vie urbaine, du logement et des services, afin que l'on puisse concilier le temps du travail et le temps réservé à la famille, et qu'il soit effectivement possible de s'occuper de ses enfants et des personnes âgées (Jean Paul II, 1995 : 169).

Ces interventions auprès des pouvoirs publics doivent s'accompagner d'actions concrètes de la part des chrétiens pour venir eux-mêmes en aide aux femmes qui sont aux prises avec une grossesse non désirée. On pense particulièrement ici à des actions ponctuelles à l'intention des femmes enceintes et des jeunes mères après l'accouchement. C'est plus de cette façon que par des discours que la vie sera défendue de façon crédible dans notre société.

Avons-nous dit notre dernier mot ? Suffit-il d'appliquer maintenant ces convictions avec rigueur et d'entreprendre avec énergie les actions de transformation sociale proposées ? Sûrement pas, car la question de l'avortement continue et continuera de se poser avec acuité à un grand nombre de femmes plongées dans des situations difficiles et douloureuses. Après avoir pris un certain recul pour nous permettre une réflexion d'ensemble, il nous faut revenir aux situations concrètes pour en comprendre toute la complexité et percevoir les difficultés du choix à faire.

Des décisions souvent déchirantes

En effet, ce n'est pas dans l'abstrait que nous prenons nos décisions. Nous le faisons à l'intérieur d'un contexte social particulier. Les valeurs qui nous servent de référence nous sont en grande partie inspirées par la société dans laquelle nous vivons. Chacun est façonné par son milieu, influencé par lui, orienté par lui. Et il est assez facile de relever dans notre société un certain nombre de valeurs, d'attitudes ou de contraintes susceptibles de favoriser le choix de l'avortement. Nous n'avons qu'à penser, par exemple, à la réticence face à l'adoption.

Alors que d'autres cultures acceptent l'adoption comme étant une solution normale et «naturelle» au problème d'une grossesse non désirée, notre société valorise au plus haut point la relation affective se nouant entre la mère et l'enfant qu'elle porte, de telle sorte que l'on trouvera inconcevable, voire contre nature, de laisser se développer une telle relation pour confier ensuite le nouveau-né à des étrangers pour adoption.

Autre élément qui peut inciter à interrompre une grossesse, c'est le fait que, dans notre société de confort et de consommation, l'enfant apparaît souvent comme un fardeau. On peut établir de façon précise le coût d'une nouvelle naissance et les sacrifices financiers qu'elle exige de la part des parents. Il y a donc un rapport entre le nombre d'enfants que l'on accepte d'avoir et le niveau de vie que l'on peut espérer. Quand on sait l'importance du bien-être matériel dans notre société, on se rend compte que l'enfant à venir doit affronter un concurrent redoutable.

Perçu comme un fardeau, l'enfant peut aussi être perçu comme un intrus. Il vient briser l'intimité d'un couple stable qui n'était pas encore prêt à relever le défi d'une ouverture à une vie nouvelle; ou encore, il est un accident de parcours pour des personnes qui n'ont aucunement l'intention de s'engager l'une par rapport à l'autre.

Enfin, l'enfant peut être perçu comme une victime potentielle. Depuis plusieurs années s'est à juste titre développée la conviction que la personne devait être responsable lorsqu'elle décidait de donner la vie. Or on peut vouloir refuser d'avoir un enfant parce que l'on est dans l'incapacité de lui assurer une qualité de vie que l'on estime minimale (manque de ressources financières, absence du père, difficultés psychologiques). Ou bien parce que l'on éprouve une profonde angoisse face à l'avenir de la collectivité. Ce sentiment peut conduire à voir dans l'avortement une façon de réparer un moment d'inattention ou de passion.

Autant de perceptions qui infléchissent la décision concrète et nous montrent comment celle-ci s'enracine dans un vécu personnel qui lui donne sens. Les avoir à l'esprit est nécessaire si nous voulons saisir la gravité du dilemme dans lequel sont enfermées les femmes aux prises avec une grossesse non désirée.

Il ne faut pas oublier non plus le sens renouvelé qu'ont les femmes de leur dignité en tant que personnes : elles ne veulent plus endosser seules les conséquences d'une action faite avec un partenaire irresponsable (viol, abandon, etc.). Plusieurs portent en elles le sentiment d'une profonde injustice qui leur a été causée par les hommes et revendiquent le droit de choisir librement de poursuivre ou non leur grossesse. Pour un grand nombre d'intervenants, c'est d'ailleurs la question du libre choix qui apparaît comme la valeur fondamentale à partir de laquelle doit s'élaborer toute la réflexion et qui, d'après eux, rend inacceptable toute intervention de la part du législateur. Le débat sur l'avortement risque alors d'engendrer deux positions radicalement opposées : l'une fait de la protection de l'embryon une valeur absolue qui ne peut laisser place à d'autres considérations. L'autre serait tentée de faire du libre choix de la conscience un impératif tellement absolu qu'aucune interpellation ne pourrait être lancée au nom des obligations dues à une vie humaine naissante. Il importe de dépasser cette opposition radicale dans une réflexion qui s'efforcera de mettre en lien les diverses valeurs en cause.

Pour une solidarité radicale

Dans un petit livre où il répond personnellement aux questions écrites que lui pose un journaliste, Jean-Paul II (1994) a une expression intéressante :

> C'est la femme qui paiera le prix fort, si elle a le courage de garder son enfant, mais plus encore peut-être si elle retire la vie à l'enfant qui a été conçu en elle. La seule attitude envisageable en un tel cas est la *solidarité radicale* avec la femme enceinte.

« Solidarité radicale avec la femme enceinte. » Il nous semble que c'est là l'attitude de fond qui doit nous inspirer dans toute notre réflexion sur l'avortement et susciter nos engagements sur le plan collectif ou sur un plan individuel. Qu'en sera-t-il au point d'arrivée ? Que fera la femme aux prises avec une grossesse non désirée ? Quelle sera sa décision ? Nous ne pouvons le déterminer d'avance. Mais ce qui apparaît essentiel dans un cas concret, ce sera d'être solidaire de ce qui est vécu et d'ouvrir toutes les avenues possibles : aider à se mettre au clair sur les diverses motivations présentes ; mettre en lumière tous les enjeux éthiques de la situation ; donner une information suffisante sur l'aide disponible. Accompagner la prise de décision sans exercer de pression indue, dans un grand respect de la liberté de la personne, mais sans oublier que celle-ci peut être capable d'un dépassement que nous ne serions peut-être pas capables d'assumer nous-mêmes. Le drame ici, c'est la solitude, l'incapacité de raconter, de verbaliser son angoisse. Tout doit être mis en œuvre pour que cela soit évité.

13 Considérations éthiques sur la mort

Danielle Blondeau

Mourir aujourd'hui n'est plus un événement coutumier s'inscrivant naturellement dans le cycle de la vie. Les progrès scientifiques et technologiques ont radicalement changé le visage de la mort, au point même de créer le mythe de l'immortalité. Notre époque s'est attaquée frénétiquement à la mort pour en contrôler l'issue et en reculer les frontières. Ce contrôle a malheureusement engendré des situations cliniques souvent lourdes sur le plan éthique. En effet, la disponibilité et la puissance des moyens technologiques et pharmacologiques ont conduit non seulement à un sérieux questionnement sur les nouvelles pratiques, mais aussi à un brouillage des limites entre la vie et la mort. Du coup, la confusion allait s'ajouter à l'incertitude. Par exemple, la poursuite des traitements peut rapidement se muer en situation d'acharnement thérapeutique quand leur effet n'est que de prolonger une agonie; l'arrêt d'un traitement est suspect quand il a été délibérément décidé de mettre fin aux souffrances. Outre la sphère clinique, l'incertitude et la confusion se retrouvent également dans le discours populaire qu'alimentent des drames humains largement médiatisés. Pensons à l'affaire Sue Rodriguez, qui relançait le débat sur l'épineuse question de l'assistance au suicide, ou à l'affaire James Latimer, qui soulevait le débat sur l'euthanasie, après que ce

père eut admis avoir mis fin aux souffrances de sa jeune fille lourde-
ment handicapée. Bref, la question du droit à la mort occupe la place
publique et exige une réponse tangible tant de la part des citoyens et
des professionnels de la santé que de l'État.

La pratique infirmière n'échappe pas, elle non plus, au débat. En
effet, l'infirmière a à faire face, un jour ou l'autre, à des demandes des
patients ou de leurs proches, à intervenir aux frontières de la vie et de
la mort, à accompagner la personne malade dans la souffrance, etc.
Elle rencontrera des personnes qui en auront assez de souffrir, qui ne
pourront plus supporter de mourir à petit feu, qui voudront s'éviter
l'indignité de la démence qui les guette ; des personnes âgées et sans
famille qui voudront en finir avec une vie dépourvue de tout sens,
etc. Bref, l'exercice de la profession infirmière convie à un questionnement incontournable sur la mort et, par conséquent, sur les gestes
qu'il convient ou non d'accomplir ainsi que sur les interventions d'accompagnement en de telles circonstances.

La première partie de ce chapitre fait état de la confusion entourant le concept même d'euthanasie. Tout en illustrant les lieux de
désordre, nous proposons des clarifications. Par la suite, l'ambiguïté
des notions de « droit à la mort » et de « droit de mourir » sera éluci-
dée. Il sera aussi question des directives de fin de vie, moyen de contrôle à l'endroit du mourir. Enfin, une réflexion critique sur les
limites associées au contrôle de la mort et à l'exercice de l'autonomie
termine le chapitre.

La confusion entourant le concept d'euthanasie

À lui seul, le concept d'euthanasie contient les germes de la confusion, puisque, selon les conceptions, il recouvre des pratiques fort
différentes. Mais que signifie euthanasie ? Étymologiquement (*eutha-
natos*), le mot signifie : mort douce, mort paisible, mort sans souffrance.
Ce sens ne renvoie aucunement à l'idée de provoquer la mort ; il
s'agit uniquement de faciliter le passage de la vie à la mort en apai-
sant la souffrance qui peut l'accompagner. Autrement dit, le sens premier du mot correspond à la réalité contemporaine des unités de
soins palliatifs où l'accompagnement psychologique et spirituel, le
soulagement de l'inconfort et de la douleur, physique et morale,

constituent des mesures visant à favoriser une mort douce et paisible. Il arrive, cependant, que les pratiques associées aux soins palliatifs soient assimilées, trop rapidement et sans discernement, à l'euthanasie dite passive. La comparaison entre les deux choque, puisque les intervenants qui accompagnent les personnes mourantes dans les milieux de soins palliatifs ne cherchent aucunement à provoquer délibérément la mort.

Ce premier constat permet de mettre en évidence non seulement l'évolution des significations du concept depuis son sens original jusqu'à son sens actuel, mais aussi l'origine des sources de confusion qui l'entourent. De nos jours, il est assez bien accepté de réserver le terme pour désigner l'acte consistant à provoquer directement la mort et l'administration de drogues à dose létale. Généraliser un tel discours présenterait l'avantage de clarifier le débat ainsi que les situations se rapportant à la fin de la vie. Notamment, les pratiques palliatives telles qu'elles ont cours aujourd'hui ne seraient plus confondues avec les actes accomplis dans l'intention de provoquer la mort. En effet, le contrôle et le soulagement de la souffrance demeurent des pratiques adéquates dans un contexte de fin de vie ou même de maladie chronique. Voilà bien pourquoi il est préférable de limiter le sens du mot euthanasie à cette idée de geste délibéré visant à provoquer la mort. De la sorte, le vocabulaire serait mieux adapté à la réalité clinique et technologique d'aujourd'hui.

Il reste que les expressions «euthanasie passive», «euthanasie active», «euthanasie directe», «euthanasie indirecte» sont encore relativement populaires. Cependant, depuis leur apparition, les référents cliniques ont beaucoup changé. En effet, cette catégorisation (passive, active, directe et indirecte) est tributaire d'un héritage judéo-chrétien et d'une époque où les moyens thérapeutiques étaient peu développés. À la suite des progrès scientifiques, technologiques et pharmacologiques des dernières décennies, cette terminologie «traditionnelle» ne parvient plus à rendre compte des nouvelles réalités cliniques. C'est la raison pour laquelle le choix du vocabulaire s'avère essentiel.

Dans les nomenclatures traditionnelles relatives à l'euthanasie, chaque terme — euthanasie passive, active, directe et indirecte — renvoie à un type de procédé dont l'application mène à la mort. On parle ainsi d'euthanasie directe quand l'intervention, l'injection d'une dose létale d'une médication par exemple, est la cause du décès. Elle est dite passive quand la suspension d'un traitement, comme l'antibiothérapie dans le cas d'une pneumonie, entraîne la mort. L'euthanasie est également différenciée selon qu'elle est volontaire ou involontaire ; la distinction concerne ici le patient lui-même. Elle est volontaire quand l'acte est souhaité par le patient, et involontaire quand le patient subit, sans avoir donné son consentement, l'intervention euthanasique. Dans ce dernier cas, par exemple, il pourrait s'agir de personnes plongées dans un coma végétatif persistant ou de personnes privées de leurs facultés cognitives.

En définitive, pour des raisons de plus en plus évidentes de clarté, le mot euthanasie devrait être employé seulement pour désigner l'acte médical qui provoque directement la mort et être débarrassé de ses qualificatifs. Un souci de clarification rend nécessaire l'abandon des nomenclatures traditionnelles, compte tenu de leur désuétude et de l'inadéquation entre ces termes et les réalités cliniques actuelles.

Considérons seulement l'abstention thérapeutique, une pratique clinique aujourd'hui considérée comme adéquate et nécessaire dans le cas d'une maladie en phase terminale. Dans ces conditions, l'abstention ne peut qualifiée d'euthanasie. Il en est ainsi pour la cessation de traitement qui peut s'avérer justifiée dans des circonstances similaires. En effet, en dépit du large éventail de possibilités technologiques et pharmacologiques, vient un moment où le respect de la personne oblige à reconnaître que la vie tire à sa fin et que toute intervention en vue du maintien de la vie à ce moment serait un affront à la dignité humaine.

Il existe une autre expression, l'assistance au suicide, plus moderne et récemment médiatisée avec l'affaire Sue Rodriguez[1]. Souffrant de sclérose latérale amyotrophique, Sue Rodriguez réclamait auprès de la Cour suprême du Canada la levée de l'interdiction de l'assistance au suicide. Invoquant la Charte canadienne des droits et libertés, elle demandait qu'on lui procure la mort compte tenu de son incapacité physique à se la donner elle-même. La notion d'assistance au suicide

---

1. Rodriguez c. Colombie-Britannique (procureur général), Cour suprême du Canada, 20 mai 1993.

dont il est question ici crée une certaine confusion par rapport à la pratique de l'euthanasie. En quoi ce geste est-il distinct de l'euthanasie ? Dans les deux cas, le but du geste est de provoquer la mort ; dans les deux cas, la présence d'un tiers est requise. Aussi, tant sur le plan éthique que sur le plan légal, les frontières entre les deux pratiques sont minces. La reconnaissance juridique de l'assistance au suicide serait un premier pas vers la reconnaissance de l'euthanasie puisqu'il serait difficile d'établir clairement les distinctions, philosophique, éthique et juridique entre les deux (Baudouin et Blondeau, 1993).

En dépit d'une clarification sémantique qui distingue l'euthanasie de pratiques comme le soulagement de la souffrance, l'abstention thérapeutique, la cessation de traitements, l'approche palliative, etc., il n'en demeure pas moins que l'intervention euthanasique ne peut se soustraire à la réflexion éthique. En effet, les enjeux qui y sont liés concernent directement le contrôle de la mort et de la vie humaines. Sur le plan légal, retenons que l'article 241b du Code criminel du Canada condamne l'assistance au suicide, passible d'un emprisonnement maximal de quatorze ans. Pour ce qui est de l'euthanasie, le Code criminel l'associe actuellement à l'homicide (art. 222 et suiv.). Cet acte, reconnu comme criminel, constitue donc au Canada une pratique illégale.

Outre l'euthanasie, il existe une autre expression, devenue quasiment un slogan et source de confusion, qui mérite qu'on s'y attarde. Il s'agit de « mourir dans la dignité ». Pour peu qu'on y réfléchisse, ce sont ses références multiples qui étonnent. David Roy et coll. (1995 : 431) ont d'ailleurs écrit à ce sujet : « Cette expression est utilisée dans des contextes aussi divers que les soins palliatifs et l'euthanasie active. » En effet, c'est souvent, et confusément, qu'on réclame en son nom tantôt la reconnaissance de l'assistance au suicide ou de l'euthanasie, tantôt l'abstention thérapeutique ou le recours à des soins palliatifs. C'est aussi l'idée d'une mort dans la dignité qui sous-tend la promotion des testaments de vie (Cantor, 1993), outil visant à exprimer ses volontés advenant une incapacité à le faire en fin de vie (voir plus loin dans ce chapitre). Et des testaments de vie à la demande d'euthanasie, le pas est vite franchi, comme en témoigne l'existence d'une organisation, à Toronto, nommée Dying With Dignity (Goddard, 1988). L'usage intempestif et parfois émotif de l'expression

« mourir dans la dignité » crée non seulement une grande confusion, mais en appauvrit considérablement le sens véritable. En effet, que signifie mourir dans la dignité ? Mourir à un moment choisi par la personne (euthanasie) ou mourir accompagné, le moment venu (soins palliatifs) ? Encore une fois, le discours qui emploie l'expression « mourir dans la dignité » devrait, par souci de clarté, à défaut de la bannir du vocabulaire, à tout le moins la définir et présenter son sens contextuel.

Bref, les réalités cliniques d'aujourd'hui doivent être nettement définies pour éviter les confusions malheureuses entre, par exemple, les pratiques palliatives et l'euthanasie passive, l'assistance au suicide et mourir dans la dignité. Cette opération ne pourrait être menée à bien sans une épuration et une clarification de la terminologie de façon que l'adéquation entre les situations cliniques et les mots soit parfaite. En d'autres termes, le vocabulaire doit évoluer parallèlement au développement des pratiques associées à la mort. Insistons : le mot euthanasie ne devrait être employé que pour désigner le geste visant délibérément à provoquer la mort.

Droit à la mort ou droit de mourir ?

Voici deux expressions largement utilisées dans le discours populaire et médiatique. Elles sont cependant employées indifféremment, bien que leur sens soit distinct, ce qui contribue encore une fois à entretenir l'ambiguïté et la confusion. Il s'agira donc, ici, de montrer en quoi se distinguent les deux expressions « droit de mourir » et « droit à la mort ». Mais auparavant, il faut d'abord saisir la nature d'un droit moral en tant que droit humain fondamental.

Martin Blais (1984 : 210) donne l'explication suivante : « Le fondement des droits de la personne, c'est le désir de se réaliser que chaque personne expérimente en elle-même. [...] Un être humain ou une personne a droit à tout ce qui est nécessaire au développement de ses potentialités. » Sous cet angle, le droit moral est un dû qui m'est nécessaire pour me réaliser en tant qu'être humain. Par exemple, j'ai droit à la sécurité, à l'intégrité physique et mentale, à l'inviolabilité, etc. En d'autres mots, les droits humains correspondent aux conditions d'épanouissement communes à toutes les personnes. Ces droits sont si importants, si fondamentaux et inhérents à la dignité humaine que toute violation est une atteinte au respect de la personne. Ces droits ont d'ailleurs été consignés dans la Loi constitutionnelle canadienne de 1982. Pour toutes ces raisons, il arrive souvent que le droit moral soit sanctionné par la loi. C'est pourquoi la violation d'un droit moral peut avoir des conséquences sur le plan juridique.

Il faut ajouter que l'existence d'un droit a pour corollaire l'obligation morale du respect de ce droit. Autrement dit, à chaque droit correspond un devoir (Blais, 1984 : 203). Par exemple, si j'ai droit à la confidentialité, autrui a le devoir de respecter le secret professionnel. L'existence des droits et devoirs, on le comprendra, s'inscrit dans les inévitables rapports qu'entretiennent les membres d'une collectivité entre eux. La justification du tandem droit et devoir s'enracine dans le fait que l'être humain est un être social.

Mais qu'en est-il du « droit de mourir » et du « droit à la mort » ? S'agit-il de véritables droits ? Le droit de mourir fait référence au besoin de mourir, le moment venu. Cette perspective n'est que la réalisation de la dernière étape de la vie. Toute intervention entravant le processus de la mort à ce moment violerait la dignité de la personne. Par exemple, une personne atteinte d'un cancer et en phase terminale a le droit de mourir en paix, sans que sa vie soit prolongée indûment. Dans ce contexte, il est davantage question de la façon de mourir quand l'événement se présente. Il s'agit, en quelque sorte, d'accueillir l'inévitable comme l'issue de la condition humaine. Les soins visent alors le soulagement de la souffrance morale et physique et sont associés au soutien et à l'accompagnement. Ici, il s'agit tout simplement de l'application de la philosophie des soins palliatifs. Dans d'autres circonstances, par contre, la personne pourrait exercer son droit de refus face à des traitements et à des soins, ce qui pourrait alors la conduire à la mort. C'est le cas, notamment, d'une personne qui décide de refuser la chirurgie ou la chimiothérapie qui, selon elle, ne feraient que prolonger son agonie. C'était aussi le cas de Nancy B., atteinte du syndrome de Guillain-Barré, quand elle a demandé qu'on retire le respirateur qui la maintenait en vie. En exerçant son droit de refus, elle réclamait son droit de mourir dans la dignité. Évidemment, pour être en mesure d'opérer un tel choix la personne doit être capable d'exercer son autonomie (voir chap. 10). Aussi, si le droit de mourir existe, dans les situations où la mort est imminente, le devoir de respecter cette étape en est le corollaire. Ce devoir implique de restreindre les actions susceptibles d'interférer avec ce phénomène naturel et prend la forme d'un devoir de non-intervention. On comprendra que le droit de mourir est un droit fondamental que tout professionnel de la santé a le devoir de respecter.

Mais qu'en est-il du droit à la mort ? Cette expression est à l'origine des revendications pour l'assistance au suicide et l'euthanasie. Elle fait davantage référence à l'intention de mourir, contrairement au droit de mourir. Dans ce cas, le processus de la mort est provoqué par un tiers, l'idée étant de provoquer la mort. C'est ici que les requêtes de Nancy B. et de Sue Rodriguez diffèrent. La première demandait qu'on débranche le respirateur artificiel qui la maintenait en vie de manière à laisser la nature faire son œuvre. La seconde, Sue Rodriguez, réclamait que soit provoqué le processus de la mort. À la différence de Nancy B. qui exigeait qu'on la *laisse* mourir, Sue Rodriguez demandait qu'on la *fasse* mourir. Ici, la Cour suprême du Canada, dans une proportion de 5 juges contre 4, a refusé de lui accorder ce droit[2]. Il faut bien se rappeler que la reconnaissance d'un droit fondamental exige le devoir de l'honorer en tout temps. Aussi, dans la mesure où le droit à la mort serait reconnu, il imposerait le devoir de donner la mort, de poser des gestes pour amorcer le processus de la mort. Dans ce contexte, à qui appartiendrait le devoir de faire mourir ?

On comprend bien qu'il existe des différences majeures entre le droit de mourir et le droit à la mort. Dans le premier cas, il s'agit de permettre au processus déjà installé de parvenir à son terme ; dans l'autre, il s'agit d'installer le processus. Dans un cas, il s'agit d'accompagnement, de soulagement, bref de soins palliatifs ; dans l'autre, il s'agit d'interventions directes en vue de provoquer la mort. Employer indifféremment les deux expressions maintient la confusion, embrouille les enjeux véritables et banalise finalement la condition humaine. Le droit à la mort ne constitue pas un droit fondamental,

---

2. Cette très faible majorité illustre bien la précarité des décisions concernant l'assistance au suicide, car le jugement aurait été tout autre si la proportion avait été inverse et que 5 juges se fussent prononcés en faveur de la demande de Sue Rodriguez.

car son expression relève d'une liberté ou d'un désir qu'un individu s'octroierait dans la négation même du droit fondamental à la vie. D'ailleurs, Hans Jonas, dans son livre *Le droit de mourir* (1996 : 13), s'inquiète de la revendication d'un droit à la mort, alors que le droit à la vie est le droit le plus fondamental. En résumé, et contrairement au droit de mourir, la revendication d'un droit à la mort ne repose sur aucune base philosophique ni juridique.

Les directives de fin de vie

Dans le contexte moderne de la mort, où la technologie permet d'avancer ou parfois de retarder le moment fatidique (Malherbe, 1987 : 99), est apparu un phénomène lié à un désir de se réapproprier sa mort (Baudouin et Blondeau, 1993). Il s'agit de l'énonciation de directives dites de fin de vie, que la personne donne par écrit en remplissant des formulaires conçus à cette intention. Par ce moyen, une personne peut exprimer à l'avance ses volontés concernant les derniers moments de sa vie. Par exemple, elle pourrait indiquer qu'elle ne désire pas être réanimée dans certaines circonstances ; ou qu'elle refuse des traitements de chimiothérapie si elle est atteinte d'un cancer ; ou qu'elle désire des médicaments qui soulagent sa douleur ; ou qu'elle désigne une personne qui prendra les décisions à sa place, etc. Ces nouveaux documents prennent généralement la forme d'un testament de vie ou d'un mandat en cas d'inaptitude.

Le testament de vie, aussi appelé testament biologique, est apparu au Québec vers 1986[3]. Il s'agit d'un formulaire dans lequel une personne nomme les soins et traitements qu'elle désire recevoir ou qu'elle refuse s'il advient qu'elle devienne très malade ou inconsciente, par exemple. En d'autres mots, dans le testament de vie, une personne déclare devant témoins, alors qu'elle est encore lucide et en possession de tous ses moyens, comment elle voudrait être traitée le jour où elle deviendra trop malade pour exprimer ses volontés.

Quant au mandat en cas d'inaptitude, et contrairement au testament de vie, il est légalement admis, compte tenu de sa reconnaissance

---

3. Pour un survol historique de l'apparition des testaments de vie, leurs fondements éthiques et leur utilité, voir Blondeau (1989).

depuis 1990 dans le Code civil du Québec (art. 2130 et suiv.). Il permet à une personne, nommée le mandant, de désigner un mandataire, c'est-à-dire une personne qui prendra les décisions pour le mandant devenu incapable de le faire. Par exemple, si une personne est inconsciente, c'est son mandataire qui sera son porte-parole auprès de l'équipe de soins. Deux conditions doivent être remplies pour que le mandat soit exécutoire (Ministère de la Justice, 1994) : le mandant est devenu inapte et le document a été homologué par un greffier. « L'homologation a pour but de vérifier l'inaptitude du mandant, l'existence du mandat et sa validité (Ministère de la Justice, 1994). » La requête effectuée par le mandataire s'accompagne donc d'une évaluation médicale et psychosociale. Une fois le mandat approuvé, le mandataire pourra décider des types de soins ou de traitements, compte tenu de l'incapacité de la personne qu'il représente. Les décisions seront prises dans le seul intérêt de cette dernière, en tenant compte, si possible, des volontés qu'elle aurait antérieurement exprimées.

Une recherche, subventionnée par le Conseil de recherches en sciences humaines du Canada et menée de 1991 à 1995, a permis d'obtenir des résultats scientifiques et empiriques jusqu'à ce jour inexistants (Blondeau, D. et coll., 1998). Dans le cadre de cette recherche, une réflexion d'ordre théorique a mis en évidence la supériorité du mandat par rapport au testament de vie. Les chercheurs (D. Blondeau, P. Valois, E. W. Keyserlingk, M. Hébert et M. Lavoie), issus de disciplines liées à l'éthique, aux sciences de la santé, au droit et à la métrologie, en sont arrivés aux conclusions suivantes :

- Le recours à un document écrit n'est légitimé que si le consentement de la personne ne peut être obtenu d'une autre façon.
- Les volontés contenues dans un écrit n'ont jamais préséance sur les volontés exprimées de vive voix par le patient au personnel soignant.
- Les directives de fin de vie sont utilisées dans des situations d'exception, notamment dans les cas d'inaptitude. Cette dernière condition doit être établie et non présumée.
- Souvent, les conditions du consentement éclairé ne sont pas remplies dans le cas du testament de vie, parce qu'il arrive régulière-

ment qu'une personne exprime ses volontés avant de connaître la réalité clinique à laquelle son consentement s'appliquera.

– Le testament de vie n'est pas expressément reconnu par la loi. Il traduit, toutefois, l'expression d'un souhait.

– En principe, le mandat en cas d'inaptitude est un document plus valable que le testament de vie, notamment, pour les raisons suivantes :
  • il est plus clairement reconnu par la loi ;
  • il porte sur la désignation d'un mandataire qui peut agir de façon éclairée face à une situation connue et particulière qui lui a été divulguée et qui est comprise ;
  • il permet d'éviter les tiraillements du fait qu'il désigne une personne parmi les proches qui sera autorisée à prendre les décisions.

– La force du mandat repose, en bonne partie, sur le choix du mandataire, fruit d'une relation de confiance entre le patient et le mandataire. Les conditions souhaitables quant au choix du mandataire sont les suivantes :
  • une relation de complicité existe entre le patient et son mandataire ;
  • le mandataire est une personne qui peut être auprès du patient au moment nécessaire ;
  • il est *apte* à prendre les décisions de façon lucide et éclairée, c'est-à-dire qu'il doit connaître le patient, ses valeurs, ses convictions, ses volontés, etc. ;
  • il est plus susceptible d'agir de façon éclairée à l'égard de la personne malade et de bien saisir la situation clinique qui lui sera divulguée ;
  • il fait preuve de sens commun ;
  • il a discuté avec le patient qui lui a transmis les informations liées à son histoire personnelle et à sa condition médicale, si connue ;
  • en général, il n'est pas un expert en matière médicale, mais il offre, néanmoins, les garanties d'une interaction efficace avec l'équipe soignante.

– La forme notariée n'apporte pas de garanties additionnelles quant à la validité du mandat.

- D'un point de vue pratique, il est souhaitable de mettre l'accent sur l'échange entre le patient et le mandataire plutôt que de miser sur une description écrite des instructions. Leur caractère trop général pourrait être une source d'interprétations diverses, alors que leur caractère trop précis pourrait être une source de limitations, les deux pouvant conduire à une forme de neutralisation du rôle du mandataire.
- L'utilité du mandat est d'échapper aux dispositions légales (art. 15, Code civil du Québec) qui s'imposent en l'absence d'une convention préalable. Il constitue donc un outil utile, mais non indispensable. Le recours au mandat peut être justifié, par exemple, dans le cas de rapports difficiles entre le patient et ses proches. En situation d'entente et de confiance avec les proches, le mandat peut être moins utile.
- Un obstacle au mandat, qui est un outil de protection du patient et de ses biens, découle, dans l'état actuel du système juridique, des délais liés au processus d'homologation et de la lourdeur de l'aspect procédural.

Les directives de fin de vie demeurent certes des outils visant à privilégier l'exercice de l'autonomie d'une personne devenue incapable de l'exercer. Les précédents travaux de recherche ont permis néanmoins de mettre en lumière certaines limites quant à leur utilisation. Le mandat en cas d'inaptitude, dans des situations d'exception seulement, est un outil qui peut s'avérer relativement utile. Mais l'utilité générale de ces documents reste à être démontrée (Blondeau et coll., 1998).

Dépossession et réappropriation

Le phénomène de la formulation de directives de fin de vie s'inscrit dans le mouvement de la revendication de prise en charge et de contrôle du dernier épisode de la vie. Par l'expression de ses choix sous la forme de directives de fin de vie ou par la désignation d'un mandataire, une personne souhaite être entendue et respectée à la fin de sa vie. Le droit à l'autonomie est d'ailleurs de plus en plus reconnu, tant sur le plan éthique que sur le plan juridique, ce qui représente certainement un acquis incontestable, puisqu'il agit comme un frein à l'hégémonie scientifique. De fait, avec la médicalisation ou la « technologisation » de la mort, la personne se sent comme éloignée d'elle-même, de son humanité, bref de la condition inhérente à la vie humaine. Aussi, quand il a la maîtrise de sa destinée, l'être humain a le sentiment de se réapproprier ce qui lui appartient et de soustraire sa mort à la domination technoscientifique. En décriant cette dépossession, il se donne un droit de regard sur la fin de sa vie, exerçant, par conséquent, un nouveau contrôle sur la mort. Paradoxalement, il pourra exiger que le moment de sa mort soit devancé, par une requête d'assistance au suicide ou d'euthanasie, par exemple ; ou qu'il soit retardé coûte que coûte par le recours à tous les moyens technologiques et pharmacologiques possibles. Réaction à la médicalisation de la mort, l'humain veut se réapproprier sa vie, la fin de sa vie. Par le fait même, il s'autorisera à réclamer, au nom de son autonomie retrouvée, un contrôle médical et technique sur la fin de sa vie. Le paradoxe est entier. Que s'est-il passé ?

La valorisation du principe de l'autonomie, en Amérique du Nord, a considérablement modifié une certaine pratique médicale dans laquelle une tendance marquée au paternalisme éclipsait rapidement la personne malade. La reconnaissance du droit à l'autodétermination réhabilitait les décisions et les choix de la personne malade. Voilà pourquoi Baudouin et Blondeau écrivent (1993 : 81) : « Le respect de l'autonomie de la personne exige qu'elle prenne seule, en dernier ressort, la décision pour tout ce qui touche son corps et sa santé, à condition bien entendu d'avoir la possibilité d'exercer cette autonomie, c'est-à-dire d'être mentalement apte et capable de le faire. »

Si la reconnaissance de l'autonomie est garante de la protection de l'intégrité d'un individu au sein d'une collectivité, elle s'est vite transformée en apologie du choix (Taylor, 1992). L'objet du choix devient sacré et revendiqué à titre personnel, en dehors des rapports sociaux. Du même coup bascule le contexte social qui a donné naissance à la reconnaissance du principe de l'autonomie. Taylor, philosophe et politologue, ajoute que l'idée même de choix personnel peut sombrer dans la futilité et l'incohérence si elle se détache d'un horizon de significations : « Ce n'est pas moi qui détermine quelles questions comptent (Taylor, 1992 : 57). » Autrement dit, l'horizon de significations est porteur des valeurs de la société. Il semble bien que le principe de l'autonomie ait subi un glissement quand il s'érige en absolu, niant ainsi toute appartenance sociale.

En d'autres mots, si la réappropriation de la mort doit passer par une survalorisation du principe de l'autonomie et par une flambée de l'individualisme, la mort risque encore de souffrir de déshumanisation parce que détachée de son «horizon de significations». Si vivre est un acte social, mourir est également un acte social, dramatiquement humain. Il ne s'agit pas simplement de repenser nos choix à l'endroit de la mort, mais de repenser la mort pour l'appréhender. La réappropriation exige de redonner un sens à la mort humaine.

◆

On parle souvent de compassion quand il est question de l'accompagnement des personnes mourantes. Compatir signifie «souffrir avec». La compassion recrée le rapport avec autrui. Faire preuve de compassion, accompagner autrui qui se meurt constituent sans doute une avenue de sens. Aussi, redonner un sens à la mort, la réintégrer passent peut-être par la reconnaissance de valeurs qui lient à l'autre, comme le font la compassion et la solidarité.

14 Infection à VIH/sida

Michel R. Morissette

Peu de maladies et d'épidémies ont donné lieu en si peu de temps à un aussi important questionnement au regard d'enjeux éthiques que l'infection à virus d'immunodéficience humaine (VIH), enjeux qui venaient soudainement bousculer l'ensemble des sociétés du monde. Les principales préoccupations éthiques liées à l'infection à VIH relèvent tant des domaines de la prévention et des soins et traitements que du domaine de la recherche. Sont ainsi questionnés dans le domaine de la santé publique et de la prévention le dépistage volontaire ou obligatoire de l'infection, le dépistage des immigrants, du personnel soignant et des patients en préopératoire, le bris de confidentialité et la transgression du secret professionnel concernant la notification des partenaires et les comportements dits «irresponsables». Par ailleurs, des mesures de prévention telles que l'accès aux moyens de protection en milieu de détention posent encore problème. Dans la même foulée, les répercussions négatives d'une sérologie positive des anti-VIH sur l'individu peuvent être à la source de discrimination dans le logement, l'emploi, l'accès au milieu scolaire, l'accès aux polices d'assurances et les voyages internationaux. La déclaration nominale des personnes séropositives ou sidéennes est obligatoire dans certaines provinces canadiennes et dans certains pays, sans parler de la mise en quarantaine qui a déjà été envisagée, si ce n'est pratiquée, dans certains pays. Quant au domaine des soins et des traitements, le devoir de soigner et les risques d'exposition accidentelle au VIH, les questions de cessation de traitement, de mise en œuvre de traitement disproportionné, d'assistance au suicide et d'euthanasie, l'accès aux services de santé et aux soins palliatifs, ainsi que les coûts des soins et des traitements interpellent régulièrement les soignants et les décideurs. Dans le domaine de la recherche, les questions concernent la recherche épidémiologique, les essais cliniques randomisés et l'accès aux essais cliniques pour les clientèles chez qui l'observance du traitement est difficile.

Dans ce chapitre, nous nous pencherons sur les enjeux éthiques liés à la problématique de l'infection à VIH/sida, principalement à ceux qui touchent de près la pratique des soins infirmiers. Après un examen des répercussions de la maladie sur la personne qui en est atteinte et sur la société, ainsi que de la question des obligations et des devoirs des soignants, nous traiterons de la notification des partenaires, des problématiques de la femme séropositive enceinte ou qui souhaite le devenir, de la transmission d'informations et de l'identification des personnes séropositives en milieu de soins, du dépistage dans le contexte de l'exposition accidentelle et du dépistage préopératoire. Pour terminer, nous aborderons les questions pratiques entourant la cessation de traitement, l'assistance au suicide et les requêtes d'euthanasie.

Mise en contexte

Les répercussions sur la personne et sur la société

Depuis le début de la pandémie de l'infection à VIH/sida, le traitement médiatique de cette nouvelle maladie nous a permis de prendre conscience des nombreuses répercussions de cette maladie sur la personne qui en est atteinte. Non seulement a-t-elle des conséquences physiques — cortège d'infections opportunistes, cancers, cachexie extrême, démence —, mais également des conséquences psychologiques — déni, colère, dépression, culpabilité —, des conséquences sociales — rejet, ostracisme, stigmatisation, discrimination — et des conséquences spirituelles. C'est sur ce dernier plan, surtout, que le drame de vie de ces jeunes individus semble se jouer. Il n'est pas évident, qu'à 25, 30 ou 35 ans l'expérience de vie les ait déjà amenés à se poser des questions si importantes quant au sens de la vie, de leur propre vie, de la souffrance et de la mort. En effet, ces jeunes adultes se retrouvent malgré eux dans le grand rapide de la vie où il leur est difficile de conserver la maîtrise de leur embarcation.

Cette nouvelle maladie nous a également permis de prendre conscience de ses nombreuses répercussions sur la collectivité et sur la société dans son ensemble. Non seulement les valeurs de société au regard des styles de vie qui y ont été associés, telles l'orientation sexuelle, la consommation de drogues, la prostitution et les nouvelles mœurs sexuelles, pour ne mentionner que celles-ci, s'en sont trouvées questionnées, mais également les valeurs éducatives à transmettre aux jeunes et aux moins jeunes, de même que les difficiles choix de priorités, notamment au chapitre de l'allocation de ressources, dans un contexte économique difficile. Cependant, et plus encore, c'est sur le plan des enjeux de protection de la santé publique que les répercussions sur la conscience collective se sont fait le plus sentir. Dans quelle mesure est-il possible, lorsque la santé de la population, ou d'une partie de la population, est menacée, de limiter les droits et les libertés des uns et des autres ou d'adopter des mesures en ce sens? Comment préserver le fragile équilibre entre la protection des droits des individus et la protection des droits collectifs?

Il est important de se rappeler qu'un des principes fondateurs de nos démocraties est le respect de la personne et de son autonomie, principe qui s'est exprimé de différentes façons : liberté d'expression, liberté d'association, liberté de choix, etc. En somme, c'est le respect de la dignité de la personne humaine qui devient ici un enjeu. Considéré sous l'angle des droits et libertés, le sida constitue un défi et devient en quelque sorte un révélateur et un baromètre de la santé morale et spirituelle de nos sociétés.

Les obligations et les devoirs

Lorsque nous parlons d'obligations et de devoirs, nous songeons spontanément aux devoirs des personnes atteintes de ne pas transmettre l'infection, cela allant de soi. Cependant, sur les devoirs des personnes atteintes doivent se greffer les devoirs des professionnels de la santé, à la fois envers la personne malade et envers la société. Envers la personne malade, non seulement le professionnel est-il tenu à la confidentialité et au secret professionnel, mais il doit également donner des soins. À l'instar de l'Association médicale américaine, l'Association des infirmières et infirmiers du Canada (*L'Infirmière canadienne/The Canadian Nurse*, 1988) et le Collège des médecins du Québec, entre autres, ont dû, au cours des dernières années, rappeler à leurs membres leur devoir de fournir des soins. En effet, certains professionnels, de façon plus ou moins déguisée, s'étaient soustraits à leur obligation de dispenser des soins aux personnes vivant avec le VIH. À cet égard, le bioéthicien David J. Roy faisait les observations suivantes :

> Les données épidémiologiques actuelles démontrent que les travailleurs de la santé qui dispensent les soins aux malades atteints du sida [...] courent un très faible risque de contracter l'infection par le VIH, plus faible, en fait, que celui de contracter l'hépatite B. Certaines mesures préventives, si elles sont soigneusement appliquées, permettent de maintenir ce risque à un faible degré. Ce risque est si minime qu'il serait contraire à l'éthique pour les médecins, chirurgiens, pathologistes, infirmières et autres travailleurs de la santé de refuser de soigner les personnes atteintes du sida. Le degré du risque ne devrait pas non plus être une raison pour qualifier d'héroïque le fait d'accepter de soigner ces malades. Il convient plutôt de considérer ces soins médicaux et infirmiers comme la tâche normale du professionnel de la santé, et non comme un acte de courage personnel librement consenti. (Roy et Groupe de travail sur le sida, 1988)

Quant aux devoirs et aux obligations envers la société, les professionnels peuvent parfois se retrouver dans une situation où ils sont les seuls à posséder une information dont la divulgation pourrait contribuer à la protection d'une tierce personne. Cette question sera abordée plus en détail dans la prochaine partie.

En ce qui concerne la société, elle a également ses obligations et ses devoirs : devoir de compassion et aussi devoir de répartition juste des coûts sur l'ensemble de la société. Face à cette nouvelle maladie, des sommes importantes provenant des fonds publics ont été engagées dans des activités de recherche, de traitement, de soins et de prévention. Nous ne devons toutefois pas oublier qu'il existe au sein de la société d'autres maladies qui comportent leur lot de drames humains et que nous ne devons pas négliger.

La notification des partenaires[1]

D'un point de vue juridique, actuellement, c'est en général au médecin qu'il revient de s'assurer que la notification des partenaires soit effectuée. Cependant, dans un contexte d'interdisciplinarité, il arrive de plus en plus fréquemment que d'autres professionnels de la santé soient concernés par cette démarche, notamment les professionnels en soins infirmiers, en service social ou en psychologie. Aussi, quand et dans quelle situation est-il permis de passer outre à l'obligation de respecter la confidentialité et le secret professionnel?

Parmi les mesures de prévention de la transmission du VIH, la notification des partenaires sexuels ou des utilisateurs de drogues injectables qui partagent leurs seringues constitue une des stratégies d'intervention de santé publique essentielle en raison de l'absence de traitement curatif efficace et de vaccin contre cette infection. Cette intervention se définit comme le processus par lequel les partenaires sexuels ou les autres personnes exposées au VIH sont identifiés, localisés et informés de leur risque d'exposition et de la possibilité d'avoir accès à des services de counseling et au test de détection des anti-VIH. Déjà, cette stratégie était utilisée pour retracer les partenaires sexuels des personnes atteintes de maladies transmissibles sexuellement, notamment la syphilis et plus récemment les infections à gonocoque résistantes aux antibiotiques classiques.

Dès les débuts de l'épidémie de l'infection à VIH, une vive controverse s'est engagée entre la santé publique, les milieux cliniques et les milieux communautaires quant à l'utilité, la nécessité et la faisabilité

---

1. Nous reproduisons ici, avec l'autorisation de l'éditeur, un extrait légèrement remanié de notre article «La notification des partenaires dans le contexte de l'infection au VIH: un conflit de droits et de devoirs ou un problème de communication?», dans David J. Roy, Charles-Henri Rapin et Michel R. Morissette (dir.), *Archives de l'éthique clinique. Au chevet du malade: analyse de cas à travers les spécialités médicales*, Centre de bioéthique, Institut de recherches cliniques de Montréal, coll. «Panetius», 1994.

d'une telle intervention dans le cas des personnes infectées par le VIH. Le contexte particulier de cette épidémie, l'absence de traitement et de vaccin, les craintes réelles et appréhendées de stigmatisation et de discrimination, ainsi que l'isolement psychologique et social, pour ne nommer que ceux-ci, font que pour les uns, notamment les intervenants en santé publique, la notification des partenaires demeure une stratégie d'intervention fondamentale et systématique dans la lutte contre le VIH. Pour les autres, en l'occurrence les cliniciens et les intervenants communautaires, cette stratégie, bien que jugée importante, comporte des limites tant dans son applicabilité que dans son acceptabilité. On reproche aux cliniciens, premiers responsables dans cette démarche, de ne pas tout mettre en œuvre pour assurer le succès de cette stratégie (manque de temps, de ressources, de motivation ou encore de formation). Quant aux professionnels de la santé publique, on leur reproche leur vision idéaliste de la notification des partenaires, qui ne correspondrait pas aux limites inhérentes à la démarche elle-même, tous les partenaires ne pouvant pas être joints.

Le conflit de valeurs est manifeste : d'une part, les intérêts de la santé publique, soit la protection des tiers ; et, d'autre part, les intérêts de l'individu, soit la protection des droits de la personne, notamment le droit à la vie privée et le droit à la confidentialité. Ce conflit est particulièrement ressenti chez les praticiens de première ligne tiraillés entre la défense des droits de leurs patients, liés qu'ils le sont par un « contrat de confiance » dont le secret professionnel constitue la pierre angulaire, et les droits des tiers d'être informés d'un risque d'exposition qu'ils ont couru ou pourraient encore courir.

Dans toute cette controverse, s'agit-il d'abord et avant tout d'un conflit de droits et de devoirs pour les professionnels de la santé publique, les intervenants de première ligne et leurs clients ou plutôt d'un problème de communication entre ces différents interlocuteurs ?

Mario, Richard et Bruno
ou de la généralisation des cas types

Mario est un homme d'affaires âgé de 40 ans et résidant en région urbaine. Il fréquente occasionnellement des prostituées au cours de voyages d'affaires. En juin 1990, il a des relations sexuelles non protégées avec une femme au sujet de laquelle il entretient des doutes. Quelques semaines après son retour, il présente des signes d'infection aiguë et pense aussitôt qu'il aurait pu être infecté par le VIH. Il est hospitalisé et le test effectué lors de l'hospitalisation se révèle négatif. On pense qu'il peut s'agir d'un faux-négatif. Il continue d'avoir des relations sexuelles non protégées avec son épouse qui ignore tout de la possibilité d'une infection à VIH. En août de la même année, le test est positif. Le médecin retrouve alors devant lui un homme en état de choc et psychologiquement paralysé. Il craint d'avoir infecté son épouse et se sent incapable de lui avouer sa séropositivité et ses activités extraconjugales ; il craint de passer pour un homosexuel ; il craint que « ça se sache », car il est connu dans le milieu des affaires ; il songe au suicide et voit toute sa vie s'écrouler. Trois fois par semaine, pendant cinq semaines, le médecin le rencontre afin de le soutenir dans son processus d'adaptation à cette nouvelle réalité. Naturellement, le médecin l'informe de s'abstenir de relations sexuelles ou d'utiliser un condom avec son épouse.

Richard est un jeune homme dans la vingtaine dont la séropositivité est connue depuis quelque temps. Son histoire sociale est très chargée : toute son enfance et son adolescence se sont écoulées en transitant de famille d'accueil en famille d'accueil ; il est analphabète complet ; il vit de prostitution masculine depuis plusieurs années et fait usage de seringues pour sa consommation de drogue ; il survit dans un contexte de peur et de méfiance et il veut rencontrer un nouveau médecin. Son ancien tuteur informe le nouveau médecin qu'il est sexuellement actif et que, vraisemblablement, ses relations sexuelles ne sont pas protégées. Lorsqu'il est rencontré pour la première fois par ce médecin, l'examen physique révèle une infection génitale corroborant les dires de l'ex-tuteur. Le counseling est difficile et le médecin insiste sur les recommandations au regard des pratiques sexuelles à risques réduits et de l'utilisation du condom. Il est revu à deux reprises au cours de l'année et le médecin a l'impression d'avoir établi une bonne communication et que ses interventions portent leurs fruits, le jeune homme affirmant utiliser le condom. Un an plus tard, le médecin le revoit de nouveau en contrôle. Le VDRL pour le dépistage de la syphilis, auparavant négatif, est maintenant positif et une uréthrite gonococcique est également diagnostiquée.

Bruno étudie à l'université. Âgé d'une trentaine d'années, il vit une relation exclusive avec la même conjointe depuis sept ans. Lorsque qu'il est rencontré pour la première fois, alors qu'il consulte pour un état de fatigue, il apprend à l'infirmière que la patiente que le médecin a rencontrée précédemment est sa conjointe. En cours d'examen, le médecin note des signes caractéristiques d'un sarcome de Kaposi et une candidose oropharyngée. Après que le médecin lui a fait part de ses inquiétudes, il consent à passer le test des anti-VIH et à ce qu'une biopsie des lésions suspectes de Kaposi soit effectuée. Cependant, il ne souhaite pas informer sa conjointe tant que le diagnostic n'est pas confirmé. La protection des relations sexuelles ne pose pas problème selon lui, car ils utilisent toujours le préservatif, sa conjointe ne prenant pas de contraceptifs oraux.

Dix jours plus tard, la pathologie confirme le diagnostic de Kaposi, mais le résultat du test de détection des anti-VIH est négatif. Il s'agit vraisemblablement d'un faux-négatif, phénomène rare en cours de maladie, ayant déjà été décrit dans la littérature (formation de complexes immuns). Bruno ne souhaite toujours pas informer sa conjointe, même si le diagnostic de Kaposi est confirmé, car il craint les effets personnels et scolaires chez sa conjointe. Deux mois plus tard, la culture s'avère positive pour le VIH et le test des anti-VIH se positivise. Bruno ne souhaite toujours pas informer sa conjointe pour les mêmes motifs, et ce après que le médecin lui a offert tout le soutien nécessaire.

À la lecture de ces trois cas, nous constatons que la question de la nécessité et du devoir d'informer les partenaires, aussi bien que la question du droit de ces derniers à être informés, ont été abordés dans le cadre d'une activité de counseling global. La visée de cette approche consiste, entre autres choses, à apporter un soutien à l'individu infecté par le VIH dans son cheminement d'adaptation une fois qu'il connaît le diagnostic de maladie mortelle, transmissible, et dont la charge symbolique individuelle et sociale est extrêmement lourde.

De façon générale, et à l'instar de l'Organisation mondiale de la santé, l'ensemble de la communauté scientifique souscrit à l'intégration de la notification des partenaires dans le cadre d'un counseling. Cette méthode est davantage garante de succès, puisque le professionnel situe son intervention à partir des besoins immédiats d'un individu en crise d'adaptation aiguë. Dans un tel contexte, la notification des partenaires fait partie de l'ensemble des préoccupations d'un counseling devant normalement avoir été commencé avant la décision même de passer le test de détection des anti-VIH.

Dans le cas de Mario, bien que plus ou moins préparé à l'idée d'un résultat positif, celui-ci ne s'attendait vraisemblablement pas à la portée qu'aurait ce diagnostic sur l'ensemble de sa vie. Face à un patient préoccupé par la santé de son épouse, par son image sociale et par l'idée de sa propre mort, il apparaît aisément que celui-ci est conscient de ses devoirs et de ses obligations envers la conjointe et du fait que cette dernière devra être informée du risque de contamination. Mais quand et surtout comment l'en informer? Ce n'est qu'après cinq semaines que Mario a mis sa femme au courant, et ce malgré lui, celle-ci s'étant interrogée sur l'absence de relations sexuelles depuis quelques semaines. Voilà, finalement, un dénouement facile.

Mais qu'aurait-il pu advenir si Mario avait systématiquement refusé d'informer sa femme, malgré une démarche de counseling jugée adéquate, et si le clinicien avait eu des doutes sérieux quant à la poursuite de relations sexuelles présentant des risques pour l'épouse? Quand transgresser l'obligation au secret professionnel? Une ligne de conduite tend de plus en plus à s'imposer. En pareilles circonstances, le médecin est légitimement en droit de passer outre à son obligation au secret professionnel, particulièrement dans les situations où le ou les partenaires sont dans l'ignorance d'un risque actuel ou déjà couru, car, sur le plan juridique, c'est au médecin qu'incombe la responsabilité de ce type de divulgation. L'Association médicale canadienne a déjà pris officiellement position sur cette question. Elle souligne notamment la nécessité d'un counseling adéquat, mais stipule qu'en cas de refus du patient d'aviser le ou les partenaires identifiables, le médecin, après avoir proposé toutes les avenues possibles et donné son soutien dans cette démarche, peut passer outre au secret professionnel, mais cela uniquement après avoir avisé son patient qu'il doit procéder à une telle divulgation. L'Association ne prescrit aucune limite de temps, laissant ce jugement clinique au médecin. Dans le cas de Bruno, les soignants ont été dans l'obligation de conclure un contrat avec lui, dans lequel une date limite assez rapprochée était fixée; au-delà de ce délai, si la conjointe n'avait pas encore été informée, le médecin était autorisé à la mettre au courant. Le rôle de l'infirmière clinicienne est capital dans ce processus, particulièrement dans la situation privilégiée où elle se trouve, compte tenu du soutien et du counseling qu'elle peut donner à la personne concernée.

Beaucoup plus complexes et pénibles pour les soignants sont ces situations où le patient a, de façon évidente, des rapports sexuels à risque avec un ou de multiples partenaires sexuels. Il s'agit ici d'une situation extrême dans laquelle certains voient nécessairement un comportement «irresponsable». Ces activités sexuelles se pratiquent à deux, généralement entre personnes consentantes, et il est toujours difficile pour un clinicien de porter un jugement sur la nécessaire responsabilité des uns et des autres en de telles circonstances. La situation de Richard illustre de façon éloquente les limites des interventions cliniques et de santé publique. Jusqu'où intervenir? Doit-on, par exemple, le dénoncer aux autorités policières dans le but de protéger la santé publique et d'obtenir un jugement de cour pouvant servir d'exemple dissuasif pour d'autres? Il est très probable que cette manière d'agir entraînerait des conséquences néfastes, par exemple le refus de consulter des professionnels de la santé dorénavant perçus comme des délateurs potentiels et le retrait dans une semi-clandestinité des individus devenus imperméables et réfractaires à tout message de prévention et de promotion de la santé.

Le cas de Richard n'a pas eu de dénouement heureux. En effet, il ne s'est plus jamais présenté à la clinique à partir du moment où il a connu les résultats de laboratoire confirmant de nouvelles MTS. Davantage préoccupé par la protection de la santé publique en raison des comportements de son patient, le soignant a négligé les besoins et les intérêts réels de celui-ci. Le soignant n'a pas entendu le cri de détresse que lui a lancé à plusieurs reprises, à chaque entrevue, cet individu terrifié par l'idée de sa «mort prochaine». Que faire en pareille situation? Être d'abord à l'écoute des besoins du patient, tout en se préoccupant de la protection de la santé publique? Écouter et soutenir plutôt que convaincre et confronter?

L'expérience clinique révèle que la notification des conjoints ou des partenaires habituels pose plus ou moins problème. La situation se complique lorsqu'il s'agit de partenaires d'occasion rencontrés le plus souvent dans l'anonymat et dont l'identification est impossible ou encore lorsqu'il s'agit de partenaires connus, mais qui, s'ils sont informés, pourront déterminer la personne possiblement à la source de la transmission. En pareils cas, l'intervention demande beaucoup de doigté et de délicatesse, et plusieurs professionnels de la santé souhaiteraient être appuyés dans cette démarche.

En vue de résoudre la difficile question de la notification des partenaires, un groupe de travail mandaté par le Centre québécois de coordination pour le sida déposait, en 1993, les recommandations suivantes :

- la confidentialité et le droit au secret professionnel et à la vie privée constituent des aspects fondamentaux à la base de tout programme ou politique de notification volontaire des partenaires ;
- le droit des tiers d'être informés d'une exposition potentielle au VIH, particulièrement lorsqu'ils ne sont pas en mesure de savoir qu'ils courent ou ont couru un risque d'exposition, est reconnu ;
- la notification volontaire et appropriée des partenaires constitue une partie intégrante de la lutte contre les maladies sexuellement transmissibles et l'infection au VIH ;
- la notification des partenaires n'est pas synonyme de dénonciation, ne se résume pas à l'obtention d'une simple liste de noms et doit s'effectuer sur une base volontaire en protégeant et en respectant le contrat de confiance régissant la relation médecin-patient ;
- la notification volontaire des partenaires ne constitue pas une intervention isolée en soi, mais est une composante intégrée à l'intérieur d'une intervention de counseling, comprise globalement, dont elle n'est qu'une composante et non une fin en soi ;
- la notification volontaire des partenaires n'est souhaitable que s'il s'agit d'une mesure réaliste et non d'une mesure idéaliste (impossibilité de rejoindre tous les contacts) ;
- la notification volontaire des partenaires doit se faire avec souplesse, dans un contexte de responsabilisation de l'individu et en tenant compte du caractère propre à chaque situation individuellement vécue ;
- certaines clientèles doivent être plus particulièrement ciblées et faire l'objet d'une attention particulière au regard de la notification volontaire des partenaires : les conjoints et les conjointes, les autres partenaires réguliers dont l'identification peut être effectuée par le cas index — *personne à la source de la transmission probable de l'infection* —, particulièrement ceux qui ne sont pas en mesure de savoir qu'ils courent ou ont couru un risque d'exposition, entre autres ;
- tout programme ou politique de notification volontaire des partenaires doit être intégré dans un ensemble de stratégies incluant entre autres la formation et la responsabilisation des professionnels de la santé impliqués, notamment les médecins ;

– les organismes de santé publique doivent respecter le principe «de moindre incursion, moindre restriction, disponibilité raisonnable et efficacité vraisemblable» (Groupe de travail sur la notification des partenaires au Québec, 1993).

La notification des partenaires constitue un volet important de la stratégie de prévention en santé publique. Cependant, cette stratégie comporte des limites et des contraintes dont nous devons tenir compte, et nos sociétés libérales ne doivent pas percevoir ces limites comme des échecs d'intervention en matière de santé publique. Au contraire, elles indiquent l'importance que les sociétés actuelles accordent aux valeurs de responsabilisation des individus et au respect des libertés individuelles. Il faut cependant admettre que nos sociétés se sont mieux illustrées dans la promotion et la défense des droits des individus que dans la promotion des devoirs et des obligations.

Ces limites doivent également être comprises sous l'angle de l'inutilité des mesures coercitives, dont on a prouvé de toute façon l'inefficacité à court et à moyen terme, précisément dans le contexte d'une société libérale qui n'a pas encore mis en œuvre toutes les ressources requises en matière de prévention du sida. La mise en place de mesures contraignantes dans la perspective d'une vision idéaliste de la santé publique ne peut que conduire à des prises de décisions malheureuses ne trouvant pas leur justification, tant sur le plan de la santé publique elle-même que sur le plan des valeurs constituant les fondements de nos sociétés.

La femme séropositive enceinte ou qui souhaite le devenir

Plusieurs femmes séropositives nourrissent le désir de mettre au monde un enfant. Ce sont de difficiles décisions, tant pour la femme elle-même que pour le professionnel de la santé, compte tenu des risques pour l'enfant à naître. Nous tenterons de l'illustrer par le cas suivant.

Louise a 40 ans. Ancienne héroïnomane qui s'est adonnée à la prostitution, elle est abstinente depuis plus d'un an et connaît sa séropositivité depuis quelques mois. À l'occasion d'une visite de suivi, elle annonce au médecin, tout heureuse, qu'elle a rencontré l'homme de sa vie, qu'ils voulaient « se faire un petit » et qu'ils ont enfin réussi. Louise est enceinte.

En questionnant Louise, le médecin constate que tout ce qu'elle veut connaître, ce sont les risques que court l'enfant de contracter le VIH. Il lui donne l'information factuelle, à savoir 25 % de risque pour l'enfant si elle ne prend aucune prophylaxie et de moins de 8 % si elle prend de l'AZT selon le protocole en cours, à la suite de quoi Louise décide de poursuivre sa grossesse, mais de ne pas prendre d'AZT, car elle ne croit pas aux médicaments. Quel est le rôle du médecin ?

Devant ce type de situation, il peut être facile pour l'intervenant de juger inacceptable le risque pour l'enfant à naître, qu'il soit de 25 % ou de moins de 8 %. Plusieurs peuvent être tentés de proposer d'emblée une interruption de grossesse. Le rôle professionnel se situe au-delà de l'information. En effet, il doit fournir un appui à une prise de décision libre et éclairée. Quels sont les risques et les conséquences pour l'enfant ? Comment se sentira la mère si l'enfant contractait l'infection, devenait malade et mourait avant elle ? Ou encore si elle-même tombait malade et décédait avant son enfant ? Quels sont les risques et les conséquences pour elle-même, compte tenu de l'état avancé de sa maladie ? Quels sont les risques et les conséquences pour son conjoint qui était au fait de sa séropositivité ? Comment se sentira-t-elle si son conjoint était infecté ?

Voilà une limite au rôle professionnel ! Il ne relève pas du professionnel de décider pour cette femme ou d'orienter sa décision. Nous pouvons cependant nous interroger sur les motifs qui conduisent des femmes séropositives à devenir enceintes. Une étude américaine (Selwyn : 1989) a montré que les femmes qui choisissaient l'interruption de grossesse le faisaient davantage pour des raisons d'ordre rationnel, à savoir que les risques sont trop grands, alors que celles qui décidaient de poursuivre leur grossesse le faisaient davantage pour des raisons d'ordre psychoaffectif. Dans l'un ou l'autre cas, le professionnel n'a pas à juger du bien-fondé de la décision. En effet, il est davantage un « acccompagnateur » dans cette démarche.

La transmission d'informations entre professionnels de la santé et l'identification des individus porteurs

Est-il toujours pertinent que tous les professionnels de la santé gravitant autour d'une personne séropositive soient informés de sa séropositivité?

> Marie est la conjointe séropositive d'un homme séropositif et elle est enceinte. Elle est suivie par son médecin de famille (pour sa séropositivité). Son obstétricien, qui pratique dans un autre établissement, n'est pas au courant de son état. Faut-il l'informer si Marie refuse de le faire, car elle a n'a pas voulu subir le test de détection des anti-VIH offert par l'obstétricien en début de suivi de grossesse?

Plusieurs éléments composent ce tableau. En premier lieu, si l'obstétricien devait être informé de la séropositivité de sa patiente, l'objectif visé ne devrait pas être l'application de mesures spéciales de protection pour l'obstétricien lui-même, celui-ci devant appliquer pour toutes ses patientes les mesures universelles de protection. Il importe ici de comprendre pourquoi cette femme ne veut pas aviser son obstétricien. Dans l'éventualité où elle se serait prévalue d'une prophylaxie à l'AZT en cours de grossesse, cette médication doit lui être administrée pendant l'accouchement et le nouveau-né doit recevoir cette médication durant ses premières semaines de vie. De plus, certaines manœuvres doivent être évitées durant le travail, afin de réduire au minimum les risques pour l'enfant. Dans les situations cliniques concrètes, peu de femmes refusent que cette information soit divulguée à leur obstétricien, car toutes souhaitent mettre au monde un enfant en santé. Cependant, dans l'éventualité d'un refus de divulgation, il se pourrait que le professionnel de la santé doive passer outre à son devoir de confidentialité et de secret professionnel, et ce dans l'intérêt de l'enfant à naître.

En certaines situations, cependant, il peut arriver qu'un professionnel de la santé n'exige pas de connaître l'état de séropositivité d'une personne. Certaines pathologies n'ont rien à voir avec la séropositivité. Nous devons ici souligner ce que Santé Canada (1989) rappelait au début de l'épidémie du VIH: «Ne doivent être transmises d'un professionnel de la santé à l'autre que les informations nécessaires au diagnostic, au traitement et au suivi clinique de la personne concernée.» Cela oblige à beaucoup de prudence et de discernement dans l'inscription au dossier des informations concernant la vie privée des personnes.

Par extension, cette réflexion vaut également pour l'identification des personnes porteuses d'une maladie transmissible par le sang et s'applique dans les établissements de santé. Les autocollants encore souvent apposés sur les réquisitions, les tubes de prélèvement, les solutés et les dossiers sont généralement inutiles, puisqu'ils créent, chez les professionnels, un faux sentiment de sécurité. En ce sens, cette méthode est contreproductive et peut être une entrave aux mesures universelles de protection des travailleurs de la santé.

La transmission d'informations à des non-professionnels de la santé

La prudence est également de mise lorsque des informations de nature confidentielle sont transmises à des non-professionnels de la santé, notamment les employeurs, les compagnies d'assurances et les sociétés d'État. Le consentement explicite de la personne est requis, à moins de circonstances exceptionnelles prévues par le législateur. Cependant, même dans les cas où la personne donne son consentement explicite, il importe de faire preuve de la plus grande prudence dans la formulation des informations transmises, sans toutefois compromettre leur véracité.

Jean-Pierre est un enseignant de 38 ans qui vient de contracter une pneumonie à *pneumocystis carinii*. Il doit cesser temporairement de travailler et le médecin remplit la formule d'assurance salaire où, sous la rubrique «diagnostic», il inscrit «pneumonie à *pneumocystis carinii*/sida». En reprenant son emploi quelques mois plus tard, Jean-Pierre se rend compte que tout son milieu de travail est au courant de la nature de sa maladie et que même certains parents ne souhaitent pas qu'il reprenne son poste d'enseignant. Jean-Pierre craignait que des élèves l'attaquent sur cette question, ce qui arriva un beau matin. Jean-Pierre décéda un mois plus tard, non pas du sida, mais d'une hémorragie digestive massive consécutive à un ulcère dû au stress.

Cette histoire de vie est dramatique. Si le médecin avait tout simplement indiqué un diagnostic de «pneumonie», sans autre détail, peut-être l'issue eût-elle été différente.

Le dépistage en contexte d'exposition professionnelle ou en préopératoire

Que faire lorsqu'un professionnel de la santé se blesse accidentellement avec un instrument qu'il présume être contaminé? Exiger que la personne se soumette à un test de détection des anti-VIH? Que faire en cas de refus? Procéder contre sa volonté?

La question a déjà été soumise au comité de bioéthique du Centre hospitalier de l'Université Laval (1988b) il y a plusieurs années. La position du comité était que tout test de détection des anti-VIH devait se faire avec le consentement de la personne. L'avis rendu indiquait le refus de soumettre un patient contre son gré ou à son insu à un test de détection des anti-VIH, et ce pour des raisons d'ordre clinique, juridique et éthique. Les principaux éléments de l'argumentation étaient : le résultat négatif d'un test, particulièrement chez une personne à risque, n'offre aucune garantie de non-infection si cette personne est en période d'incubation sérologique et ne change en rien la conduite auprès du professionnel de la santé exposé, celui-ci devant de toute façon se soumettre lui-même à un test ; la personne humaine est inviolable et procéder à des tests contre la volonté d'une personne constitue une violation de ce droit ; le caractère coercitif de l'intervention contrevient au principe du consentement libre et éclairé.

Certains milieux de soins ont également proposé un dépistage systématique, sur une base volontaire, pour toutes les personnes hospitalisées et celles devant subir une intervention chirurgicale. On alléguait que, de cette façon, le principe de justice exigeant que tous soient traités sur un pied d'égalité était préservé et qu'on procédait ainsi pour les marqueurs de l'hépatite B. Le dépistage systématique en préopératoire soulève un problème de taille, mettant en cause les droits de la personne à l'inviolabilité et les droits des professionnels de la santé à la sécurité. Dans un avis rendu à cet effet, le comité de bioéthique du Centre hospitalier de l'Université Laval (1988a) reprenait les éléments d'argumentation présentés pour l'exposition accidentelle, en soulignant davantage les aspects coercitifs subtils pouvant influencer la décision du malade, notamment dans le contexte préopératoire. La finalité réelle du test, à savoir qu'il est effectué non pas dans l'intérêt premier de la personne qui le subit, mais bien dans l'intérêt non justifié du professionnel de la santé, a également été questionnée. De plus, ce type de dépistage n'offre pas une garantie absolue de sécurité, certains résultats de tests pouvant être faussement négatifs chez des personnes en période d'incubation sérologique. Par ailleurs, il apparaissait évident aux membres du comité de bioéthique qu'on ne pouvait pas placer sur le même pied un test de dépistage des marqueurs de l'hépatite B et un test de dépistage des anti-VIH, en raison des conséquences négatives et néfastes que pourrait entraîner une sérologie positive des anti-VIH, sur les plans psychologique et social, contrairement aux marqueurs positifs de l'hépatite B.

Cessation de traitement, assistance au suicide et requêtes d'euthanasie

Les questions de cessation de traitement, d'assistance au suicide et de requêtes d'euthanasie sont parmi les plus difficiles qui se posent au professionnel de la santé[2]. Habituellement, les malades sont les premiers à soulever ces questions, lorsqu'ils se sentent prêts à abandonner la lutte. À l'origine de ce questionnement se trouvent souvent des motifs liés autant à l'autonomie qu'à la qualité de vie. Mais plus encore, c'est le scandale de la souffrance et l'inévitable question du sens, voire du non-sens, qui interpellent le soignant. Devant cette femme de 40 ans, couverte d'ulcères et déjà mourante, qui vit encore dans l'attente de la fin des classes, le vendredi, pour accueillir ce soleil de huit ans qui pénètre dans sa chambre, où trouver le sens? Pouvons-nous encore trouver du sens devant cet homme de 50 ans qui, quelques heures avant de mourir et déjà comateux, permettait à quelques intimes de recomposer le tableau de sa vie et de se préparer à son départ?

Quand le sens de la vie disparaît, la mort est parfois désirée.

Robert est âgé d'une quarantaine d'années, séropositif et sidéen, diabétique de surcroît et atteint de cécité partielle en raison de son diabète, hypertendu et hémiparésique. Il avait toujours refusé tout traitement

---

2. Voir le chapitre 13 où ces questions ont été examinées.

pour son infection à VIH. Peu de temps après son arrivée en maison d'hébergement, il a contracté une pneumonie à *pneumocystis carinii* pour laquelle il a également refusé tout traitement. Après qu'il est devenu semi-comateux, l'équipe soignante a décidé d'interrompre le traitement du diabète, car il ne remplissait plus sa finalité première — permettre à un diabétique de vivre malgré son diabète, de vivre sa dignité d'homme et d'avoir une vie de qualité — et apparaissait disproportionné, compte tenu des circonstances, sachant qu'il prolongerait inutilement l'agonie.

Jacques est un jeune homme dans la trentaine qui, à de multiples reprises, avait fait part au personnel soignant de son désir d'être en possession des médicaments nécessaires pour mettre un terme à sa vie, lorsqu'il jugerait le moment opportun. Cet individu, extrêmement amaigri en raison d'une maladie intestinale chronique, ne pouvait pas s'imaginer vivre toutes les étapes, dont quelques-unes débilitantes, conduisant à sa mort. Mais même vers la fin de sa vie, les choses semblaient encore avoir du sens. Il n'avait jamais pu s'engager à fond dans une relation amoureuse ou amicale réciproque. Il gardait ses distances et lorsque l'autre s'approchait trop, il le repoussait. Le même scénario s'est répété avec les bénévoles, le personnel de l'aide familiale, du CLSC et des organismes communautaires. Un jour, il apprit à l'infirmier qu'il était en possession du nécessaire pour mettre fin à ses jours. Il est parti vivre à l'extérieur de Québec, mais régulièrement, il téléphonait à cet infirmier pour donner de ses nouvelles. Un beau jour, l'infirmier apprit qu'il était décédé d'une pneumocystose, seul, à domicile…

Denis, lui, avait tout perdu dans la vie en l'espace d'un été : son compagnon de vie, sa maison, sa santé, son travail. En grande dépression, il souhaitait mourir et, rapidement, d'une pneumocystose, car il avait cessé toute prophylaxie. Se rendant compte que ses souhaits n'étaient pas exaucés, il sollicitait avec insistance une assistance au suicide auprès de tous les intervenants avec qui il entrait en contact. Il eût été facile pour un intervenant compatissant de donner suite à sa requête. De concert entre eux, les intervenants l'ont tenu à bout de bras, pour ainsi dire. Il a émergé de sa dépression en partageant avec quelques intimes, dont le médecin, son lourd secret de vie. Un mois avant son décès, à la suite d'une pneumocystose, comme il l'avait toujours souhaité, il n'était plus le même. Son passage à la maison d'hébergement n'a pas été oublié, et Denis fait encore l'admiration de ceux qui l'ont connu.

Face au désir assez fréquent des sidéens d'en finir avec la vie, le professionnel de la santé ne peut rester indifférent, et l'accompagnement de ces personnes constitue un défi de taille. Des lignes directrices au sujet de ces types de requête sont proposées dans le *Module 4 : soins palliatifs* du *Guide complet des soins aux personnes atteintes d'une infection à VIH* (Hôpital Mount Sinai/Casey House Hospice, 1995). Il faut cependant souligner, quelle que soit la position personnelle du soignant au regard de la délicate question de l'euthanasie et de l'assistance au suicide, l'importance d'éviter la fuite mentale face à ces questions, de ne jamais abandonner la personne et de se préparer à une écoute active. On ne doit pas tenir pour acquis que la personne est nécessairement dépressive. Il importe, avant tout, d'établir un dialogue franc et ouvert avec elle et de discuter du cas avec des collègues dignes de confiance.

◆

La pandémie de sida partout dans le monde constituera pour plusieurs années à venir un défi important pour l'ensemble des sociétés. Non seulement cette nouvelle maladie constitue-t-elle un défi de taille pour les sciences médicales modernes et les différents acteurs engagés dans des activités de prévention de cette maladie, mais elle fait surgir des enjeux qui touchent la dynamique sociale elle-même. De ce point de vue, le moins qu'on puisse dire est que l'esprit de solidarité est mis à rude épreuve lorsqu'une partie de la population vit une situation dramatique dont le dénouement nécessite l'aide et la collaboration de l'ensemble de la société. Bien que le sida agisse comme révélateur social, en ce qu'il expose au grand jour des comportements dits marginaux et des interdits moraux, il est avant tout un révélateur de ce qu'une société renferme d'esprit de solidarité et de compassion. Dans une société fortement individualiste, où les valeurs dominantes relèvent davantage de valeurs à caractère économique, les nouveaux réseaux de solidarité sociale qui sont nés parallèlement à cette épidémie laissent penser que l'avenir de notre société est encore porteur d'espoir.

CINQUIÈME PARTIE

Science et éthique

15 Science avec conscience

Lucien Morin

Entrevues avec
Henri Atlan, Albert Jacquard
Henri Laborit, Edgar Morin

Quatre grands penseurs et scientifiques qui ont influencé et influencent toujours notre époque, Henri Atlan, Albert Jacquard, Henri Laborit et Edgar Morin, accordaient, en 1986, des entrevues à Lucien Morin afin de livrer leur vision du monde, particulièrement autour des questions philosophiques, axiologiques et épistémologiques soulevées par l'avancement des sciences de la vie et de la technologie. Aujourd'hui, Henri Laborit n'est plus, mais son œuvre et sa pensée sont toujours d'actualité.

Dans sa préface à la seconde édition de son ouvrage, *Toward a Psychology of Being* (1968), Abraham Maslow affirme que la construction d'un monde meilleur («l'édification du seul monde bon») sera le produit du savoir scientifique et que la justification des bonnes actions («comment être bon?», «comment aimer?») viendra des sciences («je suis convaincu que la meilleure solution se trouve dans l'augmentation des connaissances»). Plus loin, Maslow reconnaît sa foi profonde en la promesse d'une «éthique scientifique» qui permettra à l'être humain de mieux connaître et de mieux maîtriser ses tendances naturelles. Plus précisément, cette éthique scientifique sera la seule capable de dire à chacun «comment être bon, comment être heureux, comment avoir du respect pour lui-même », etc. Car, au dire de Maslow, c'est la morale scientifique qui permettra enfin de trouver une « solution automatique » aux problèmes de l'agir humain, de la conduite humaine. Il écrit (1968 : 66) :

> La connaissance et l'action sont intimement liées, tout le monde le reconnaît. J'irai beaucoup plus loin, car je suis convaincu que la connaissance et l'action sont fréquemment synonymes, et même identiques à la manière socratique. Lorsque nous avons une connaissance pleine et complète de quelque chose, l'action appropriée en découle automatiquement et comme par réflexe.

Le point de vue de Maslow n'est pas nouveau. Il remonte à Hegel, à Spinoza et, plus loin encore, à Socrate, comme cela est déjà noté dans la citation. Il illustre le vieux rêve pas encore réalisé d'abolir automatiquement et définitivement les antinomies irritantes entre l'être et le devoir être, entre ce que je suis et ce que je dois être pour être moralement bon. La formule d'Atlan, dans *Entre le cristal et la fumée* (1979), est percutante : « Il est un vieux rêve de l'humanité, celui de l'unité de la loi morale et de la loi naturelle, celui d'un monde où le bien se confondrait avec le vrai [...]. Le rêve est assez éclaté de nos jours et sous nos latitudes, mais comme un phénix, il renaît sans cesse de ses cendres. »

Ramené à son expression la plus simple, le problème consiste à penser qu'on peut surmonter une fois pour toutes les deux difficultés majeures de l'action morale raisonnable : celle de vouloir le bien comme il doit être voulu et celle qu'entraîne l'indéfinie variabilité des circonstances de l'agir. On sait que la qualité ou la valeur d'une action humaine dépend de la disposition de nos désirs ou de nos appétits. Dit autrement, la fin de l'action morale est toujours un bien, mais ce bien doit être conforme à la raison. Et voilà le hic ! Comment assurer cette conformité ? Que l'on désire s'approprier un bien matériel au moyen d'une fraude, au détriment du bien de la société politique, ou que l'on poursuive un bien personnel au moyen d'un meurtre, quand bien même on le ferait suivant un projet très habile, exécuté sans entraves ni soupçon, il est évident que notre conduite ne serait pas conforme à la droite raison. Notre appétit, notre désir, notre vouloir peuvent être plus ou moins droits. Comment se soustraire à cette dépendance que nous avons à l'égard de nous-mêmes, à cette difficulté d'agir conformément à notre propre raison, comment les contourner? Comment une personne peut-elle s'affranchir de cette difficulté qu'elle éprouve en elle-même à faire le bien, et qu'elle veut, mais ne fait pas?

Frustrées par les écarts et les contradictions entre les choses telles qu'elles sont et les choses telles qu'elles devraient être, les philosophies morales ont souvent tenté d'imaginer des solutions ingénieuses à ces problèmes d'agir moral, des solutions qui se voulaient toutes plus «définitives» les unes que les autres. Nous savons comment Hegel, par exemple, a essayé d'enchâsser dans sa philosophie dialectique la conciliation des contradictions de l'action. Il s'agissait de construire un système tel que son application dût entraîner d'une manière automatique l'identité de ce qui est avec ce qui devrait être — «l'identité du réel et du rationnel», pour reprendre sa formule bien connue.

Karl Marx a aussi formulé des prescriptions pour résoudre la disparité entre ce qui est et ce qui devrait être. Mais au lieu de chercher la conciliation dans l'ordre de la représentation, de la contemplation de l'esprit, il s'attardera à l'ordre des choses elles-mêmes, en tentant d'assimiler l'agir au faire. Dans un passage célèbre de sa thèse sur Feuerbach, il écrit: «Les philosophes n'ont fait qu'interpréter le monde de diverses manières, il importe maintenant de le transformer.» Transformer, c'est-à-dire faire, fabriquer, produire. Remplacer l'*homo sapiens* par l'*homo faber*. Concevoir les lois morales comme Engels ([1888], 1946) concevait les théories physiques: «Nous pouvons prouver la justesse de notre conception d'un phénomène naturel en le créant nous-mêmes, en le produisant à l'aide de ses conditions et, qui plus est, en le faisant servir nos buts.» Chercher donc dans l'*homo faber* la mesure même de l'action morale et de la conduite des hommes. L'ambition ultime: en arriver à voir l'être humain se façonner et se traiter lui-même librement, comme il façonne ou fabrique une chose ou un objet extérieur, sans l'entrave de la dictée d'une loi intérieure ou d'une conscience liée par cette loi. En somme, c'est le *faber* qui libérera de la difficulté de l'agir, qui permettra de se placer au-dessus de ce qui peut être et ne pas être, et de ce qui peut être autrement qu'il ne l'est — au-delà et au-dessus de la contingence de l'ordre moral.

Quant à Socrate et à Spinoza, ils avaient déjà proposé de régler le problème en convertissant les vertus morales en vertus intellectuelles. Leur projet : que les vertus morales puissent s'apprendre par la voie démonstrative ou scientifique, et que les vertus intellectuelles puissent rectifier tout l'homme et le rendre bon. Dans un passage fondamental de son traité de morale — le titre est déjà révélateur, *Ethica ordine geometrica demonstrata* —, Spinoza cherche farouchement des moyens pour combler les déficiences de l'agir humain par la voie démonstrative. Il écrit : « La Béatitude (le bonheur) n'est pas le prix de la vertu, mais la vertu elle-même ; et cet épanouissement n'est pas obtenu par la réduction de nos appétits sensuels, mais c'est au contraire cet épanouissement qui rend possible la réduction de nos appétits sensuels (Spinoza, 1965 : XLII). » Ayant auparavant assimilé la béatitude à la science, il en conclut que la science est cause de vertu morale et que la croissance intellectuelle devient, à elle seule, le correctif « automatique » des passions, c'est-à-dire des désirs et des « appétits sensuels ». Bref, Spinoza cherche à substituer un mode mathématique et géométrique à la prudence dans les questions de morale, espérant que la science devienne une garantie assurée de l'agir et de l'agir en bien.

À l'aube du troisième millénaire, les rapports entre science et éthique paraissent à la fois plus confus et plus nécessaires que jamais. Du côté de l'éthique d'abord, c'est la crise des valeurs, comme il est devenu presque banal de le dire, qui frappe l'observateur. Une première difficulté vient de l'immensité, de la variété et de la nouveauté des questions qui se posent à l'homme d'aujourd'hui, une deuxième réside dans la multiplicité des influences ou des incitations contradictoires incapables par elles-mêmes d'établir une hiérarchie de valeurs. Devant tout cela, il devient bien difficile de s'accrocher à quelque point ferme, de fixer les règles qui pourraient guider son action, sa vie, ses choix les plus profonds. Il est facile, au contraire, de céder à la tentation de croire qu'il n'y a aucune vérité qui s'impose, que tout se vaut, que tout peut être affirmé et, avec une légitimité plus ou moins égale, contredit. Si Dieu est mort, disait Karamazov, tout est permis. Il semble que notre xxᵉ siècle-à-permissions innommables a appris à en douter avec angoisse. Ce siècle, qui a pourtant expérimenté la perte du « sens », la transcendance déviée et désacralisée, où les hommes sont devenus des «dieux les uns pour les autres», aura cherché plus désespérément que jamais ses critères éthiques. Car l'arbitraire nihiliste convoité à la fin du romantisme désabusé s'est avéré moins libérateur que prévu. La crise éthique de notre époque est donc aussi devenue une crise de l'arbitraire. C'est qu'à mesure que le ciel s'est dépeuplé, le sacré a reflué sur la terre, et les dieux à face humaine se sont retrouvés en mal d'absolu. Et la question de Karamazov attend toujours sa réponse.

Les questions éthiques ne semblent pas non plus pouvoir être réglées par la science. Certes, la science traditionnelle ou classique, se sentant de plus en plus à l'étroit dans son carcan objectiviste, a dû se transformer radicalement. Elle a même mis en cause son épistémologie et son ontologie implicites. Mais dans l'avancée de ses conquêtes prodigieuses, ce sont bien plus de nouvelles questions que de nouvelles réponses qui jaillissent de partout. On ne s'entend même plus sur ce qui est science ou scientificité. Par exemple, les affirmations suivantes seraient toutes considérées comme défendables, à propos de la science : sa valeur concerne moins la vérité que la réfutabilité ; ses principes sont moins logiques que paradigmatiques ; sa rationalité importe moins que le fait que «ça marche». Quant à la méthode, elle se définit non seulement comme l'art de guider sa raison dans les sciences, mais, comme le dit Edgar Morin dans *Science sans conscience* (1982), «l'art de guider sa science dans la raison». Quant aux concepts ou aux intérêts de la science, ils ont pour noms les principes d'ordre à partir du désordre, la complexité par le bruit et la causalité circulaire, l'auto-organisation et les paradoxes autoréférentiels, la cybernétique de l'observateur et non plus seulement de l'observé, la circulation de métaphores et de modèles entre sciences de la nature et de la vie, entre sciences exactes ou «dures» et sciences humaines et sociales, etc.

Et comme si ce n'était pas assez, il y a peut-être deux problèmes qui semblent particulièrement aigus quand il est question des relations entre science et éthique aujourd'hui : l'hyperspécialisation et l'apparition de la technoscience. L'hyperspécialisation scientifique, qui se construit et s'entête à avancer comme par fermetures superposées, révèle un capharnaüm de discours qui ne s'interpellent plus, ne s'entendent plus, se contredisent même sans s'en rendre compte. À travers cette mentalité d'insecte spécialisé, les problèmes, comme leurs solutions partielles, se succèdent, indifférenciés et recroquevillés sur eux-mêmes, dans une confusion totale. Chacun son expertise, comme si elle était seule, comme si elle était une fin ; chacun sa politique de rangement de l'inconnu et d'enchâssement de l'insoluble ; chacun sa technique ponctuelle d'intervention, au point qu'il faut parfois se demander si l'ordre des stratégies, dans cette perspective, ne serait pas construit sur un refus de penser. Il n'est pas étonnant, comme le montre Henri Laborit (1974, 1983), que « lorsqu'on aborde un sujet en cherchant ses racines au seul niveau d'organisation particulier où il semble se situer — dans le cadre d'une discipline spécialisée — on finisse par commettre les plus grossières erreurs d'évaluation et d'interprétation ». Et quand le problème est déjà fort complexe, comme celui des rapports entre science et éthique, il n'est pas étonnant non plus que les hyperspécialisations, au moment même où elles prétendent accroître leur emprise sur le réel, s'enregistrent comme une perte de « sens ».

Mais c'est la mutation de la science en « technoscience », pour emprunter à Gilbert Hottois (1984) l'expression qu'il a popularisée, qui soulève les plus grandes questions sur le plan éthique. Car aux yeux de plusieurs, il est évident que le voyeurisme intellectuel (connaître pour connaître) a été sensiblement négligé par la science d'aujourd'hui, qui se préoccupe de plus en plus d'ingénierie (connaître pour faire). Les décrypteurs solennels de vérités « inutiles », non contaminés par l'intention « utilitaire », ont cédé la place à de fins contrebandiers, plus réalistes qu'opportunistes, qui n'hésitent pas à brouiller les frontières entre savoir et savoir-faire. Comme le dit Albert Jacquard (1984), la science d'aujourd'hui se confond avec la technique, et le savant, avec l'ingénieur. La science a été transformée en technoscience.

Le problème de la technique, englobé dans la catégorie traditionnelle de l'*homo faber*, a été maintes fois abordé. Qu'on se souvienne des réflexions profondes, et encore actuelles, de Martin Heidegger (1958) sur l'insuffisance de la représentation instrumentale et anthropologique de la technique. Mais l'arrivée de la technoscience comme envahissement quasi totalitaire de tout notre univers est proprement révolutionnaire. Il est vrai que la dichotomie entre l'artefact et l'ordre cosmique n'a pas toujours été aussi radicale que se l'imaginent parfois certains humanistes — pensons seulement à la transgression pro-méthéenne des secrets naturels, qui perturbait autant les dieux que les hommes. Mais la technoscience, en tant qu'elle semble remplir le double rôle de valeur symbolique universelle et de médiateur symbolique privilégié, menace désormais d'effacer à jamais toute différence dans un magma de non-sens absolu. Il est vrai aussi que la nature n'a jamais été neutre, que toute conception de la nature a toujours été «culturelle», comme l'a bien montré Moscovici (1977) par exemple. Mais la technoscience, en bousculant la notion même d'invariance de la nature humaine — par la manipulation, la fabrication techno-ontologique d'une «autre» nature humaine —, non seulement ne permet plus de dire que l'être humain est la mesure de la technique, mais renverse complètement les rôles en faisant de la technologie la mesure de l'être humain. La formule de Sartre (1966) se révèle ici dans toute son ampleur: «Il n'y a aucune nature humaine sur la-quelle je puisse faire fond.» Et ainsi de suite pour tout le reste — pour la relation entre fins et moyens, pour l'expérience de la temporalité... La technoscience — avec son principe éthique de «tout ce qui est possible doit être fait» —, en rendant caduc l'impératif traditionnel du choix éthique, est-elle en train de détruire toute sensibilité éthique? Une nouvelle éthique de la technique est-elle encore possible, comme le propose Hans Jonas (1974)? Faut-il chercher une morale adaptée à l'époque? Edgar Morin (1981) fait pourtant une importante mise en garde sur cette idée d'une «morale adaptée à l'époque»: «Il ne s'agit pas seulement d'adapter notre morale à l'époque, il faut vouloir aussi adapter l'époque à notre morale, ce qui est encore plus difficile. La morale n'est pas de nature adaptative comme les pattes palmées de l'oiseau nageur.»

Comment se pose la question de la morale aujourd'hui, dans le contexte des progrès exponentiels des sciences de la vie? Il est dit de plus en plus que nous avons quitté l'ère de la physique pour entrer dans l'ère de la biologie, de la panbiologie. Faudra-t-il attendre de cette panbiologie qu'elle soit aussi chargée de remplacer les «morales traditionnelles» en leur substituant une morale scientifique, une «morale biologique»? Dans quelle mesure une morale biologique serait-elle capable de surmonter la chose arbitraire, contingente, de l'agir moral? N'y aurait-il pas dans l'attitude «fonctionnaliste» et

« utilitariste » de certains défenseurs de la nouvelle biologie, des similitudes avec la position marxiste de naguère ? N'y aurait-il pas, à travers certains soucis presque obsessionnels pour l'efficacité («pourvu
que ça marche»), un danger de relativisme moral, un risque d'évacuation de la conscience ? La nouvelle biologie, qui s'occupe en tant
que «science» de la logique du vivant, peut-elle se transposer et s'appliquer, sans plus, à la logique du vécu — par le biais surtout de ses
prolongements techniques et technologiques ? Peut-elle réaliser au
chapitre de l'agir et de la conduite ce que le *faber* marxiste n'a pas
tout à fait réussi ? Comment la nouvelle biologie voit-elle la relation
entre la loi naturelle et la loi morale ? Les découvertes de la génétique
et de la biochimie vont-elles dissiper ou augmenter nos interrogations sur les relations entre loi naturelle et loi morale ? Peuvent-elles
régler les questions éthiques soulevées par l'euthanasie, la manipulation génétique ou la fécondation *in vitro* ? Et que répond l'homme de
science d'aujourd'hui à ces vieilles questions sans cesse reprises : la
science serait-elle la vertu architectonique de la vie humaine ? La connaissance scientifique suffit-elle, seule, à pousser quelqu'un à faire ce
qu'il sait qu'il devrait faire ? Est-ce que le bien du scientifique est identique au bien de l'homme ? (Joseph-bon-biologiste est-il identique à
Joseph-homme-bon ? Quelqu'un est-il un homme bon du fait qu'il
soit un bon scientifique ?) Quelle est la responsabilité morale de
l'homme de science aujourd'hui, de celui, surtout, qui se préoccupe
des sciences de la vie ?

À ces questions, et d'autres encore, qui sont au cœur de toute
préoccupation bioéthique qui se veut sérieuse, où les défis du futur
paraissent indissociables des défis du présent, il nous est apparu indispensable de recueillir les témoignages de quelques grands esprits qui
ont marqué notre époque. Des savants et des chercheurs reconnus
non seulement pour leur compétence dans certaines disciplines particulières, mais respectés pour leurs interrogations fondamentales et
pour leurs prises de position tant épistémologiques et sociopolitiques
que philosophiques et axiologiques. Henri Atlan, Albert Jacquard,
Henri Laborit et Edgar Morin ont accepté de nous rencontrer. Les
pages qui suivent contiennent la transcription des entrevues qu'ils ont
bien voulu nous accorder si généreusement. Qu'ils en soient chaleu-
reusement remerciés.

Henri Atlan

Lucien Morin. Henri Atlan, mieux que quiconque vous avez montré, en biologie, comment de vieilles questions sont sans cesse reprises et comment des découvertes nouvelles ne servent souvent qu'à déterrer de vieilles réponses. Je pense, par exemple, au vieux débat sur la vie, sur la possibilité ou non de réduire la vie à des phénomènes physico-chimiques, et que vous avez longuement abordé dans *Entre le cristal et la fumée*. À partir d'un résumé critique de la position de Jacques Monod, qui déplace lui-même la discussion en substituant le concept de téléonomie à celui de téléologie ou finalisme, vous montrez comment le problème n'est pas résolu pour autant. Mais aussi, vous montrez comment il révèle le caractère anachronique des disputes sur la réduction possible ou non de la vie aux phénomènes physico-chimiques. Certes, la finalité ancienne à odeur religieuse, comme vous dites, disparaît. Mais la métaphore du programme, de l'origine du premier programme génétique contenu dans les acides désoxyribonucléiques (ADN), connaît aussi ses difficultés. Voici ma question : En quoi les travaux d'un Prigogine ou d'un Katzir-Katchalsky sur l'auto-organisation, ou les vôtres sur la complexité par le bruit, se rapprochent-ils d'une solution qui soit plus et autre qu'un approfondissement déplacé, même si radicalement et extraordinairement renouvelé, de l'ancien paradigme ? Dit autrement, la nouvelle biologie qui oblige à reformuler les problèmes et, par le fait même, à les renouveler, peut-elle mieux répondre aujourd'hui à la question : d'où vient la vie ?

Henri Atlan. Votre question, en fait, est double. Je répondrai d'abord à la première, qui cherche à savoir en quoi les travaux sur

---

Henri Atlan. Né en 1931. Médecin, biologiste, biophysicien. Professeur agrégé de biophysique à la faculté de l'Université de Paris VI et professeur à l'Université hébraïque de Jérusalem. Cofondateur du Laboratoire de dynamique des réseaux (CESTA) et du groupe Science-Culture de la Montagne Sainte-Geneviève, dont il est le président. Travaux de recherche en biologie cellulaire et sur les théories formelles de l'auto-organisation. Il a publié, entre autres : *L'organisation biologique et la théorie de l'information* (Paris, Hermann, 1972) ; *Entre le cristal et la fumée. Essai sur l'organisation du vivant* (Paris, Seuil, 1979).

l'auto-organisation et sur la complexité par le bruit peuvent de façon différente apporter quelque chose au problème de la réduction possible de la vie au physico-chimique. Alors, à cette question, la seule chose que ces travaux peuvent apporter, c'est précisément d'essayer d'éviter, ou de résoudre, les difficultés du programme génétique, dans la mesure où les théories de l'auto-organisation ne font pas appel à la notion de programme, qui est une notion empruntée à la technologie des ordinateurs. De ce point de vue, il s'agit d'une approche encore plus réductrice que la théorie du programme. Mais par ailleurs, on étend pour cela la physico-chimie à l'étude d'objets nouveaux ou relativement négligés par la physico-chimie classique, tels que les phénomènes coopératifs complexes, les réactions couplées, les réseaux, etc. Maintenant, à la deuxième question, à savoir dans quelle mesure ces travaux permettent d'approfondir ou de renouveler les questions sur la vie, je répondrai d'abord que ces travaux s'inscrivent en droite ligne dans ce qui a été fait ces quarante ou cinquante dernières années en biologie moléculaire. C'est-à-dire que la biologie d'aujourd'hui ne s'occupe pratiquement plus de ces questions d'ordre «métaphysique», si vous voulez, sur ce qu'est la vie. Cela ne veut pas dire que ces questions n'existent pas ou qu'elles sont révolues. Cela veut dire que la biologie, en tant que science, ne s'en occupe pas, ne peut s'en occuper. À tel point même que, malgré les difficultés théoriques qui surgissent, la notion de programme génétique reste encore extrêmement opératoire, opérationnelle, dans la biologie d'aujourd'hui, et tous les laboratoires de biologie continuent de l'utiliser de façon purement opérationnelle.

L. M. Ce caractère «opérationnel», justement, qui dessine en creux l'évolution actuelle des sciences de la vie et que d'autres appellent «formalisme», fait, comme le dit bien François Jacob, qu'on n'interroge plus la vie dans les laboratoires : c'est aux algorithmes du monde vivant qu'on s'intéresse aujourd'hui. Cela dit, si l'attitude opérationnelle comporte des avantages certains — autonomie accrue de la recherche scientifique par rapport à la recherche idéologique, nommément —, elle ne semble pas pouvoir régler les problèmes séculaires entre la science et l'agir, entre la logique du vivant et la logique du vécu. C'est que la biologie actuelle, un peu comme la physique et la chimie, ne se contente plus d'appréhender et de comprendre le vivant, elle tente de le reproduire sous la forme d'artefacts. En un sens, la biologie tend à se confondre avec son prolongement technique — la biotechnologie. À la compréhension se superpose la maîtrise, au savoir, l'ingénierie, à la contemplation, la fabrication. Pensons aux manipulations génétiques, à la fécondation *in vitro*, etc. Dans la mesure donc où la biologie glisse de plus en plus du côté de l'*homo faber*, craignez-vous, comme certains, de voir les raisons du *faire* se substituer aux raisons de l'*agir*, de voir la biologie remplacer la morale, en d'autres mots?

H. A. Non. La biologie ne remplace pas la morale en raison du fait qu'elle se transforme en savoir-faire, en utilisation de techniques et en science des artefacts. Elle ne remplace pas du tout la morale. Elle pose des problèmes moraux, ça c'est vrai, de même que la physique pose aussi des problèmes moraux. Par exemple, est-ce qu'il faut consacrer beaucoup d'argent à la recherche en physique nucléaire avec les possibilités que l'on sait de développement des armes? Ou bien à d'autres aspects de la physique qui, peut-être, déboucheraient sur d'autres utilisations destructrices? Je ne sais pas. Ce que je veux dire, c'est qu'il y a en physique les mêmes problèmes moraux que ceux que commence à poser la biologie. Et la biologie soulève aujourd'hui plus de problèmes moraux qu'autrefois parce qu'elle est devenue plus efficace, parce qu'elle permet d'agir et de faire des choses alors qu'autrefois elle permettait moins.

L. M. Devant cette «efficacité» accrue, justement, et que l'on peut parfois confondre avec l'utilitarisme «techniciste» il me semble, le nouveau biologiste n'est-il pas de plus en plus tenté de faire l'économie de sa conscience morale, c'est-à-dire de l'évacuer, au profit de ces mêmes lois d'efficacité?

H. A. Ça, c'est précisément une question morale qui concerne les biologistes eux-mêmes, et surtout les utilisateurs de la biologie. En fait, elle concerne toute la société. Mais je pense que ce serait une certaine escroquerie que de penser qu'il y a là à tirer une morale, c'est-à-dire une décision quant à la conduite à suivre, soit dans un sens positif, soit dans un sens négatif, concernant les problèmes comme ceux que vous mentionnez — fécondation *in vitro*, manipulations génétiques, etc. Ces techniques posent des problèmes moraux et des problèmes sociaux, mais ce ne sont pas d'elles-mêmes ni d'une science biologique quelconque qu'on peut tirer les solutions à ces problèmes, une éthique d'approbation ou de négation.

L. M. C'est le vieux problème de la relation entre science et morale que vous soulevez ici. Depuis l'avènement de la mécanique rationnelle, il semble que le vieux rêve de l'humanité, celui de l'unité de la loi morale et de la loi naturelle, ait été abandonné. C'est la raison humaine, la raison scientifique, plus précisément, qui s'est substituée en quelque sorte à Dieu. Mais la vérité scientifique d'aujourd'hui peut-elle plus que celle d'hier fonder une éthique ?

H. A. Je crois absolument que non. D'ailleurs, je ne crois pas qu'il existe beaucoup d'hommes de science qui penseraient que oui, même s'il en existe certains qui, par rapport à ce problème, raisonnent beaucoup plus à partir d'une espèce de *wishful thinking*, si vous voulez, qu'à partir des véritables données de leur propre discipline. La plupart, pour ne pas dire toutes les disciplines, posent un certain nombre de principes au départ, qui tournent autour du principe d'objectivité, et suivant lesquels la recherche scientifique est totalement désintéressée du point de vue du jugement de valeur qu'on peut porter. En d'autres mots, les résultats auxquels on arrive, eh bien ! on est censé les accepter, quels que soient par ailleurs les jugements de valeur, je veux dire en termes de bien ou de mal, qu'on peut porter sur ces résultats, qu'il s'agisse de résultats dans les sciences de la nature ou qu'il s'agisse de résultats dans ce qu'on appelle les sciences humaines. Par conséquent, je vois mal comment une méthode de ce type, à savoir la méthode scientifique, pourrait servir à fonder une éthique qui elle, au contraire, a comme point de départ des jugements de valeur sur ce qui est bien et sur ce qui est mal.

L. M. Mais, alors, d'où vient l'éthique ?

H. A. Elle vient du ciel. Mais attention ! Quand je dis que l'éthique vient du ciel, ça ne veut pas dire qu'elle vienne forcément de Dieu et que seuls ceux qui croient en Dieu sont capables d'avoir une éthique. Ce n'est pas du tout ça que je veux dire. Ce que je veux dire, c'est que l'éthique, dans les faits, vient des différentes traditions que les hommes se sont données au cours des siècles.

L. M. Une éthique qui viendrait du ciel mais pas de Dieu ? Vous voulez m'expliquer un peu ?

H. A. Quand je dis que l'éthique vient du ciel mais pas nécessairement de Dieu, il s'agit d'une métaphore. Pour moi, cela veut dire que l'éthique a d'abord surgi de traditions ou de pratiques historiques. À l'origine des temps, elles ont été rattachées au ciel, ou à Dieu, ou aux enfers, suivant chacune des sociétés. Mais pas forcément à « Dieu ». D'ailleurs, cela est encore évident aujourd'hui où beaucoup de gens ne sont pas prêts à recevoir une morale d'inspiration divine. Il n'en reste pas moins qu'ils ont des exigences morales qui se sont imposées à eux à travers une histoire. Et il n'existe aucun système éthique fonctionnant — c'est-à-dire auquel des hommes se soumettent, plus ou moins d'ailleurs et en se révoltant parfois —, il n'existe aucun système éthique efficace, donc, qui ait été le résultat d'une démarche scientifique.

L. M. On peut le déplorer ?

H. A. Peut-être, mais pas nécessairement si l'on observe deux exceptions récentes. À une certaine époque — au XIXe siècle, au début du XXe siècle, encore plus peut-être au XVIIIe siècle —, c'est vrai qu'on plaçait beaucoup d'espoir en une raison scientifique ou une raison philosophique. Et le siècle des Lumières pensait pouvoir promettre de fonder une éthique en raison, indépendamment de toutes ces traditions qui étaient, et sont toujours d'ailleurs, discutables. Mais l'expérience a montré que l'efficacité de la recherche scientifique exclut qu'il en soit ainsi. Je veux dire que si l'on veut véritablement ne pas dérailler dans des utilisations parfaitement contestables et contradictoires des résultats de la recherche scientifique, il faut éviter d'avoir dans cette recherche des soucis concernant l'ordre de leur application à une éthique éventuelle. Les soucis d'application de la recherche scientifique à une éthique éventuelle ont abouti à des catastrophes. Il y en a deux qui sont tout à fait caractéristiques : la génétique nazie, qui fondait les lois raciales, et la prétendue génétique soviétique de Lyssenko. En inféodant le discours scientifique à des idéologies totalitaires, les deux ont atteint un degré particulièrement monstrueux de perversion éthique.

L. M. Les progrès des nouvelles biotechnologies avancent à un rythme exponentiel — clonage, modification du patrimoine génétique, fécondation *in vitro*, etc. De nouvelles interrogations surgissent de partout, de nouveaux problèmes de conscience apparaissent, des responsabilités, insoupçonnées hier encore, doivent être assumées. Il en est même pour dire que nous pouvons désormais non seulement transformer, mais refaire la « nature humaine ». Peut-on se permettre de tout faire simplement parce que nous en avons les possibilités ? Quelle est la responsabilité morale du chercheur ou du savant devant ces réalités nouvelles ? Que faire pour savoir quoi faire ?

H. A. Il importe de poser ces problèmes difficiles de la façon la plus claire possible. Pour l'instant, je ne vois pas en quoi ces nouvelles techniques modifient ou changent la nature humaine. Bon, la fécondation *in vitro* permet d'implanter un embryon dans un utérus et éventuellement de conduire à terme des grossesses ainsi commencées. Mais les enfants qui naissent de ces genres de techniques ne sont pas différents des enfants qui naissent par des méthodes naturelles, par la fécondation *in utero*, si vous voulez. Donc, sur ce plan précis, je ne vois pas en quoi il y a modification de la nature humaine. Quant au clonage sur l'être humain, si on arrivait à faire des manipulations génétiques sur les œufs humains fécondés de cette façon, alors la question pourrait se poser. Et encore, ce n'est pas sûr parce qu'il faudrait à ce moment-là mesurer le degré de profondeur des manipulations en question, c'est-à-dire examiner s'il s'agit d'éliminer des gènes ou d'introduire des gènes susceptibles de contrecarrer certaines maladies génétiques, etc. Là aussi, je ne vois pas en quoi on modifie la nature humaine. Ce qui ne veut pas dire d'ailleurs que les problèmes sont simples, parce qu'il y a, encore une fois, des problèmes moraux et sociaux qui restent posés et qui sont très délicats, concernant surtout les modifications sociales qu'on va introduire de cette façon. Et ce sont des problèmes réels que les différents comités d'éthique dans le monde entier commencent à peine à étudier. Mais, encore une fois, il ne s'agit pas là de « nature humaine ». Il s'agit de problèmes sociaux finalement : quel genre de société les hommes veulent-ils fabriquer ? De ce point de vue, la notion même de « nature humaine » me semble être une façon mauvaise de poser les problèmes.

L. M. Vous ne craignez donc pas qu'on se mette à fabriquer des monstres, comme on entend dire parfois ?

H. A. Non. Absolument pas. Comme je vous le disais, les craintes que j'ai concernent surtout les conséquences sociales de ces découvertes et de leurs applications — conséquences que j'ai d'ailleurs beaucoup de mal à prévoir, que tout le monde a beaucoup de mal à prévoir. Et c'est pour cette raison qu'il faut se méfier et être prudent. Car il est vrai que ces techniques créent des problèmes sociaux évidents, du genre d'une demande infinie — comme si ces technologies devaient être créées pour servir absolument tous les désirs de chaque individu. Ce désir, par exemple, de ne plus mourir, ou cet autre, peut-être, qu'il faut avoir absolument n'importe quel enfant qu'on souhaite au moment où l'on veut et à n'importe quel prix. Et que si celui-là ne convient pas, eh bien! qu'on puisse recommencer l'essai pour en fabriquer un qui soit conforme en tout point au modèle qu'on s'en fait. Comme vous le voyez, ce genre d'attitude concerne beaucoup plus le public des utilisateurs, même si, quant à l'utilisation de leurs découvertes, les chercheurs subissent toujours d'une certaine façon l'influence des désirs du public en même temps qu'ils peuvent les stimuler. C'est donc là que je vois un certain nombre de problèmes, encore une fois beaucoup plus de nature sociale que du type de ceux concernant une nature humaine qu'on serait un jour capable de modifier.

L. M. En d'autres mots, les problèmes de la modification de la nature humaine sont avant tout d'ordre culturel.

H. A. C'est ça. La nature humaine a toujours été modifiée. Surtout, la nature humaine est une «nature» elle-même modifiée par la société, c'est-à-dire par la culture. Dans la nature humaine il faut toujours voir la culture humaine. Vous savez, le fait de fabriquer des enfants en commun et de les élever en commun sans qu'on sache qui est le père et qui est la mère, c'est quelque chose qui n'est pas une conséquence des techniques de modification génétique ou de fécondation *in vitro*. C'est quelque chose qui s'est fait dans le temps dans beaucoup de sociétés et qui continue à se faire aujourd'hui dans beaucoup de sociétés. Et cela n'a rien à voir avec les «manipulations» encore une fois. Tout ce qu'on peut dire, c'est que ces manipulations-là et ces techniques de fécondation *in vitro* ou de séparation entre la mère ovarienne, la mère utérine et la mère porteuse, eh bien! ne font que rendre encore plus aiguë, si vous voulez, la possibilité de changer la structure sociale de la société telle qu'on la connaît jusqu'à présent, en Occident en particulier, et de faire éclater la structure familiale. Encore là, beaucoup de gens ont déjà commencé à faire éclater cette structure familiale avant même le développement de ces techniques.

L. M. Les morales ont toujours été frustrées par les contradictions entre les choses telles qu'elles sont et les choses telles qu'elles devraient être ; entre ce que je suis et ce que je devrais être. Et de nombreuses philosophies morales ont souvent tenté d'imaginer des systèmes, d'ordre rationnel surtout, pour concilier ces écarts, c'est-à-dire des systèmes dont l'application aurait dû entraîner d'une manière automatique l'identité de ce qui est avec ce qui devrait être — « l'identité du réel et du rationnel », pour reprendre la formule célèbre d'Hegel. Est-il possible, comme certains semblent le penser, que la science actuelle, la biologie en l'occurrence, puisse enfin nous libérer de la servitude de la contingence dans le devoir être moral et réconcilier une fois pour toutes, pour ainsi dire, les antinomies entre l'être et le devoir être ?

H. A. *A priori*, je répondrai que non. Je ne crois pas qu'on puisse concilier ce qui est avec ce qui devrait être. Plus précisément, ce qui devrait être procède d'une exigence différente par rapport à ce qui est. Cette exigence provient d'ailleurs, elle provient de jugements de valeur que nous portons par rapport à ce qui est. Et ces jugements de valeur ont leur source ailleurs que dans la connaissance de ce qui est.

L. M. Dans une réflexion sur « La vie et la mort : biologie ou éthique », vous partez d'un discours de Moïse dans le Deutéronome et vous vous servez, en plus du discours de la biologie d'aujourd'hui, des commentaires de certains penseurs rabbiniques pour éclairer des paradoxes dans la formulation du texte biblique. Vous concluez en disant que le chemin pour redécouvrir la sagesse ancienne ou la sagesse oubliée passe par la pratique des outils et de la réflexion de l'Occident. Est-ce encore possible de concilier cette foi en la sagesse ancienne avec la pensée occidentale qui se croit ou se dit pensée de la rupture ou de la désacralisation — désacralisation des dogmes, de la nature, etc. ? Une pensée qui aboutit à la mort de Dieu et à une sorte de transcendance déviée où les hommes sont devenus des dieux les uns pour les autres.

H. A. Je pense qu'il s'agit moins de la conciliation entre des actes de foi et entre des dogmes différents que de l'interfécondation entre des méthodes de réflexion différentes. Pour moi, ce qu'on appelle l'étude de la Loi, ou l'étude de la Torah, ou l'étude du texte sacré n'est pas un objet de foi dogmatique. C'est précisément un objet d'étude tout à fait ouvert qui concerne la place des hommes dans la nature, le type de relations que les hommes peuvent entretenir les uns avec les autres, etc. Il y a, c'est vrai, dans ce mode d'étude-là, un souci éthique de faire coïncider ce qui est avec ce qui devrait être. Et c'est en cela, précisément, que ce mode d'étude est tout à fait différent de la recherche scientifique qui s'est développée en Occident. Mais la recherche scientifique qui s'est développée en Occident a eu comme résultat quand même de développer un certain nombre d'outils intellectuels qui peuvent être une grande aide dans la réflexion qui accompagne ces études des textes anciens. Il ne s'agit pas là de concilier, si vous voulez, un dogme avec un autre, de concilier des actes de foi avec d'autres actes de foi, la mort de Dieu avec pas la mort de Dieu. La pensée occidentale peut aboutir aussi bien à la mort de Dieu qu'à la révolution psychédélique des hippies ou qu'à des pensées mystiques extrêmement développées. Je ne sais pas si on peut caractériser la pensée occidentale aussi rapidement par des actes de foi ou par des dogmes. En tout cas, si c'est de cela qu'il s'agit, en ce qui me concerne, ça n'est pas ce qui m'intéresse dans la pensée occidentale. Ce qui m'intéresse dans la pensée occidentale, c'est finalement le développement d'une certaine rigueur dans l'utilisation de la raison et d'un certain type d'utilisation du langage — aussi, évidemment, en relation avec la méthode scientifique fondée sur la méthode expérimentale. C'est tout ça qui est intéressant. Mais de là, encore une fois, il n'y a pas à tirer de façon automatique ni actes de foi, ni dogmes, ni visions philosophiques inéluctables. Enfin, pour couronner le tout, la vision philosophique à laquelle vous faites allusion, celle de la mort de Dieu, celle qui permet aux hommes de se penser comme tout-puissants, cette vision-là peut aussi avoir sa place dans une certaine compréhension des textes bibliques. Comme une vision parmi d'autres, si vous voulez ; car l'étude juive de ces textes est une étude polymorphe qui permet de donner leur place à toutes ces opinions et à essayer d'en extraire, en quelque sorte, des aspects qui soient les plus riches possible, même si, par ailleurs, ils ont aussi le cas échéant des aspects dangereux ou qui peuvent être jugés mauvais par rapport à certains critères moraux. Il y a dans l'approche de la tradition juive comme objet d'étude une attitude pluraliste qui peut permettre de donner une place même à ce type-là de restriction philosophique, même à ce type d'attitude devant la vie ou devant la mort, qui, effectivement, peut s'exprimer comme des théories de la mort de Dieu.

L. M. Ou sur l'existence de plusieurs dieux?

H. A. C'est vrai. Il est bien évident que si vous regardez autour de vous, ce que veut dire «Dieu» dans le langage qu'on utilise couramment — et moi, je ne connais que celui-là — eh bien! vous voyez que Dieu signifie une multitude de choses et qu'il existe autant de dieux que les hommes se l'imaginent.

L. M. De sorte que rattacher la foi en Dieu à une religion quelconque...

H. A. Pour moi, la question ne se pose pas comme ça. La tradition juive n'est pas nécessairement qu'une religion; c'est essentiellement une tradition d'étude qui s'accompagne d'une pratique individuelle et sociale. Et c'est de cette façon que j'essaie de la vivre.

L. M. Henri Atlan, je vous remercie.

Albert Jacquard

Lucien Morin. Il est dit de plus en plus que nous avons quitté l'ère de la physique pour entrer dans l'ère de la biologie, de la panbiologie. Pour plusieurs, qui y voient une révolution sans précédent, cet avènement influera non seulement sur les agissements de la science, mais sur les discours et les pratiques qui semblaient, hier encore, la chasse gardée de certaines sciences humaines, comme la philosophie et la morale, par exemple.

Albert Jacquard. Ce n'est pas tout à fait faux. Étrangement, les biologistes d'aujourd'hui, mieux que les physiciens, même, redécouvrent les grandes questions des philosophes. Par exemple, je trouve dans Pic de la Mirandole cette phrase humble, que j'aime rapporter, où Dieu dit à l'homme : « Tu n'es limité que par ta propre volonté ; tu es celui que tu veux. » Pascal poursuit en rappelant que « l'homme passe infiniment l'homme », et Sartre, en répétant que « l'homme doit s'inventer ». Or que dit le biologiste ? Il dit que la propriété fondamentale de l'être humain dans le monde des vivants, c'est sa complexité, qui aboutit à l'autostructuration, c'est-à-dire à l'autofabrication. S'autostructurer ou s'autofabriquer, c'est très exactement ce que disaient Pic de la Mirandole et Pascal. Si je me fabrique moi-même, je me dépasse moi-même. Autrement dit, la biologie m'apprend que j'ai en moi un potentiel qui me permet d'échapper à la logique habituelle des causalités. Si je m'interroge sur moi-même, je découvre que c'est Albert Jacquard caché qui fabrique l'Albert Jacquard apparent, mais qui en est lui-même une des fabrications.

Albert Jacquard. Né à Lyon en 1925. Généticien. À sa sortie de l'École polytechnique, il se spécialise dans l'étude des problèmes économiques et travaille comme ingénieur, puis administrateur au SEITA. À 39 ans, il change d'orientation et entreprend des études de génétique à Paris, puis à Stanford. Il est directeur du Service de génétique de l'Institut national d'études démographiques et est professeur de génétique mathématique à Paris et à Genève. Membre actif du Mouvement universel pour la responsabilité scientifique. Il a publié, notamment : *The Genetic Structure of Populations* (Springer, 1974) ; *Éloge de la différence. La génétique et les hommes* (Paris, Seuil, 1981) ; *Au péril de la science* (Paris, Seuil, 1982) ; *Inventer l'homme* (Bruxelles, Éditions Complexes, 1984). Cofondateur de la revue *Genre humain*. Membre du Comité national d'éthique.

L. M. Mais le passage de l'autostructuration biologique à l'auto-fabrication morale ne pose-t-il pas un problème ?

A. J. On ne peut pas vivre sans morale personnelle et il faut bien accepter certaines des règles de la morale collective. Le passage entre le biologique et le moral ? Je ne sais pas. Pour certains, il y a la religion. Au fond, les religions ont peut-être été inventées pour fonder la morale. Car avec Dieu, tout va bien. Dieu a révélé Sa loi à Moïse au Sinaï, qui dit qu'il faut faire ceci, se comporter de telle ou telle façon. Mais dans cette perspective, on ne s'interroge plus puisqu'on se cache derrière la divinité. Actuellement, cela ne marche plus. Et comme on ne peut pas vivre sans morale et qu'on ne peut plus prétendre qu'elle a été imposée par Dieu, il faut bien qu'elle vienne d'ailleurs. Cet ailleurs, pour certains, est identifié à la science. Mais je crois que c'est très abusif de penser ainsi. D'une part, la science accepte mal cette évidence qu'une morale soit à la fois arbitraire et nécessaire ; d'autre part, la science ne suffit pas pour me faire respecter la morale. Or c'est le respect de la morale, plus que la morale, qui est important. Mais comment la respecter quand on sait, quand on prend conscience qu'elle est arbitraire ?

L. M. De sorte que la science, si je vous comprends bien, la connaissance scientifique ne peut pas libérer de la servitude, de la contingence et de l'arbitraire dans l'agir moral. La science ne peut pas établir une méthode qui contraindrait les êtres humains à respecter automatiquement la règle morale, à faire le bien comme il doit être fait dans chaque circonstance singulière.

A. J. Quand il y avait Dieu pour interdire ou obliger, cela pouvait aller. Mais il ne faut pas croire que la science peut jouer ce rôle absolu. Aussi, tous les jours, on voit bien à quel point on a envie d'outrepasser sa morale, de ne plus la respecter. Face aux conflits intérieurs, je suis d'accord qu'il faut se conduire de telle ou telle façon, mais la tentation, la pulsion, de faire autrement est toujours menaçante. Finalement, il faudrait voir dans la morale, dans le jeu de la conscience avec elle-même, dans les règles que je me suis données, mon incapacité à les respecter complètement. Et c'est à cette dynamique même du conflit avec moi-même auquel je dois me soumettre, tant pour réaliser mes désirs que pour respecter ceux des autres. Au fond, la morale n'est pas tant le chemin que le passage que j'y fais.

Pour le dire autrement, la morale n'est pas une géographie où tous les chemins seraient tracés d'avance. La vraie morale, c'est la dynamique de ma conscience intérieure projetée sur cette carte, sur cette topographie. Et je ne vais pas suivre aveuglément les chemins dessinés par d'autres, car le jeu moral, justement, c'est la façon dont je vais me débrouiller, moi, avec moi-même pour suivre le bon chemin et, quelquefois même, pour ne pas le suivre.

L. M. Existe-t-il dans la nature humaine un impératif moral qui va pour tous les êtres humains? Si oui, d'où peut-il venir?

A. J. Tous les hommes doivent «faire le bien et éviter le mal», mais je ne sais pas et je ne vois pas d'où viendrait cet impératif. Sauf, peut-être, d'une prise de conscience de ce que nous sommes. À partir du moment où on dit, avec Sartre, qu'un homme est fait par tous les hommes, c'est là, premièrement, une évidence biologique : pour faire un homme il faut des hommes. Mais comment est-ce que cela commence? Il n'y a pas de commencement. En fait, je suis une récapitulation des milliards d'hommes qui m'ont précédé et avec qui j'ai eu des contacts grâce à tous les moyens de communication inventés pour traverser le temps et l'espace. À travers les siècles, les hommes me parlent, si bien que je suis un homme parce qu'il y a eu des hommes avant moi. Mais il n'y a pas eu de «premier» homme; la nature a apporté l'humanité, mais nous les hommes avons peu à peu créé tout autre chose, un ensemble d'espoirs, d'angoisses, de questions, de compréhension, que l'on peut appeler l'humanitude. La qualité d'«homme» se développe à mesure que cette humanitude s'enrichit. Il y a eu un environnement biologique qui a été créé par des mutations de toutes sortes. Ensuite est venue une façon de modeler l'humanité par les êtres humains qui aurait pu être tout à fait autre avec le même substrat biologique. On pourrait imaginer un univers où il y aurait eu les mêmes mutations, à partir des mêmes éléments chimiques, mais où des individus doués de notre potentiel de neurones et de synapses auraient orienté autrement leurs constructions de l'humanitude.

L. M. Donc, faire un lien entre la loi morale et la loi naturelle reste pour vous, en apparence du moins, un lien tout à fait arbitraire?

A. J. Oui. Je ne pense pas qu'il y ait une loi naturelle pour l'homme. On peut donner comme définition de l'homme : «Il est dans la Nature, l'être dont la nature même est d'échapper à sa nature. » Je rejoins ici certaines idées d'Edgar Morin dans *Le paradigme perdu* : la nature de l'homme, c'est d'échapper à sa nature à cause de sa complexité, mais aussi à cause de sa prise de conscience. Car la nature, y compris la sienne, il la voit de l'extérieur. L'homme est sorti de lui-même, en quelque sorte, pour être lui-même. Du coup, il n'est plus celui qui subit, il ne se soumet pas, il se rebelle en permanence et se rebelle contre sa nature. Si bien que vouloir trouver une morale dans la nature me semble être contraire à la nature de l'homme. Fondre une morale c'est, pour l'homme, accepter le fait de se fabriquer et, en se fabriquant, accepter sa responsabilité envers tous les hommes, accepter sa responsabilité de participer à l'évolution de l'homme global.

L. M. Mais je ne vois pas tout à fait en quoi ce que vous dites s'oppose à la conception classique de la loi naturelle. C'est dans la nature d'un être que de se réaliser selon les règles de sa nature. Un cèdre ne cherche pas à devenir rosier ni un chien à devenir cheval. Chacun a sa nature, dit-on, et point celle d'un autre, qui le détermine à sa conservation, à son augmentation et à son achèvement spécifiques. De sorte que si, supposons, la nature humaine a ceci de spécifique qu'il faut agir rationnellement et librement — ce qui n'est pas le cas du rosier ou du cheval —, accepter de se fabriquer, comme vous dites, tout en acceptant sa responsabilité vis-à-vis de l'autre, n'est-ce pas déjà un commandement inscrit dans la loi de la nature humaine ?

A. J. Alors il faut s'interroger sur ce que veut dire la nature, pas la nature des « choses », mais la nature de la nature, le *de natura naturæ*. Or pour parler de la nature de la nature, il faut aller au-delà du monde matériel ou physique, il faut que je regarde de l'extérieur, pour ainsi dire. Car si je me laisse glisser, inclure à l'intérieur de la nature, tout devient nature, moi compris, puisque moi aussi je suis fait de molécules qui sont aussi naturelles que celles des arbres ou des pierres. Et alors la nature se voit indéfinissable puisqu'on retombe sur le paradoxe de l'ensemble de tous les ensembles. À ce moment-là, tout est naturel et on n'en parle plus. Ce qui fait qu'on est bien obligé, si on veut devenir la nature, de dire ce qui n'est pas la nature. C'est là, désormais, la véritable interrogation — définir la nature en définissant ce qui n'est pas elle. Par exemple, je proposerais maintenant de réfléchir sur l'idée suivante : la nature, c'est ce qui obéit aux lois de la nature, mais ces lois ne peuvent organiser des processus de changement qu'en fonction du passé et du présent ; la nature, c'est ce qui n'a pas de projet. Par conséquent, admettre dans la nature des mécanismes qui ne tiennent compte que du passé ou du présent, c'est admettre que la nature ne fait que se dérouler de façon déterministe ou aléatoire. Ce qui n'est pas la nature, c'est ce qui est projet et ce qui est projet, c'est ce qui est humain.

L. M. De sorte que lorsqu'il est question de téléologie ou de finalité dans la nature...

A. J. Mais, justement, cette finalité ne peut pas exister dans la nature. Enfin, c'est le dogme, ou bien vous vous rapportez à Dieu, et on a parfaitement droit d'y croire, mais on ne fait plus de la science. Si vous introduisez dans la nature votre explication des processus en fonction de ce qu'ils seront demain, par définition vous échappez à la science. On pourra me dire qu'on n'aime pas cette définition de la science. Je veux bien. Mais il faut le savoir, le regard scientifique sur la nature c'est le regard qui refuse par principe d'expliquer aujourd'hui par demain, ce qui oblige à expliquer aujourd'hui par hier. Par contre, il faut reconnaître qu'un drôle de corps apparaît dans cette nature, et c'est l'homme qui pense constamment à l'avenir. Par sa capacité à penser l'avenir, à faire des projets, l'homme échappe à la nature. Faire de l'artificiel, c'est proprement humain. Si donc on vient me dire que l'homme doit respecter une morale naturelle, je constate que l'on est en contradiction complète avec mon discours puisque je viens de définir l'homme comme celui qui échappe à la nature. Moi, je ne vois pas de morale dite naturelle. La morale, c'est un choix et un intérêt, c'est le petit jeu auquel elle me contraindra le jour où je voudrai ne pas m'y conformer.

L. M. En somme, et si je vous comprends bien, il n'appartient pas au biologiste de régler par la biologie la question de la finalité dans la nature. Quand Jacques Monod, par exemple, dérangé par les difficultés posées par la téléologie ou le finalisme dans la nature, en arrive à l'idée de téléonomie et de programme, où les événements et les formes des mécanismes biologiques seraient déjà contenus dans les séquences nucléotidiques des ADN, il ne règle pas le problème pour autant.

A. J. Absolument pas. Il me semble que le concept téléonomique n'a pas beaucoup d'avenir, parce que cela n'explique rien. Quand il est dit que la fabrication d'un organisme, que cela soit une bactérie ou un homme, est programmée par de l'ADN, tout le monde est d'accord. Mais c'est une formulation très dangereuse. Un programme, un programme d'ordinateur par exemple, c'est nécessairement un homme qui l'a fait, qui en a eu l'idée, l'intention, le projet. Mais l'ADN, c'est une succession de bases qui sont là parce qu'elles sortent d'un spermatozoïde ou d'un ovule et qu'il y a eu tout un passé qui a abouti à cette séquence, et parce qu'il y a cette séquence, les protéines vont être produites avec telle ou telle structure. Mais cela entre tout à fait dans les mécanismes naturels où la protéine est faite de telle façon, parce que la séquence d'ADN est de telle façon. C'est exactement expliquer aujourd'hui en fonction d'hier. Mais dire que cet ADN est comme ça pour que la protéine ait une structure, c'est complètement renverser les rôles. C'est imaginer que l'ADN a été fait par quelqu'un qui avait le projet de la protéine et ce quelqu'un ne peut être que Dieu. Or je m'interdis, en tant que scientifique, d'adopter cette explication, qui n'en est pas une.

L. M. Et comment le scientifique expliquerait-il cela?

A. J. Sur la chaîne d'ADN se trouve telle séquence de base, ATCCGG, qui conduit à fabriquer une protéine comportant tel acide aminé, puis tel autre… Mais cette séquence n'était pas faite «pour» qu'il y ait tel acide aminé. Elle est faite comme ça, simplement avec telle ou telle conséquence. Quand tout fonctionne bien, quand cette protéine participe à un métabolisme efficace, l'être vivant qui a reçu cette séquence peut survivre et se reproduire; la séquence d'ADN est reproduite et transmise; mais quand cela ne fonctionne pas, tout disparaît. Si bien qu'il peut y avoir une apparence de finalité; mais il faut s'interdire d'expliquer les choses de cette façon. C'est tout le problème de l'évolution. On peut, il me semble, relativement bien expliquer l'évolution sans représenter l'ADN comme un programme. Un programme suppose un programmeur, or l'ADN n'a pas eu de programmeur. Sauf si j'admets que tout a été voulu par Dieu, ce qui est une présentation que, par convention, je m'interdis.

L. M. Parlons-en donc de cette présentation, comme vous dites. À l'un et à l'autre bout de la chaîne, il semblerait que Dieu, le problème de Dieu, se pose toujours.

A. J. Oui, la question de Dieu se pose toujours. Mais je ne veux pas la poser à n'importe quel propos ni n'importe comment. En tant que scientifique, qu'est-ce que j'essaie de faire? J'essaie de reconstruire le monde à coup de modèles et de concepts que j'invente sans cesse. Mais je sais, par ma propre réflexion, que je n'y arriverai jamais complètement, que les réponses globales échapperont toujours à Albert Jacquard scientifique. En revanche, l'autre Albert Jaquard que je suis, homme de la rue, homme ordinaire, il a besoin, parce qu'il est mortel, d'une réponse globale où tout soit dit. Et comme cette réponse ne peut venir de la science, j'inventerai une réponse divine, la transcendance, Dieu. Personnellement, je l'avoue, j'en ai grand besoin. Mais dans ce domaine tellement décisif pour chacun, il ne faut jamais chercher à imposer son attitude à quelqu'un qui en aurait une autre. C'est pourquoi je déteste le prosélytisme. On peut témoigner de ses croyances, mais à condition que notre témoignage soit respectueux des croyances des autres.

L. M. Vous avez écrit un livre au titre suggestif, *Inventer l'homme*. Il m'amène à poser une question sur le fonctionnalisme de la nouvelle biologie. Je m'explique. Marx est connu pour avoir voulu substituer l'*homo faber* à l'*homo sapiens* en tentant d'assimiler l'agir au faire, c'est-à-dire en cherchant dans « l'homme fabriquant », pour emprunter votre formule, la mesure même de l'action ou de la conduite morales. De cette manière, l'être humain pourrait se fabriquer lui-même comme il fabrique une chose ou un objet quelconque, sans l'entrave de la dictée d'une loi intérieure ou d'une conscience liée par cette loi. Se faire, se fabriquer, s'inventer, en somme, ce serait s'émanciper de la loi de la conscience qui fait la division de ce qui est avec ce qui devrait être. Or n'y a-t-il pas dans l'attitude fonctionnaliste et utilitariste de certains tenants de la nouvelle biologie des similitudes avec la position marxiste? En s'occupant, en tant que science, de la « logique du vivant », pour reprendre l'expression de François Jacob, la nouvelle biologie peut-elle s'appliquer, sans plus, à la logique du vécu — par le biais, par exemple, de ses prolongements techniques et biotechnologiques? Ne risque-t-elle pas, elle aussi, de vouloir évacuer la conscience, c'est-à-dire de remplacer l'agir par le faire dans la conduite morale et de dispenser du devoir de choisir dans les affaires contingentes de la morale?

A. J. Mais est-ce que le biologiste a besoin de manipuler biologiquement, de transformer l'homme dans son patrimoine génétique, pour que l'homme acquiert ce pouvoir ? Il le détient déjà. Ce que je veux dire, c'est que, finalement, par sa prise de conscience de lui-même, l'homme est déjà un transformateur de son environnement. Bon, les marxistes ont peut-être insisté là-dessus, mais c'est déjà une évidence de la biologie. Que les hommes, au lieu de subir l'environnement, le transforment, c'est le problème actuellement. En cette matière, ils sont plus efficaces que lucides, malheureusement. Mais pour revenir à l'autofabrication, c'est un fait que, depuis l'apparition de l'homme, l'homme fabrique l'homme. Et comme je le disais tout à l'heure, on peut très bien imaginer une humanité totalement différente avec une évolution biologique identique. Par des bifurcations autres dans le domaine de la transmission culturelle, les hommes auraient pu, dans la fabrication de leurs petits, insister sur d'autres aspects. C'est d'ailleurs ce qui se passe dans certaines cultures lointaines où on a l'impression que les individus n'ont pas les mêmes besoins que nous. De fait, ils ont créé des structures mentales autres. Un exemple m'a beaucoup frappé récemment, celui d'un chercheur japonais qui a démontré que le traitement des sons voyelles était fait par l'hémisphère gauche du cerveau chez les Japonais et par l'hémisphère droit chez les autres peuples. Au début, on a cru qu'il s'agissait d'un déterminisme génétique, que la « race » japonaise avait tel gène qui stimulait telle aire cérébrale. De fait, il n'en est rien. Tout simplement, les mamans japonaises ont une façon particulière de parler à leurs bébés qui fait que ces derniers développent une activité cérébrale et un traitement des voyelles en fonction des premiers sons entendus dans le berceau. Cette histoire montre bien la façon dont mon cerveau est aussi orienté par l'apport du milieu qui, lui-même, remonte à une longue séquence de fabrications superposées. On voit bien une fois de plus que l'homme fabrique l'homme.

L. M. Dans cette perspective, vous n'auriez pas les réticences de ceux qui craignent que les expériences en génie génétique en arrivent à transformer complètement la nature humaine, à fabriquer des hommes d'une tout autre nature que celle que l'on connaît actuellement ?

A. J. Mais l'être humain a toujours fait ça ! On me dira qu'on s'arroge le droit de faire un surhomme. Mais pas du tout ! Je l'ai fait trois fois, moi, en collaboration avec ma chère épouse. Tous ceux qui ont procréé ont fait de même. C'est fabuleux ! Alors, qu'on raccorde quelques gènes comme ceci ou comme cela... C'est tellement insignifiant, pour l'instant en tout cas, par rapport à ce qu'on réalise quand on fait un enfant. On sait fabriquer des bactéries capables de faire de l'insuline ou de la somatostatine, etc. Mais on ne sait toujours pas localiser un gène. Et comme on sait que l'action d'un gène est fonction de l'endroit où il se trouve...

L. M. Mais le clonage...

A. J. Le clonage, c'est encore tout différent. Ce n'est pas une manipulation génétique. C'est redonner à un homme ou à un animal ce qu'il a perdu depuis longtemps — le pouvoir de se *reproduire*. Nous, on sait *procréer*, mais on a perdu la capacité de se reproduire. Or le clonage, cela veut dire qu'à partir d'une de mes cellules je peux reproduire une copie conforme de tout mon patrimoine génétique. Mais ce nouvel être qui est mon double sur le plan génétique n'est pas moi. Le clonage permet de faire un individu qui a un patrimoine génétique identique à Albert Jacquard. Mais je ne suis pas que mon patrimoine génétique, fort heureusement. Disons-le autrement : mon patrimoine génétique, c'est comme la collection des caractères d'imprimerie qui ont permis d'écrire le livre que l'on appelle Albert Jacquard. Le clonage va permettre d'écrire un autre livre, un livre tout autre, avec la même collection de caractères d'imprimerie. Pour autant, les deux bouquins n'ont pas de grandes ressemblances.

L. M. Devant pareille réalité, quels problèmes éthiques entrevoyez-vous dans le clonage ?

A. J. J'en vois plusieurs. Le plus terrible sans doute serait l'intention de vouloir faire un individu que je conserverais pour ses pièces de rechange. On fabriquerait, très jeune, mon jumeau génétique qu'on mettrait en couveuse et qui n'existerait uniquement que pour le jour où j'aurais besoin d'un rein, d'une transplantation de moelle, d'un cœur neuf. En d'autres mots, on fabriquerait des hommes qui n'auraient pas le droit au statut d'homme, qui ne seraient amenés à l'existence que pour être sacrifiés. Vous vous imaginez ! Un bébé fabriqué sortirait du ventre d'une femme, que vous auriez fait avec une cellule de vous-même, qui serait une annexe de vous-même mais à qui on refuserait la dignité, la conscience, l'autonomie, le développement intellectuel!... Le moins qu'on puisse dire, c'est que cette possibilité pose des problèmes éthiques effroyables et qui ne peuvent pas être réglés par la science. Et, d'ici peu d'années, tout cela sera réalisable. Au nom de quelle morale? Je n'en vois aucune. Je suis horrifié à l'idée qu'un individu qui serait biologiquement un homme puisse être créé pour me servir d'esclave, pire encore : qui serait destiné à être sacrifié pour me permettre de survivre quelques mois ou quelques années.

L. M. Dans un domaine connexe, la fécondation *in vitro* à but thérapeutique, vous m'avez déjà dit à quel point l'éthique exigeait qu'on avance avec beaucoup de précautions. Que pensez-vous de la fécondation *in vitro* sans but thérapeutique, c'est-à-dire à caractère expérimental uniquement?

A. J. Faire une expérience sur un embryon pour le plaisir de voir? À partir de quel moment est-ce qu'un embryon a le statut d'homme, de personne? Je suis bien incapable de le dire en tant que scientifique. Le seul événement, c'est la fécondation. Mais dès qu'un spermatozoïde et un ovule ont fusionné, on est devant une promesse d'homme, devant un « être humain potentiel ». C'est l'expression de notre Comité national d'éthique. Le mot potentiel me fait mal aussi; à partir de quel moment dira-t-on que cet être n'est plus potentiel mais réel et actuel? Il n'y a pas de réponse. On retombe au même point que ces penseurs du Moyen Âge qui s'interrogeaient sur le moment de l'introduction de l'âme. Ils parlaient d'âme, nous parlons du passage du potentiel au réel, ce qui est exactement le même problème. Il n'y a pas de réponse.

L. M. Que faire alors? Comment se diriger? Sur quoi s'appuyer?

A. J. Il faudrait des critères autres que scientifiques. On est absolument obligé de se rapporter à des *a priori* en dehors de la science. En France, par exemple, on parle de dix semaines (ou douze) — et je parle du problème de l'avortement qui constitue, en un sens, l'expérience la plus décisive que l'on puisse faire sur un embryon, puisqu'on l'élimine, on le tue. En France, on se donne le droit de le faire jusqu'à dix ou douze semaines. Pourquoi douze? C'est exactement comme au Moyen Âge. Du moins, heureusement, on en est conscient. Et on ne doit pas cesser de se poser la question encore sans réponse. Un jour, peut-être...

L. M. Devant cette même question, il semble actuellement qu'on veuille ramener les discussions à deux positions. La première argumente à partir du principe de la quantité de la vie et défend l'idée que toute vie humaine est à respecter quelle qu'elle soit. La seconde prétend qu'il faut tenir compte de la qualité de vie, de l'état de santé de l'embryon, du désir des parents, des conséquences économiques, psychologiques, etc. Faut-il choisir? Peut-on choisir? S'agit-il de deux questions différentes ou de deux facettes d'un même problème?

A. J. C'est peut-être un peu prétentieux que de penser que l'on peut affirmer quelle sera la qualité de vie d'un embryon. Vous connaissez sans doute l'exemple classique que l'on utilise dans les facultés de médecine. On vous dit que vous êtes en service de consultation, et on vous apporte la fiche d'une famille : le père est syphilitique, la mère, tuberculeuse, le premier enfant, idiot... le second... on attend le cinquième. Que préconisez-vous? Bien évidemment, l'avortement. C'était Beethoven.

L. M. Mais avec les progrès exponentiels que l'on reconnaît aujourd'hui à la technologie, est-ce que l'art de prévision en cette matière n'est pas de plus en plus maîtrisé, grandement exploité même pour éclairer les prises de décision?

A. J. Il est certain qu'on sera de plus en plus capable, à partir de quelques prélèvements et compte tenu des corrélations que l'on connaît, de dire aux parents que l'enfant qu'ils ont conçu risque d'avoir telle maladie à tel âge, un infarctus à cinquante-deux ans, le diabète à cinquante-huit... Tout cela me paraît épouvantable. Qu'est-ce que ce sera pour le suivant, une embolie, un cancer? Nous avons affaire, ici, à un excès d'informations qui m'apparaît dangereux. Certes, je ne veux pas que l'on me prive d'informations, je n'aime pas la censure. Mais on ne peut pas et on ne doit pas tout savoir. Tout le monde le sait, le bonheur présent est fait pour beaucoup de notre méconnaissance de l'avenir. Si on se met à dire à un futur parent, l'enfant que vous avez conçu n'est pas éternel, faudra-t-il lui recommander d'avorter jusqu'à ce qu'on puisse en faire un qui soit immortel? Je suis épouvanté. Il faut plutôt reconnaître que le temps en moi n'est pas la même chose que le temps des étoiles. Et je me fous du nombre de tours que la Terre fera autour du Soleil et sur elle-même pendant que je vis ma vie. Mon temps est mon présent, il est fait d'instants que je dois rendre aussi riches que possible pour être heureux. Ce qui compte, ce n'est pas la longueur de ce que je viens de vivre, c'est le rapport entre la longueur de ce que je viens de vivre et la longueur de tout ce que j'ai déjà vécu depuis ma naissance ou ma conception. À ce moment-là, le temps est logarithmique et je n'ai plus de naissance, mon origine, c'est mon infini.

L. M. Le thème de l'autre revient comme un leitmotiv dans tous vos livres. Nous ne sommes que par l'autre, répétez-vous. N'est-ce pas une manière de parler de l'amour?

A. J. Peut-être. Je fais les autres et les autres me font. Il y a une connivence profonde et absolue entre tous les hommes. Voilà pourquoi il est monstrueux qu'ils s'entretuent. C'est une évidence, la dualité est partout et partout nécessaire: Dieu a besoin du Diable; les capitalistes ont besoin des communistes et réciproquement; on ne peut définir le bien sans définir le mal; on ne peut définir la nature sans définir l'artifice. Toute chose ne peut être que par dissociation-association. C'est le beau de la procréation. Et l'amour, c'est la merveilleuse entreprise de deux êtres différents qui tentent de se fusionner pour se rediffférencier.

L. M. Vous me faites penser au jeune Hegel pour qui l'amour « dépasse les séparations » et à René Girard pour qui l'amour « abolit les différences »...

A. J. Oui. Je dirais peut-être que l'amour transcende. La différence est toujours présente, mais, par l'amour, mieux respectée, valorisée. D'où la grande importance de l'autre. C'est un peu la méditation que je viens de faire devant le Moïse de Michel-Ange pour *Le Nouvel Observateur*. Moïse est rayonnant, il vient de rencontrer Dieu. Toute réflexion faite, il vient de se rencontrer lui-même, il vient de comprendre qu'il se fabrique lui-même. C'est le merveilleux miracle humain. Nous sommes à la fois quelqu'un et quelqu'un qui regarde ce quelqu'un, et qu'il rencontre et qu'il transforme. Michel-Ange se fabrique lui-même en pensant à Moïse, et moi, je me fabrique en pensant à Michel-Ange et à Moïse. L'amour, c'est peut-être cet oubli provisoire des différences entre Moïse, Michel-Ange et moi. C'est parce que l'autre est, en somme, que je suis. Vous savez, on n'est pas bien « original ».

L. M. Une dernière question. Pour revenir aux liens entre science et morale, on a toujours voulu fonder l'éthique sur la science — Socrate, Spinoza, etc. Comme si plus un individu avait de connaissances et plus il serait « savant », plus il serait « bon », moralement bon...

A. J. L'expérience prouve le contraire. La morale est un *a priori*. Il n'y a pas de corrélation entre les deux, science et morale. Le savoir s'accumule. Or il y a autre chose en morale, il me semble, que la structuration raffinée des connaissances. S'il y a connaissance en morale, c'est au sens de Claudel, de « connaissance », qui veut dire naître avec, naître au monde, naître aux autres. Naître veut encore dire transformer, mettre en forme. Dans toute vie, il y a comme un feu intérieur qui ne s'explique pas seulement par le savoir, par des mécanismes biologiques. Je m'éloigne d'Henri Laborit sur ce point, lui qui essaie de tout ramener à des processus de neurotransmetteurs. Bien sûr, avec sa chimie, il peut éteindre en moi ce feu, il peut peut-être l'attiser. Mais est-ce qu'il pourrait le créer ? Jeune, j'ai failli mourir. Du coup, ma vie a pris un sens pour moi. Depuis, je pense qu'il y a deux races d'hommes (je deviens raciste !) : il y a ceux qui ont fait l'expérience de la mort et ceux qui ne l'ont pas faite. J'appartiens à la première race, qui considère la vie comme un cadeau extraordinaire, qu'il ne faut pas gaspiller et dont chaque instant doit être consacré à y mettre du bien, du bonheur. Et pas seulement du bonheur personnel mais du bonheur partagé avec tous les hommes. Mon feu intérieur, c'est ma lampe à moi ; c'est peut-être aussi une lampe très collective.

L. M. Albert Jacquard, je vous remercie.

Henri Laborit

Lucien Morin. Henri Laborit, vous avez écrit dans *Éloge de la fuite* que l'homme ne peut, par la méthode scientifique, donner un sens à la vie. Par la science, il peut analyser la «syntaxe» de la vie ou des processus vivants, mais il ne peut en comprendre la «sémantique». La seule certitude à ce sujet est du domaine de la foi. Or, il y a dix ans déjà que vous avez écrit ces lignes. Au rythme où évoluent les sciences de la vie, pensez-vous que la biologie d'aujourd'hui soit plus en mesure de répondre à la question du sens de la vie ou de se prononcer sur l'origine de la vie ? Bref, la science biologique est-elle plus près de la «sémantique» dont vous parliez en 1976, ou cette dernière restera-t-elle toujours, comme vous le laissiez entendre, hors du domaine de la science et hors de sa portée ?

Henri Laborit. En dix ans, mon opinion n'a pas changé. Je prétends toujours que la biologie peut décrire des mécanismes, qu'elle peut donc étudier la grammaire et la syntaxe des phénomènes vivants. Mais elle ne trouvera jamais leurs significations. Sans ça, nous serions capables de comprendre, de créer la globalité de l'univers. Or il est difficile d'imaginer que l'être humain puisse créer l'univers. Cela dit, il ne s'agit pas seulement de savoir comment ça fonctionne, mais «pourquoi» ça fonctionne. Et la science ne peut dire pourquoi.

Henri Laborit. Né à Hanoï en 1914. Décédé en 1995. Chirurgien, biologiste. Chirurgien des hôpitaux en 1948. Il a introduit en thérapeutique le premier tranquillisant, la chlorfromazine (1952), et l'hibernation artificielle (1951). Il a reçu en 1957 le prix Albert-Lasker (appelé le petit Nobel) de l'American Public Health Association. Il s'est intéressé à la réaction organique à l'agression. Il a été rédateur en chef de la revue internationale *Agressologie* et dirigé, à partir de 1958, le laboratoire d'euctonologie à l'hôpital Boucicaut de Paris. Il a beaucoup travaillé sur la biologie des comportements et a cherché à étendre les lois structurales de la biologie générale aux sciences humaines, jetant un pont entre la physique et le langage. Il a publié une vingtaine d'ouvrages spécialisés et plusieurs ouvrages de philosophie scientifique ou de grande diffusion, dont: *Biologie et structure* (Paris, Gallimard, 1968); *L'homme imaginant. Essai de biologie politique* (Paris, coll. «10-18», 1970); *La nouvelle grille* (Paris, Robert Laffont, 1974); *Éloge de la fuite* (Paris, Éditions Robert Laffont, 1976); *La colombe assassinée* (Paris, Grasset, 1983). Était membre du Comité national d'éthique.

L. M. La biologie s'intéresse-t-elle toujours de savoir si la vie est réductible ou non à des phénomènes physico-chimiques?

H. L. Écoutez. Depuis plus de trente ans, j'ai essayé d'expliquer qu'il ne s'agit pas de réduire la vie à la biologie ou à la physico-chimie, ni de réduire le psychologique à la psychologie, ni l'économique à l'économie, ni le politique à la politique. Il s'agit de voir des niveaux d'organisation et de comprendre qu'on ne peut pas se passer du niveau d'organisation physico-chimique si on veut comprendre tous les autres niveaux. Vous savez, nous sommes sur une petite planète perdue dans un cosmos dont nous commençons à peine à voir l'immensité. Et ce que nous en savons est un grain de sable dans l'énormité de la plage de notre ignorance. Alors, il faut être très humble.

L. M. Et le réductionnisme?

H. L. Dire que les physico-chimistes sont réductionnistes? Ils le sont s'ils sont physico-chimistes seulement. Car les origines de la vie... on ne fait que commencer à comprendre comment les phénomènes vivants, les structures vivantes sur la planète ont été organisés au début. Pour le reste, on devine, on devine. Et quand on aura expliqué comment ces systèmes vivants se sont formés, eh bien! on n'aura pas encore dit «pourquoi» ça s'est passé. Bien sûr, on dit qu'au début ce fut le *big bang*. Puis on ajoute de l'énergie; on se donne des galaxies avec des systèmes solaires; on y met quelques planètes — on ne sait pas exactement combien d'ailleurs... À côté de tout cela, vous voyez bien que notre compréhension de la réalité n'est pas grand-chose au fond. D'où sans doute les discours de la foi. Mais on a la foi ou on ne l'a pas.

L. M. C'est un problème?

H. L. Ce n'est pas un problème. Cela dit, il ne faut pas que la foi s'imagine qu'elle va résoudre à elle seule tous les problèmes de notre quotidien. Pour régler ces derniers, ou tenter de les régler, il faut faire appel à autre chose que la foi: la psychologie, la sociologie, l'économie, la neurophysiologie du comportement, la biologie du comportement, la physico-chimie du comportement, etc. La foi sous ses formes variées est trop globalisante pour fournir à chacun de nous les mêmes moyens de résoudre les problèmes analytiques de notre quotidien.

L. M. Dans un autre ordre d'idée, il est une vieille question que les biologistes débattent sans cesse depuis des siècles. Je pense ici à la téléologie ou au finalisme. Depuis quelque temps, on parle plutôt de téléonomie (Jacques Monod) ou du programme génétique contenu dans les ADN. La métaphore du programme a-t-elle réglé la question de la finalité dans la nature? A-t-elle fait plus que déplacer le problème? Quelle est votre position actuelle sur cette question du finalisme?

H. L. C'est Pettendrigth qui a proposé le terme de téléonomie, qu'a repris Jacques Monod, pour se débarrasser du vieux mot de «finalité». La «science» de la finalité nous vient du XIXᵉ siècle. C'était une science incomplète, inachevée — elle l'est toujours d'ailleurs —, et comme les arguments faisaient défaut, on ne pouvait que se dire finaliste ou anti-finaliste, sans plus. Pour moi, le terme de finalité est dépourvu de tout sens philosophique, de tout lien avec le finalisme. Autrement dit, son contenu sémantique découle plutôt des lois cybernétiques. Un effecteur, c'est-à-dire tout mécanisme qui produit une action ou un effet quelconque, est orienté vers un but. Il a besoin d'un but, c'est-à-dire qu'il a été programmé de façon à l'atteindre. Tout effecteur a besoin d'un but pour agir; c'est Couffignal qui l'a souligné. Mon œil, par exemple, me permet de voir. Mais il n'a pas été fait «pour» voir. Simplement, il est structuré de telle façon que l'organisme dans lequel il est placé, grâce à lui, peut voir. C'est tout. Pas besoin, donc, de dire que mon œil a été conçu par un être transcendant qui aurait décidé, lui, de me donner des yeux «pour» voir. Croire qu'il y a un être transcendant à l'extérieur qui déciderait du but à atteindre et qui donnerait les moyens pour le réaliser, c'est un autre problème, un problème de foi. Ce n'est pas un problème scientifique.

L. M. Mais est-ce qu'une autre discipline, la philosophie par exemple, n'aurait pas elle aussi quelque chose de pertinent à dire sur la finalité, quelque chose qui soit plus et autre que la contribution des discours scientifiques?

H. L. Je vais vous dire. Toutes les approches sont bienvenues. Vous parlez de philosophie. On a défini la philosophie comme la science des sciences, celle qui englobait toutes les autres. Bien sûr, donc, que la philosophie a le droit de parler de finalité. Mais à une condition, à mon avis: que le philosophe ne reste pas au niveau du langage, au niveau des mots et du blablabla. À la condition, en d'autres mots, qu'il sache pénétrer profondément dans le domaine des connaissances scientifiques, et des connaissances scientifiques actuelles, à jour. Je voudrais ajouter quelque chose ici, sur la science précisément. Quand on prononce le mot « science » aujourd'hui, on ne voit encore, et c'est malheureux, que la physique et son langage mathématique. Or la science a changé. Depuis la thermodynamique, il faut ajouter la notion importante d'information. Et qu'est-ce que l'information ? « L'information n'est qu'information, dit N. Wiener, elle n'est ni masse ni énergie. » De sorte que la science qui parle de « structures vivantes » ou de « formes vivantes » doit savoir désormais qu'elle parle de l'ensemble des relations existant entre des éléments qui constituent cet ensemble. Car parler de « structures » ou de « formes », c'est parler de relations, qui ne sont ni masse ni énergie, mais qui ont besoin de la masse et de l'énergie pour exister. En d'autres mots, les éléments atomiques des formes vivantes sont les mêmes que dans la matière inanimée : c'est leur information qui est particulière. Or l'ensemble des relations qui existent entre les atomes, entre les molécules, entre les cellules, les organes, les organismes et, à partir des organismes, l'ensemble des organismes qui font les sociétés, ça, c'est de l'information. Et cette information-là ne se « mesure » pas ; la science a changé.

L. M. J'aimerais revenir à la biologie un instant. Fort de trente ans de travail interdisciplinaire consacré à la biologie des comportements, vous avez développé dans un ouvrage qui en porte le titre, *La nouvelle grille,* une grille biologique, pour l'appliquer au déchiffrement des rapports humains. Cette entreprise a essuyé le reproche de vouloir réduire les sciences humaines à la biologie, de vouloir substituer la biologie aux sciences humaines. Vous n'avez jamais « digéré » ce reproche.

H. L. Non, parce que je n'ai jamais prétendu que la biologie devait s'assurer une domination sur les autres disciplines. Je pense plutôt que ce sont ceux qui ont voulu voir « leur » science dominer les autres qui se sont sentis ennuyés et frustrés par les découvertes de la biologie des comportements. Des gens qui ont des chaires d'enseignement mais qui se sentent menacés parce qu'ils n'y connaissent rien ! C'est long, vous savez, d'apprendre la physique, c'est long d'apprendre la chimie, la biologie, la neurophysiologie, l'éthologie, etc. De sorte que, quand on vous dit : « Monsieur, vous ignorez ceci ou cela, vous errez ici ou là » etc., souvent, la critique ne se situe qu'à un seul niveau d'organisation. Et c'est pour cette raison qu'elle cherche à se débarrasser de vous. Elle sent que son territoire est envahi, qu'un étranger cherche à l'occuper, à lui prendre son plaisir, etc. Or la biologie du comportement n'a pas de ces ambitions impérialistes, parce que, justement, elle cherche toujours à tenir compte des différents niveaux d'organisation. Elle veut simplement montrer qu'elle peut tendre la main à d'autres sciences et que d'autres sciences dites humaines peuvent aussi bénéficier de sa contribution.

L. M. Un exemple ?

H. L. Oui, le cerveau. C'est très joli de parler avec un cerveau, d'agir avec un cerveau ; c'est ce qui nous permet d'entrer en contact avec les autres. Mais le cerveau est un instrument horriblement complexe dont on commence à peine à entrevoir le fonctionnement. On ne peut pas en parler en disant n'importe quoi, en faisant du blablabla. D'ailleurs, quand on parle de langage, il faudrait d'abord savoir de quoi il s'agit, comment les neurones interagissent, dans quelles zones du cerveau, etc. Il faudrait qu'on sache quels sont les médiateurs qui interviennent là-dedans, et comment le tout est organisé avec la mémoire, qui se pèse. Une mémoire, ça se pèse, c'est pas un mot ! Alors, je veux bien, moi, respecter les opinions des autres. Mais il y a peut-être mieux à faire quand on voit les erreurs, les meurtres, les génocides, les tortures qui se multiplient dans le monde à cause de ce blablabla idéologique, politique, linguistique, etc. La biologie du comportement n'a peut-être pas le dernier mot sur tout. Elle a au moins l'immense avantage de réunir tous les autres discours sans les faire disparaître. Elle leur donne une place. Un niveau d'organisation ! Il y a trente ans que je parle de niveaux d'organisation. Tous s'emboîtent les uns dans les autres. La biologie du comportement en tient compte scrupuleusement. C'est pas du réductionnisme, ça. C'est l'inverse du réductionnisme.

L. M. Il est dit de plus en plus que nous avons quitté l'ère de la physique pour entrer dans l'ère de la biologie, de la panbiologie. Certains s'y sentent mal à l'aise, craignant que la biologie fasse de nous, si ce n'est déjà fait, de nouveaux Pygmalions. Pensez-vous que la nouvelle biologie puisse vraiment permettre de refaire, tout en la transformant radicalement, la nature humaine ?

H. L. Écoutez, je ne suis pas prophète. Mais je ne pense pas que la biologie permette de faire un superman, un surhomme, en lui greffant quelques cerveaux supplémentaires, par exemple, et qui permettraient au précédent, dont on se serait mal servi, de pouvoir enfin mieux fonctionner. D'ailleurs, le problème, ce n'est pas seulement de savoir comment fonctionne le cerveau mais comment l'utiliser. Actuellement, ce qui semble à la mode en biologie, c'est le clonage, les bébés-éprouvettes, etc. Mais les vrais problèmes ne sont pas là. Les vrais dangers viennent des *mass media*. Ce sont eux qui transforment les comportements des gens, beaucoup plus que la biologie. La radio, la télévision, les journaux, tout ça influence et modifie le fonctionnement cérébral des gens, joue sur leur mémoire, sur leurs façons de connaître et de percevoir. Et c'est beaucoup plus dangereux que ce que la biologie peut apporter dans la modification d'un être humain. D'ailleurs, la meilleure transformation d'un être humain, c'est la transformation de ce qui fait être ou, du moins, de ce qui fait ne pas être. C'est le problème du « connais-toi toi-même », en d'autres mots. Encore une fois, c'est très joli de dire qu'il faut se connaître soi-même. Mais cela ne peut se faire avec la philosophie telle qu'on nous l'a apprise, ou le langage, ou la psychologie, ou la logique. La logique d'aujourd'hui, par exemple, ce n'est plus la logique de la causalité linéaire, la logique d'une cause qui produit un effet.

L. M. Je soupçonne que vous allez encore me parler de niveaux d'organisation…

H. L. C'est tout à fait vrai. Comme vous le savez, les organismes vivants sont constitués par niveaux d'organisation. Aussi, comme dans les relations des systèmes vivants tout bouge, il faut comprendre que le régulateur de ces relations est constitué par un effecteur qui reçoit de l'énergie et de l'information, ce qui constitue ses facteurs d'actions. Et ce qu'il faut ajouter, c'est que ce régulateur est lui-même réglé par une commande extérieure au système et que j'ai appelée un « servomécanisme ». Bref, chaque niveau d'organisation ne peut rien faire par lui-même s'il ne reçoit son énergie et son information, s'il n'est réglé par une commande qui lui vient du niveau d'organisation qui l'englobe. Et c'est ainsi qu'on voit comment l'activité cellulaire est englobée par celle des organes, celle-ci par celle des systèmes, et celle-là par celle de l'organisme qui est lui-même situé dans un environnement ou un espace. L'activité de cet organisme, de cet individu, est elle-même englobée et commandée par son ambiance sociale, son groupe social, ses relations sociales, avec tout ce qu'elle traîne avec elle, depuis l'enfance, comme apprentissage pour le beau, le bon, le bien, le laid, etc. Or ce n'est pas dans une logique de mots qu'on peut comprendre tout ça, mais dans des recherches comme celles qu'effectue la biologie du comportement.

L. M. Les réalisations de la nouvelle biologie et de ses prolongements biotechnologiques — les manipulations génétiques, le clonage, la fécondation *in vitro*, etc. — ne cessent d'impressionner. Aussi, des interrogations semblent surgir de partout concernant l'aspect éthique ou moral de ces entreprises. Voyez-vous, vous, ces problèmes éthiques?

H. L. D'abord, je voudrais dire que ce ne sont pas les biologistes, les scientifiques qui ont créé ces craintes. Ce sont les *mass media*. Le résultat, c'est qu'au détour les tensions et les intérêts d'énormes masses humaines qui ont des problèmes très réels et très concrets ne provoquent que peu de sympathie. Bien sûr, les questions d'euthanasie, de clonage, de bébé-éprouvette, etc. ne sont pas à négliger pour autant. Mais il y a plus urgent et plus fondamental. Pendant qu'on tue des gens par millions dans toutes les régions du monde, on vous dit: «Laissez vivre ce petit fœtus ou ce petit embryon, c'est un être humain en puissance.» Mais ceux qu'on tue tous les jours au Chili, au Cambodge, au Liban, en Afghanistan, au Nicaragua, ce ne sont pas des hommes en puissance, ce sont des hommes réels, des hommes vrais. On n'a pas de comité d'éthique pour ceux-là; ils ne présentent aucun intérêt, et on trouve ça «normal». Tous les ans, sur les routes de France, il y a 17 000 morts. Cela ne présente aucun intérêt. Au contraire, ça fait marcher l'industrie automobile et ça permet d'établir la balance des paiements! Quand on comptera 17 000 euthanasies en France dans la même année, vous me préviendrez.

L. M. Mais peut-on se permettre, comment dire, de tout faire du seul fait que nous en ayons les possibilités? Sur quels critères, sur quels principes se fonder?

H. L. À mon avis, c'est très simple. Je vous dirai ce que j'ai dit au Comité national d'éthique, dont je fais partie. Tout acte humain doit être valable pour l'individu et pour l'espèce. S'il n'est valable que pour un sous-groupe, pour un sous-ensemble de l'espèce, c'est là, à mon avis, qu'il devient dangereux. Les seuls interdits, les seules barrières viennent des groupes sociaux, des États en particulier. Si votre acte n'est pas valable pour l'espèce comme pour vous-même, pas valable pour votre classe sociale, votre syndicat, votre pays, votre nation, c'est à ce moment-là qu'il faut intervenir. Car s'il est valable pour un seul sous-ensemble, c'est foutu. C'est la guerre, c'est le meurtre, c'est le génocide, c'est la torture. Il faut toujours aller simplement du plus petit au plus grand sans s'arrêter aux sous-ensembles qui ne peuvent, eux, qu'entrer en lutte les uns avec les autres, être en compétition. Ce sont ces groupes en compétition absurde qui font notre monde actuel. Et partout c'est la guerre, la guerre avec les armes, la guerre économique, la guerre idéologique. Bien sûr, on peut toujours réagir à partir de beaux discours logiques. Mais avec les résultats que l'on sait...

L. M. Socrate, Spinoza et d'autres encore ont tenté de fonder une morale sur la science, sur la vérité scientifique. D'après vous, la science peut-elle fonder la morale ?

H. L. Un autre vous dirait que la morale scientifique, c'est la seule morale. Il faut nuancer. Je reviens à ce que j'ai dit au début ; qu'est-ce que la science ? Si c'est la bombe à neutrons, si c'est la connaissance de l'atome, ce savoir ne fondera pas une morale. Par contre, s'il s'agit de la connaissance du fonctionnement du cerveau humain, cela pourrait fonder une morale. Car ce savoir peut montrer qu'il n'y a pas d'hommes isolés, que nous sommes tous des êtres de relations, que nous faisons tous partie de la même espèce. Nous sommes la seule espèce à savoir que nous existons en tant qu'espèce. Les abeilles du Texas ne savent pas qu'il y a des ruches à Périgord ou en Chine. Nous sommes la seule espèce à savoir que nous existons les uns par les autres et que nous devons nous respecter les uns les autres pour cette raison. C'est en ce sens que ce savoir peut fonder une morale.

L. M. Nous ne vivons que pour maintenir notre structure biologique, avez-vous écrit, et toute structure vivante n'a d'autre raison d'être que d'être. On vous a souvent reproché cette affirmation. Vous avez répliqué qu'il s'agit d'un principe élémentaire de tout mouvement vital et que vous avez appelé la « gratification ». Voici ma question : comment concilier le principe de la gratification et le respect de l'autre, comment ne pas heurter le projet de l'autre tout en réalisant le mien?

H. L. D'abord, le fait d'accepter que l'autre existe et que votre projet n'est pas plus valable que le sien vous permet déjà de prendre des distances et d'aller vers le respect mutuel. De plus, si la gratification est partout vérifiable, c'est-à-dire à la fois moyen et résultat du bien-être, du maintien effectif de l'être, si un être n'a réellement qu'une raison d'être, qui est d'être, il ne faut pas oublier qu'entre cette notion d'être et cette autre de la relation sociale, il s'est établi depuis douze mille ans la notion de propriété. Or celle-ci n'est pas innée. La notion de propriété s'apprend. C'est donc tout un *background,* pour employer un terme anglo-saxon, c'est tout un apprentissage culturel qui vous a obligé à ne pas être ce que vous pourriez être, qui a construit dans votre crâne, et depuis votre naissance, une image de vous-même, une image idéale qui vous possède et vous appartient et que vous devez réaliser pour être heureux — gratifié. Et l'autre aussi. Il suffirait d'apprendre autre chose pour être «heureux» autrement.

L. M. Comment en sortir? Comment se concilier? Se réconcilier?

H. L. En fuyant d'abord la compétition. Ce n'est pas par la compétition avec l'autre que vous serez heureux. Vous serez heureux et gratifié, comme l'autre, quand vous comprendrez pourquoi l'autre a les comportements qu'il présente et pourquoi vous, vous avez les vôtres. À ce moment-là, les choses deviendront très simples. D'abord, vous n'attacherez plus d'importance à tout ce qui est «objet», car les objets, ça n'a pas beaucoup d'intérêt, vous ne les emportez pas dans votre tombe. Surtout, vous vous intéresserez plus aux rapports qui existent entre les hommes. Vous chercherez dans ces relations une autre structure que celle qui se fonde sur la compétition. En attendant?... Bien sûr, quand vous êtes avec des gens qui détiennent la vérité — et chacun de nous la détient un peu, moi comme vous — et qui veulent vous l'imposer, imposer leur projet comme vous dites, eh bien! la meilleure façon de s'en sortir, c'est encore la fuite, comme je l'ai montré dans *Éloge de la fuite.* La fuite, c'est la seule façon de s'en tirer. Il n'y en a pas d'autre. Sinon, c'est la bagarre, et dans la bagarre il y a toujours des dominants et des dominés, des gens pour imposer aux autres leurs projets pour leur gratification, pour être aimés. On parle beaucoup d'égalité, d'égalité des chances. Constater que ce n'est que l'égalité des chances à devenir inégal, dominant, c'est le comble de l'absurde! Parce que, au fond, tout ça parce qu'on est seul dans sa peau, c'est parce qu'on veut être aimé, donc dominer pour se faire aimer. C'est parce que nous ne changeons pas nos apprentissages que les choses ne changent pas et que nous perpétuons depuis douze mille ans des comportements qui nous empêchent d'être nous-mêmes, c'est-à-dire qui empêchent la gratification mutuelle dans le respect mutuel. D'où, encore une fois, le rôle important que peut jouer la biologie des comportements. Faut-il le répéter?

L. M. Ce thème de l'autre, de la relation à l'autre est au cœur de tous vos écrits. Et pas seulement quand vous parlez de biologie, de cybernétique, de théorie de l'information. Je pense à votre philosophie sans cesse préoccupée par le respect des autres, à vos dénonciations répétées de la guerre, du racisme, de l'exploitation des autres. Vous avez écrit cette très belle parole dans *Éloge de la fuite*: «D'un ami, on n'attend ni morale, ni règlements de manœuvre, ni principes, ni lois. Ce qu'on demande à un ami, c'est son amitié.»

H. L. C'est vrai. Je le crois profondément.

L. M. Il est significatif, je pense, que ce passage se trouve dans une étonnante réflexion sur le Christ.

H. L. C'est vrai aussi.

L. M. N'y a-t-il pas dans votre philosophie de l'amitié quelque chose qui semble transcender, tout en y répondant d'une certaine façon, le dilemme de la gratification, quelque chose, en d'autres mots, de cet amour évangélique qui cherche à abolir les différences?

H. L. Le terme d'amour peut paraître suspect. Je l'ai déjà écrit, c'est un mot qui ment à longueur de journée. Il sert à l'assassin, à l'amant, à la mère de famille, au prêtre, aux militaires, etc. Il donne bonne conscience à bien des gens sans conscience. Il faudrait peut-être savoir ce qu'il contient. La transcendance? Je ne suis pas mystique. J'aurais désiré l'être, mais je ne le suis pas. Alors, pour comprendre, je reviens toujours au cerveau. On ne peut pas faire autrement. Si j'agis, si je discute avec vous actuellement, si j'ai des amis, si j'ai des gens autour de moi avec lesquels je peux communiquer, c'est grâce à mon cerveau et c'est grâce au leur. Il faut donc passer par là et commencer tout de suite par là. Alors, bien sûr, à un ami on ne demande pas un règlement de manœuvre. On ne le peut pas. Il vous accepte tel que vous êtes et vous devez l'accepter tel qu'il est. Comme le Christ. Souvenez-vous du moment où il rencontre un jeune homme riche, qui avait des propriétés, qui faisait tout ce que le Christ conseillait de faire et demandait ce qu'il pouvait faire encore de plus. Le Christ lui dit : « Abandonne tout et suis-moi. » Le jeune homme ne put tout lâcher. Mais le Christ l'aima. Car il était seul à savoir que ce jeune homme était enchaîné par ses automatismes socioculturels, enfermé dans ses propriétés et ses objets gratifiants. Le Christ l'aima quand même.

L. M. Vous ajoutez, à la suite de ce texte sur l'amitié : « La science des sciences, celle des structures, l'esthétique, le *vade-mecum* le plus complet que j'en connaisse, ce sont pour moi les Évangiles. »

H. L. C'est bien vrai. Et ça s'explique facilement. Les Évangiles sont faits pour l'humanité, pas pour des sous-groupes — les Juifs, les Arabes, les Français, les Québécois, etc. Ils sont faits pour l'homme, pour tous les hommes sur la planète. Alors qu'on les a déformés depuis deux mille ans, ils sont encore valables pour tous. La science moderne, la science des structures s'est intéressée aux rapports et aux relations. Elle y découvre de l'harmonie. C'est une certaine forme d'esthétique. Mais l'esthétique par excellence, ce sont les Évangiles, c'est-à-dire aussi, une éthique.

L. M. Vous allez en étonner plusieurs.

H. L. Il n'y a rien de merveilleux, pourtant, dans tout cela. Il suffit d'être sincère et lucide envers soi-même et envers les autres, c'est tout.

L. M. Henri Laborit, je vous remercie.

Edgar Morin

Lucien Morin. Les théories scientifiques ne sont pas le reflet du réel mais des constructions de l'esprit. Kuhn, Popper, Lakatos et d'autres ont montré à quel point les théories sont faites pour être réfutées et changées. Vous-même avez écrit que la théorie scientifique est biodégradable. Qu'en est-il alors du statut de la vérité de la science? Est-il possible que la science soit « vraie » sans que ses théories soient pour autant « vraies »?

Edgar Morin. Que les théories scientifiques soient des constructions de l'esprit, c'est un point qui est admis, je crois, par la plupart des gens qui ont réfléchi sur ce qu'est la connaissance scientifique. Alors, ça veut dire quoi? Ça veut dire que nous observons des phénomènes et nous constatons des régularités, des constantes. À partir de ces phénomènes qu'on dit objectifs parce qu'ils sont vérifiés par des esprits différents, nous construisons des théories qui en proposent des explications. Voilà le problème! Ces théories ne sont pas nécessairement « vraies ». Par exemple, une astronomie s'est développée dans l'Antiquité avec les Chaldéens, les Babyloniens, les Grecs et, en gros, jusqu'à la révolution copernicienne. Et cette astronomie faisait des observations et des prédictions justes, mais avec des théories fausses.

L. M. Comme le géocentrisme, par exemple.

E. M. Parfaitement. Les astronomes étaient capables de prédire une éclipse du Soleil ou de Lune avec une théorie absolument fausse.

Edgar Morin. Né à Paris, en 1921. Combattant volontaire de la Résistance. Lieutenant des Forces françaises combattantes (1942-1944). Directeur de recherches au CNRS. Directeur du Centre d'études transdisciplinaires (École des hautes études en sciences sociales). Auteur de très nombreux ouvrages, dont: *L'homme et la mort* (Paris, Seuil, coll. «Points», 1951, 1977); *Le cinéma ou l'homme imaginaire* (Paris, Minuit, 1956, 1978); *Autocritique* (Paris, Seuil, 1959, 1975); *Le vif du sujet* (Paris, Seuil, 1969); *Le paradigme perdu: la nature humaine* (Paris, Seuil, coll. «Points», 1973, 1979); *La méthode*, t. I. *La nature de la nature* (Paris, Seuil, 1977); *La méthode*, t. II. *La vie de la vie* (Paris, Seuil, 1980); *Avec Edgar Morin, à propos de la méthode* (Aix-en-Provence, Édisud, Université de Nice, 1980); *Pour sortir du XXᵉ siècle* (Paris, Nathan, 1981); *Science avec conscience* (Paris, Fayard, 1982).

Cette entrevue a d'abord été réalisée pour une série télévisée produite par le Service de l'audiovisuel de l'Université Laval.

La théorie du géocentrisme mettait la Terre au centre du monde et faisait du Soleil une planète, un satellite de la Terre ; il fallut attendre le XVIIᵉ siècle pour voir l'héliocentrisme corriger la situation. Vous avez là l'exemple d'une théorie fausse qui peut rendre compte de phénomènes justes. Et c'est ainsi que la science progresse. Nous savons des choses des phénomènes, mais nul ne peut dire qu'une théorie est vraie à jamais parce qu'une théorie reste, comme je l'ai dit, une construction de l'esprit.

L. M. Mais les théories scientifiques sont pourtant utiles, voire indispensables, pour ordonner et organiser…

E. M. Seulement, nous devons les utiliser en sachant qu'elles peuvent toujours être dépassées. Du reste, c'est pour ça que Karl Popper a défini la théorie scientifique non pas comme ce qui ne doit jamais être réfuté — cela est vrai pour la doctrine religieuse, mais pas pour la théorie scientifique —, mais au contraire par sa « réfutabilité ». Une théorie est scientifique lorsqu'elle accepte que sa réfutabilité puisse être éventuellement démontrée. Si elle refuse d'être critiquée ou si elle ne parvient pas à se défendre, elle doit se résigner à se faire hara-kiri. Dès lors, le jeu de la science n'est pas le jeu de l'accroissement de la vérité, c'est le jeu où le combat pour la vérité se confond avec la lutte contre l'erreur.

L. M. Pour enchaîner rapidement, vous dites, en parlant de la science d'aujourd'hui (*Science avec conscience*), qu'il est temps de prendre conscience de la complexité de toute réalité — physique, biologique, sociale, politique, humaine — et de la réalité de la complexité. Qu'il est temps de concevoir ensemble l'ordre et le désordre, puisque nous voyons partout un univers qui simultanément s'organise et se désintègre. Les idées claires et les lois simples de la méthode cartésienne ne suffisent plus à notre compréhension de l'univers.

E. M. Pendant longtemps, la physique classique, modèle de toute science, a cru pouvoir montrer que la complexité des phénomènes n'était qu'apparence qui obéissait à quelques lois simples par-derrière. Effectivement, c'est ce qu'a démontré Newton avec les lois de la gravitation, c'est ce qu'a démontré Einstein en unifiant la masse et l'énergie. C'est aussi ce qu'a révélé le code génétique en montrant que c'est le même « langage » qui fonctionne chez la puce comme chez l'éléphant. Et alors on voit qu'il y a unification. À vrai dire, on se rend compte que cette unification ne suffit pas. Si, par exemple, la bactérie et l'éléphant ont le même code génétique, on ne comprend pas pourquoi la bactérie n'a qu'une cellule sans noyau et l'éléphant une trompe. J'ai le même langage que vous, mais je peux employer des phrases d'un sens tout à fait différent et la structure du langage n'expliquera pas ces différences. Aujourd'hui, nous savons que la base de notre monde ou de notre univers physique n'est pas une petite brique simple qui serait l'atome ou même la particule. Nous voyons quelque chose dont on ne sait plus si, effectivement, c'est matériel ou immatériel, un quelque chose qui perd sa consistance.

L. M. D'où la complexité.

E. M. D'où la complexité. Car la complexité, justement, ce n'est pas la même chose que la complication. La complexité veut dire que nous ne pouvons rien réduire à un principe « un », à une seule loi. Certes, nous pouvons toujours voir des lois dans la complexité, mais cela ne suffit pas, il y a toujours un résidu. N'oublions pas que *complexus* veut dire ce qui est tissé ensemble. Autrement dit, nous avons toujours deux principes que nous ne pouvons pas réduire l'un à l'autre mais qui sont tissés ensemble.

L. M. Le démon de Laplace, le saut illégitime du déterminisme méthodologique au déterminisme métaphysique, s'est envolé.

E. M. Le démon de Laplace, en effet, c'était en quelque sorte le démon qui, s'il avait eu les informations suffisantes, aurait été capable de prédire tous les événements passés de l'univers et tous les événements futurs. Or nous ne pouvons plus avoir cet idéal de vision du monde aujourd'hui. Le monde ne peut plus être conçu comme une machine, comme une mécanique déterministe, tel que le concevait Laplace. Dans le monde, il y a du désordre, de l'imprévu, de l'aléa, et les notions d'ordre, de désordre et d'organisation sont non seulement antagonistes mais complémentaires. Dans le monde, il y a de la complexité.

L. M. Par exemple ?

E. M. Par exemple, nous sommes des individus. Nous sommes des individus issus d'un cycle de reproduction, ce qu'avant on appelait l'« espèce ». Or l'espèce se poursuit indéfiniment à travers le temps sans tenir compte de l'individu, alors que celui-ci, quand il se considère isolément, ne peut plus tenir compte de l'espèce. Pourtant, l'un ne va pas sans l'autre. Pour que la reproduction continue, il faut qu'il y ait des individus ; mais pour que les individus existent, il faut qu'il y ait la reproduction. Voici donc deux principes tissés ensemble, mais qui agissent dans un temps différent : l'individu vit dans le moment et change avec le milieu, alors que l'espèce continue indéfiniment.

L. M. La complexité, c'est donc ce qui échappe aux «catégories claires et distinctes» de Descartes.

E. M. Et c'est pour ça que j'ai fait un livre qui s'appelle *La méthode*. Il voulait dire que la méthode qui trouve la vérité dans les idées claires, dans les idées distinctes et dans les lois simples, que cette méthode ne fonctionne que d'une façon limitée et provinciale. Il faut en trouver une autre qui l'englobe.

L. M. Cette autre méthode, qui est manière de penser le complexe, tout le contraire donc de la «pensée disjonctive, réductrice, unidimensionnelle, mutilante» — comme vous le disiez déjà en 1969, dans *Le vif du sujet* —, entraîne forcément non seulement un changement dans notre vision du monde, mais une transformation dans notre mode même de penser le réel.

E. M. Depuis le début de ce siècle, la connaissance scientifique est en état de renouvellement constant. Elle défait nos préjugés, désensable nos perceptions communes, déstabilise tout, y compris elle-même. C'est grâce aux découvertes scientifiques que nous découvrons que nous sommes dans un univers fabuleux, qu'aucun philosophe n'aurait pu imaginer. C'est grâce aux découvertes scientifiques que nous apprenons que nous sommes des républiques de milliards de cellules, elles-mêmes composées de milliards d'atomes. C'est grâce à la connaissance scientifique que nous savons aujourd'hui peser le Soleil, déchiffrer le langage génétique, domestiquer l'énergie nucléaire. Incontestablement, la science nous fait réviser notre vision du monde et doit nous faire réviser, simultanément, nos structures mentales. Et la façon de penser complexe se prolonge en façon d'agir complexe.

L. M. Quelle est donc la place de l'être humain dans cet univers de complexité ?

E. M. C'est une place paradoxale. D'un côté, si on le regarde sous un certain angle, l'être humain est le fruit d'une longue évolution biologique qui a commencé il y a quatre milliards d'années, peut-être plus. Cette évolution biologique est au terme d'une formidable évolution physico-chimique des macromolécules, elles-mêmes nées d'atomes qui ont été forgés dans les étoiles, dans le soleil qui a précédé notre soleil. Et ces atomes sont eux-mêmes issus de l'association de particules qui sont nées au début de notre univers, il y a peut-être quinze milliards d'années. Nous sommes donc les enfants du cosmos, totalement physiques et totalement biologiques. D'un autre côté, et de façon tout à fait contradictoire, nous sommes aussi des déviants dans ce cosmos. Nous sommes des tsiganes, c'est-à-dire des marginaux. Pourquoi?

L. M. Parce que la vie elle-même, comme vous le montrez dans *La vie de la vie*, est un phénomène étonnamment marginal dans notre univers.

E. M. Justement. Cette évolution, la vie, est un phénomène marginal dans la nature. Jusqu'à présent, on n'en connaît qu'un seul exemple, soit la Terre. Il est possible qu'il y en ait d'autres, mais on ne les a pas encore trouvés. Et même s'il existe d'autres formes de vie, elles ne sont certainement pas fréquentes, car ce n'est pas «naturellement» que les planètes donnent la vie. Il faut vraiment des conditions singulières. Et puis, dans la vie, il faut comprendre que la vie évolue de tous les côtés et que ce n'est que d'un seul rameau qu'est sortie la conscience — et la technique, et les villes, et la poésie, et la musique. En tant qu'êtres humains, nous sommes nous-mêmes des marginaux.

L. M. Des marginaux qui se pensent singulièrement importants.

E. M. C'est le paradoxe. Quand on regarde ce qui se passe sur la planète Terre et qu'on examine les choses sous un petit angle, notre première réaction est de dire que nous sommes devenus maîtres de la nature. En réalité, nous sommes très extérieurs à la nature, et c'est pour cela que nous avons le problème à la fois de retrouver notre propre nature et d'avoir un pacte avec la nature. Car si nous sommes de ce monde et cherchons effectivement, comme disaient Prigogine et Stengers, une «nouvelle alliance», la réconciliation ne paraît pas assurée. Nous sommes devenus un peu étrangers à ce monde dont nous sommes issus, et nous nous interrogeons sans cesse sur nos liens bizarres avec lui. C'est ça, un peu, notre situation dans l'univers.

L. M. J'aimerais justement qu'on parle de l'agir moral dans cette situation paradoxale. Dans *Science avec conscience*, vous rappelez comment toute société a toujours reconnu des rapports étroits et nécessaires entre la science et la conscience, la conscience morale. Mais, depuis la Renaissance, les choses ont beaucoup changé. D'un côté, il semblerait que la science moderne ait dû se départir de la valeur, de la morale, pour devenir réellement plus «science». D'un autre côté, et depuis peu, un nouveau besoin d'une science avec conscience s'est également fait sentir. À partir de la complexité du réel, vous montrez qu'une «conscience sans science et une science sans conscience sont mutilées et mutilantes». Mais on sait que les données ne sont plus les mêmes.

E. M. Effectivement, je joue sur le mot «conscience» dans ce livre que vous mentionnez. Rabelais disait que «science sans conscience n'est que ruine de l'âme»; il parlait de la conscience morale, bien entendu. Mais dans mon livre, si je parle de la conscience morale, je parle aussi de la conscience tout court. Je parle de la conscience de soi, de la conscience de savoir ce que nous faisons, de savoir ce que la science fait elle-même. Quand la science est devenue autonome et a commencé à se développer, elle n'a pu acquérir cette autonomie et ce développement qu'en établissant une rupture avec les jugements de valeur. Autrement dit, pour être autonome, la science avait besoin de ne pas penser aux implications morales de sa recherche. Son idéal, son impératif moral si vous voulez, c'était de connaître pour connaître, quelles qu'en soient les conséquences. Cela avait un sens très précis, à l'époque, parce que c'était une façon pour la science de se libérer des interdits et des tabous religieux comme de la tutelle des États. Ainsi, la connaissance scientifique, depuis Galilée, en posant une barrière entre fait et valeur, a pu exister en tant que telle et ne pas être contrôlée ou brimée. Cette barrière était non seulement inévitable mais, j'ajouterais, indispensable.

L. M. Mais le problème de la conscience se pose différemment avec l'arrivée de la science moderne.

E. M. Il se pose un problème de conscience tout à fait nouveau, et dans les deux sens que je viens de mentionner. Au premier niveau, il est évident que c'est le développement de l'activité scientifique qui fait que l'humanité est capable de s'autodétruire elle-même — par la production de bombes thermonucléaires. Il est certain que seuls les progrès de la connaissance scientifique ont pu créer ces moyens de destruction. Vous me direz que cela est vrai surtout pour la physique. Mais en biologie, les mêmes problèmes se posent. Les manipulations génétiques, par exemple, ce pouvoir énorme que nous avons de manipuler les gènes, est un pouvoir fantastique de manipuler l'être humain. Et bientôt, on va pouvoir manipuler le cerveau humain avec des procédés biochimiques. Tout cela vient de la recherche scientifique. Vous me direz encore que ce n'est pas la science elle-même qui est responsable des mauvais usages de la science ; ce sont les États, les autorités politiques, etc. D'accord. Mais qui leur donne ces pouvoirs, à ces États, sinon l'activité scientifique ? À ce premier niveau, donc, la science d'aujourd'hui doit encore se poser la question de sa responsabilité morale. Plus que jamais même, car une prise de conscience morale est obligatoire aujourd'hui qui n'était pas du tout nécessaire jusqu'aux cinquante dernières années.

L. M. Et au deuxième niveau ?

E. M. Une fois que vous réalisez que cette prise de conscience morale est nécessaire, vous voyez en même temps la nécessité d'une prise de conscience tout court. Les scientifiques doivent se demander : « Mais comment se fait-il que le développement de l'arbre de la connaissance a produit non seulement des pommes qui peuvent être mauvaises, au sens d'Adam et Ève, mais des bombes qui fassent exploser cet arbre lui-même ? Comment se fait-il qu'on en soit arrivé là ? »

L. M. Mais cette autre prise de conscience est-elle possible par la science ? La question « qu'est-ce que la science ? » a-t-elle aujourd'hui une réponse scientifique ? Vous avez montré en profondeur comment, pour l'épistémologie anglo-saxonne, entre autres, est scientifique ce qui est reconnu tel par la majorité des scientifiques. C'est donc dire qu'il n'y a aucune méthode objective pour considérer la science comme objet de science et le scientifique comme sujet.

E. M. En ce moment, nous nous rendons compte, comme l'avait vu le grand philosophe Husserl, que la science n'a pas les moyens de prendre conscience d'elle-même, c'est-à-dire de savoir ce qu'elle fait dans la société et ce qu'elle fait dans la pratique de la vie. Tout cela parce que la méthode scientifique a été définie jusqu'à présent comme une méthode de l'objectivité, c'est-à-dire qu'elle exclut le sujet. Ce qui intéresse le scientifique, c'est de s'annuler lui-même comme sujet de façon à pouvoir identifier et déterminer, quels que soient son âge, sa race, sa religion, son sexe, des phénomènes objectifs. Mais comme la science n'a pas de méthode pour savoir ce qu'est un sujet, elle est incapable de retourner son regard sur elle-même. Et c'est pour ça que la science ne se connaît pas, elle connaît tout sauf elle-même. De plus, nous n'avons pas les moyens de savoir comment la science joue un rôle capital dans l'aventure historique du monde moderne et où va ce rôle. Voilà pourquoi il y a une nécessité impérieuse aujourd'hui d'une conscience dans tous les sens du terme. C'est pourquoi j'ai fait un livre qui s'appelle *Science avec conscience*.

L. M. Si je vous comprends bien, le vieux rêve, d'un Socrate ou d'un Spinoza par exemple, d'aboutir à une morale scientifique a été détruit par la science elle-même, qui disjoint par principe fait et valeur.

E. M. Oui. Ni Socrate ni Spinoza n'avaient la conscience de ce que pouvait être la science telle qu'elle s'est développée depuis les xviiie et xixe siècles. Le propre de la philosophie était de relier le problème moral au problème de la connaissance, c'est-à-dire, au fond, le problème de sa propre vie. Et les systèmes philosophiques essayaient tous de concevoir l'articulation entre la morale et le savoir. Mais, comme je l'ai dit, la science a fait une rupture dans ce domaine-là.

L. M. Tout en maintenant qu'il n'y a pas encore de solution entre l'éthique de la connaissance et l'éthique de la responsabilité, vous parlez pourtant de voies nouvelles, d'une communication possible — qui ne serait pas unification — entre fait et valeur.

E. M. Oui. Je crois que nous devons aujourd'hui établir une communication entre la morale et la science. Mais le problème est très difficile, vous savez. Le développement hyperspécialisé des sciences, par exemple, fait qu'on est souvent empêché de se poser des questions morales. Si l'homme est découpé en rondelles dans les sciences humaines, si la vie est découpée en rondelles dans les sciences biologiques, si le monde est découpé en rondelles dans les sciences physiques, comment voulez-vous poser la question de la responsabilité éthique ?

L. M. S'il n'y a pas de solutions magiques, comment en sortir ?

E. M. Il se trouve que c'est le développement nouveau de certaines sciences qui permet de renouer le dialogue entre morale et science. La science écologique, par exemple, la science des écosystèmes, permet de recommuniquer avec ce qu'autrefois on appelait la «nature». Quant à la nouvelle cosmologie, l'astrophysique moderne, elle se pose elle aussi de nouvelles questions, désormais, qui nous permettent de retrouver le vieux problème de la situation de l'homme dans le monde et de réalimenter l'esprit philosophique. Car il y a une connaissance qui est réflexive, c'est la philosophie. Mais la réflexion ne peut se faire à vide. Si la réflexion n'est pas alimentée, si le moulin de la réflexion n'est pas alimenté par le grain du savoir, il risque de tourner à vide. Par contre, si vous avez des connaissances ou des savoirs qui ne sont pas réfléchis, qui sont emmagasinés dans des banques de données et destinés à être manipulés par les États et les entreprises, alors la science fait progresser votre impuissance devant le savoir. Retrouver le lien entre la réflexion et la connaissance, c'est un problème moderne fondamental. Et si vous retrouvez le lien entre la réflexion et la connaissance, vous retrouvez la possibilité de réfléchir sur les grands problèmes, les problèmes moraux.

L. M. Alors que les sciences se sont toujours efforcées de se détacher de la philosophie, les voici qui prennent de plus en plus conscience qu'il leur manque une conscience. Elles réclament philosophie et morale et s'interrogent sur des questions proprement métaphysiques.

E. M. Oui, mais oui. Les développements nouveaux de la science ramènent les questions métaphysiques qui avaient été chassées par l'ancien scientisme. Celui-ci croyait avoir trouvé dans le déterminisme et dans la matière le fondement de toute réalité. À partir du moment où la microphysique dématérialise la matière, à partir du moment où on ne sait plus très bien de quoi est composé à la base notre univers, alors les questions sur la nature du réel surgissent automatiquement. De sorte que ce n'est pas un hasard si, aujourd'hui, les grands physiciens se posent des questions philosophiques et métaphysiques sur la place de l'homme dans le monde et font des grandes spéculations sur la nature même du réel. Je crois que c'est ce qui est important et intéressant à notre époque, le retour des grandes questions fondamentales que l'on croyait présomptueusement avoir chassées de la connaissance scientifique.

L. M. J'aimerais prendre un exemple que vous avez vous-même approfondi dans *La vie de la vie* — celui de la «bio-anthropo-éthique». Aujourd'hui, écrivez-vous, nos vies sont menacées, non seulement par ce qui les menace, mais aussi par ce qui les protège : la science et la médecine. Et les problèmes moraux soulevés par les progrès de la science et de la médecine sont considérables : manipulation génétique, clonage, stérilisation obligatoire, euthanasie, armes biochimiques, etc. Si, pour reprendre votre expression, la «communication» entre les sciences, les techniques biomédicales et l'éthique paraît plus nécessaire que jamais, où chercher les critères moraux pour guider l'action ? Qui pourra fixer les règles de conduite à adopter ? Quoi faire pour savoir comment faire ?

E. M. Vous savez, il n'y a pas de réponses claires à ces questions puisque, effectivement, il s'agit des développements des «pouvoirs» de la science, notamment en ce qui concerne le pouvoir sur la vie, le pouvoir sur la naissance, le pouvoir sur la mort. Tout cela soulève des problèmes nouveaux et absolument énormes pour lesquels nous n'avons aucune règle, aucune norme, aucune loi. Alors, quoi faire ? En France, on a créé un Comité d'éthique, un conseil de bioéthique où les membres sont des médecins, des scientifiques, des moralistes, des représentants de diverses religions, etc. Mais, vous savez, cela ne va pas plus loin que de demander à l'ONU de régler les grands problèmes mondiaux. Ce qu'il faut, c'est une grande réflexion collective qui doit être menée par chacun et par tous. Par les philosophes, par les scientifiques, par les citoyens, qui sont quand même les premiers intéressés par les politiques en ces matières. C'est de cette façon, je crois, que nous pourrons dégager certaines normes, au moins provisoires.

L. M. Mais la protection de la vie et des valeurs de vie, la protection contre les expérimentations et les manipulations qui déferlent sur le monde vivant peut-elle venir de la science ?

E. M. La protection n'est pas de nature scientifique. Elle n'est ni dans la pratique de la recherche en laboratoire ni dans le principe qui guide la pensée scientifique. Car ce principe, on l'a dit, disjoint fait et valeur, c'est-à-dire élimine de lui-même toute compétence éthique au sein de la connaissance scientifique. La protection de l'humain contre les expérimentations de toutes sortes sur l'humain est antiscientifique en un sens ; elle est dans la pitié subjective pour la souffrance d'un autre sujet ressenti comme *alter ego*, et dans l'éthique humaniste qui confère dignité de sujet à tout être humain. En d'autres mots, c'est sur la conscience morale et non sur la conscience scientifique que repose cette protection.

L. M. Mais cette éthique humaniste n'est-elle pas grandement atténuée aujourd'hui, comme aussi la protection quasi mythique dont bénéficie la dignité humaine ?

E. M. Ce n'est pas le mythe de l'homme surnaturel ni celui du Dieu surnaturel qui pourront véritablement protéger l'homme. C'est évidemment l'action et la conscience humaine, mais fondées sur un principe de connaissance où l'être humain apparaît dans sa nature *d'homo complex*. Il ne s'agit donc pas de nier la notion d'homme ni de récuser l'humanisme, mais, au contraire, de reconnaître *homo complex*, c'est-à-dire remplacer le mythe abstrait de l'homme surnaturel par l'antimythe complexe de l'homme bioculturel.

L. M. Ce qui permet de déboucher sur la «bio-anthropo-politique», c'est-à-dire sur les liens entre éthique, science de la vie et politique de la vie.

E. M. C'est exact. Mais il faut préciser, car il est impossible de déduire une éthique d'une science, même complexe, comme il est impossible de déduire une politique d'une éthique. Par contre, alors que la science traditionnelle nie le problème éthique en niant l'idée même de sujet, la science complexe peut, elle, établir la communication entre connaissance et éthique. Il y a une induction de la pensée complexe à un nouvel éthos. La pensée complexe conduit non seulement à une autre façon d'être, mais à une autre façon d'agir. À la pensée complexe correspond la complexité de l'éthique. L'impératif catégorique du devoir kantien, avec sa norme universelle et aveugle, ne peut plus suffire. La complexité de l'éthique contient des contradictions, des incertitudes, des passages à vide. L'éthique doit être réfléchie, c'est-à-dire doit passer par le travail intellectuel. Car l'éthique ne peut surmonter la complexité : elle ne peut que travailler avec la complexité.

L. M. Ce que vous proposez, au fond, c'est de replacer l'éthique dans le penser de la situation, de la circonstance et de la contingence. En même temps, vous avez déjà indiqué vos précautions quant à une «morale adaptée à notre temps».

E. M. Il faut certainement adapter notre morale à notre temps ; parallèlement, il faut essayer d'adapter notre temps à la morale et, si ce n'est pas possible, maintenir nos principes, même si ceux-ci risquent parfois de demeurer rhétoriques et impuissants.

L. M. Pas de morale provisoire, pas de morale adaptée, mais, comme vous dites, une morale qui comporte ses contradictions.

E. M. Vous savez, le problème de la morale se pose quand deux injonctions très fortes s'opposent l'une à l'autre. Prenez le cas de l'euthanasie, par exemple. D'un côté, vous avez quelqu'un qui souffre atrocement et vous demande d'écourter sa souffrance parce qu'il va mourir dans des souffrances encore plus atroces. D'un autre côté, il y a l'injonction contraire du respect inconditionnel de la vie. Tout d'abord, il n'est pas sûr que cet individu meure ; il peut être sauvé. Or si la médecine abandonne, ne serait-ce que d'un pouce, son dogme — nous devons tout, tout faire pour prolonger la vie — à ce moment-là, elle commence à ouvrir une brèche dans le système ; on en arrive à manipuler les êtres humains — comme ces médecins nazis l'ont fait, du reste, dans les camps de Buchenwald et d'Auschwitz. Donc, il est certain qu'un problème moral résulte toujours d'un conflit entre deux impératifs contradictoires. Prenons un autre exemple, celui des naissances. D'un côté, il y a cet impératif, pour moi fondamental, qui est celui du respect des personnes et, notamment, des droits de la femme. D'un autre côté, il y a les impératifs de vie d'une collectivité. C'est le conflit. Quoi faire ? Je ne sais pas. La seule chose que je puis dire, c'est qu'une grande réflexion est nécessaire où toutes les dimensions doivent intervenir — la dimension éthique. On n'est pas habitué à considérer les problèmes biologiques comme des problèmes politiques. Mais il faut le faire. Bien sûr, il n'est pas possible de déduire une politique d'une éthique, mais il est impensable d'isoler une éthique d'une politique. Car si la politique n'a pas du tout de morale, ce n'est plus de la politique non plus.

L. M. Comme le temps passe, je voudrais terminer en posant ma dernière question sur la violence, sur « la violence devenue folle », comme vous l'appelez dans *Pour sortir du XXe siècle*. Pourquoi à l'heure de la « méga-mort », cette devise encore acceptée comme une évidence universelle : « Si tu veux la paix, prépare la guerre » ? Pourquoi les êtres humains font-ils encore appel à la violence, plus que jamais même, pour maîtriser, canaliser ou abolir cette violence qui, pourtant, les menace d'extinction? Comment peut-on penser que l'évacuation de la violence puisse encore se faire par la violence?

E. M. Nous sommes, là aussi, confrontés à un type de contradiction qui a sans doute marqué très profondément les générations de notre siècle. La première chose a été de constater que la non-violence n'apaisait pas la violence. Au contraire, elle renforçait le despotisme des pouvoirs. Autrement dit, on a constaté l'inanité de la non-violence. Vous me direz peut-être que c'est une chose qui a été surtout occidentale, puisqu'il y a eu quand même aux Indes tout un puissant mouvement de non-violence. Mais même ce mouvement de non-violence de Gandhi n'a pas suffi à résoudre tous les problèmes, comme on l'a vu. À ce moment-là, on a pu croire qu'il fallait au moins une ultime violence, une violence radicale pour créer un nouveau type de société qui, lui, serait non violent. C'était un peu l'idée qui animait les grands mouvements révolutionnaires du début du siècle. Avec la Première Guerre mondiale, on a pensé qu'effectivement on pouvait faire une révolution violente et sanglante qui mettrait fin à tous les systèmes qui peuvent provoquer de telles tueries. On a pensé que cette violence était extrêmement morale et extrêmement justifiée. Et cette idée s'est propagée, d'une façon de plus en plus exagérée, dans les groupes de plus en plus restreints qu'on a appelés les terroristes. Là aussi on a vu la violence comme salvatrice et justificatrice, solution pour un âge d'or de l'humanité.

L. M. Mais la violence ne peut engendrer que la violence et, selon votre expression, la méta-violence d'aujourd'hui ne peut entraîner que la méga-mort inévitable.

E. M. Effectivement. Je crois que l'espérance du siècle, c'est de montrer que le processus de la violence, même dans une intention de paix, dérive, dévie et inverse son sens. Une action violente destinée à la paix ne fait que renforcer les chances de guerre. La violence ne va jamais dans le sens de ses intentions — qui seraient d'éliminer la violence. Au contraire, il y a dans la violence une sorte d'auto-entretien de la violence, de folie de la violence. Il est certain aujourd'hui qu'un problème historique est posé, celui de l'arrêt de l'escalade de la violence. Alors que des groupes d'individus de plus en plus petits sont capables de manipuler des armes de plus en plus meurtrières, alors que les grands États produisent, eux, des «méga-armes» de plus en plus destructives, il faut tenter une rupture de l'escalade. Encore une fois, la tâche est difficile, car nous avons à faire face à d'épouvantables impératifs contradictoires.

L. M. Edgar Morin, je vous remercie.

Bibliographie

ANDORNO, Roberto (1996), *La distinction juridique entre les personnes et les choses*, Paris, LCDJ, Bibliothèque de droit privé.

—— (1997), *La bioéthique et la dignité de la personne*, Paris, PUF, coll. «Médecine et société».

ARISTOTE (1932), *Rhétorique*, 2 vol. [trad. Dufour], Paris, Les Belles Lettres.

—— (1959), *Éthique à Nicomaque* [trad. J. Tricot], Paris, Vrin.

—— (1964), *Métaphysique*, 2 vol. [trad. J. Tricot], Paris, Vrin.

—— (1966a), *De l'âme* [trad. E. Barbotin], Paris, Les Belles Lettres.

—— (1966b), *Métaphysique*, 2 vol., [trad. J. Tricot], Paris, Vrin.

—— (1970), *La politique*, Paris, Vrin.

—— (1977), *Politique* [trad. J. Tricot], Paris, Vrin.

—— (1978), *Éthique à Eudème* [trad. par Vianney Décarie avec la collaboration de Renée Houde-Sauvé], Paris et Montréal, Vrin et Presses de l'Université de Montréal.

—— (1990), *Les politiques* [trad. Pierre Pellegrin], Paris, GF-Flammarion.

—— (1992), *Les grands livres d'éthique* [trad. Catherine Dalimier], Paris, Arléa.

Association des infirmières et infirmiers du Canada (1980), *Code de déontologie de l'Association des infirmières et infirmiers du Canada. Les fondements d'une éthique professionnelle pour le service infirmier au Canada*, Ottawa, AIIC.

—— (1997), *Code de déontologie des infirmières autorisées*, Ottawa, AIIC.

ATLAN, Henri (1979), *Entre le cristal et la fumée. Essai sur l'organisation du vivant*, Paris, Seuil.

AUBENQUE, Pierre (1963), *La prudence chez Aristote*, Paris, PUF.

BAILLY (1961), *Dictionnaire grec-français*, Paris, Hachette.

BAIRD, R. M. et S. E. ROSENBAUM (dir.) (1989), *Euthanasis. The Moral Issues*, New York, Prometheus Books.

BALY, M. E. (1986), *Florence Nightingale and the Nursing Legacy*, Londres, Croom Helm.

BAUDOUIN, Jean-Louis et Danielle BLONDEAU (1993), *Éthique de la mort et droit à la mort*, Paris, PUF.

BEAUCHAMP, Tom L., « Competence », dans M. A. GARDELL CUTTER et E. E. SHELP (dir.) (1991), *Competency. A Study of Informal Competency Determinations in Primary Care*, Dordrecht, Kluwer Academic Publishers, p. 49-77.

BECK, W. S. (1957), *Modern Science and the Nature of Life*, New York, Harcourt Brace.

BENNER, Patricia (1984), *From Novice to Expert. Excellence and Power in Clinical Nursing Practice*, Menlo Park, Californie, Addison-Wesley Publishig Company.

BERLIN, Isaiah (1990), *Éloge de la liberté* [trad. fr.], Paris, Calmann-Lévy, coll. « Agora ».

BERNARD (saint) (1953), « Traité de l'amour de Dieu », chap. II, dans *Œuvres mystiques* [trad. Albert Béguin], Paris, Seuil.

BLAIS, Martin (1984), *Une morale de la responsabilité*, Montréal, Fides.

BLONDEAU, Danielle (1986), « Code de déontologie : conscience professionnelle et conscience personnelle », dans Danielle BLONDEAU (dir.), *De l'éthique à la bioéthique. Repères en soins infirmiers*, Chicoutimi, Gaëtan Morin.

—— (1989), « Le testament de vie : oui, mais… », *Nursing Québec*, vol. 9, n° 5, p. 23-26.

—— (1992), « L'éthique professionnelle. Un univers à explorer », *Nursing Québec*, vol. 12, n° 3, p. 26-31.

BLONDEAU, Danielle et Éric GAGNON (1994), « De l'aptitude à consentir à un traitement ou à le refuser : une analyse critique », *Les Cahiers de droit*, vol. 35, n° 4, p. 651-673.

BLONDEAU, D., P. VALOIS, E. W. KEYSERLINGK, M. HÉBERT et M. LAVOIE (1998), « Comparison of Patients' and Health Care Professionals' Attitudes Towards Advance Directives », *Journal of Medical Ethics*, vol. 24, n° 5, p. 328-335.

BOÈCE (1973), *Contra Eutychen et Nestorium*, dans *Boethium, The Theological Tractates*, Loeb Library, Harvard University Press.

BOURBONNAIS, P. (1983), « L'Ordre des infirmières et infirmiers du Québec : une aventure, un défi… », *L'Infirmière canadienne*, vol. 25, n° 9, octobre, p. 21.

BOURGEAULT, G. (1990), *L'éthique et le droit face aux nouvelles technologies biomédicales*, Montréal, Presses de l'Université de Montréal.

BOUTOT, A. (1993), *L'invention des formes*, Paris, Odile Jacob.

BRADSHAW, A. (1996), « Yes ! There is an Ethics of Care : An Answer for Peter Allmark », *Journal of Medical Ethics*, vol. 22, n° 1, p. 812.

CANTOR, N. L. (1993), *Advance Directives and the Pursuit of Death With Dignity*, Bloomington, Indiana University Press.

CAPLOW, Théodore (1995), « Le déclin de l'autorité personnelle », dans M. FORSÉ et S. LANGLOIS (dir.), *Tendances comparées des sociétés postindustrielles*, Paris, PUF.

Centre de bioéthique. Institut de recherches cliniques de Montréal (1991), *VIH et SIDA. Plan d'action triennal : aspects éthiques et juridiques*, Montréal.

Centre hospitalier de l'Université Laval (1988a), *Avis du comité de bioéthique sur le dépistage de routine des anti-VIH chez les patients devant subir une intervention chirurgicale*, Sainte-Foy, CHUL.

—— (1988b), *Avis du comité de bioéthique sur l'infection accidentelle au virus VIH*, Sainte-Foy, CHUL.

CHANGEUX, Jean-Pierre (1983), *L'homme neuronal*, Paris, Fayard.

Charte canadienne des droits et libertés, partie 1 de la Loi constitutionnelle de 1982, annexe B de la Loi de 1982 sur le Canada (1982, Royaume-Uni, c. 11) art. 24.

Charte des droits et libertés de la personne, LRQ, c. C-12.

CHAUMON, Frank (1997), « L'excès de l'acte », *Société*, vol. 17, p. 49-72.

CHINN, P. L. et M. K. KRAMER (1995), *Theory and Nursing. A systematic approach*, St. Louis, Mosby.

CHRÉTIEN, Jean-Louis (1990), *La voix nue. Phénoménologie de la promesse*, Paris, Minuit.

COLLIÈRE, Marie-Françoise (1982), *Promouvoir la vie. De la pratique des femmes soignantes aux soins infirmiers*, Paris, Inter-Éditions.

Commission de réforme du droit du Canada (1989), *Les crimes contre le fœtus*, Ottawa, Commission de réforme du droit du Canada.

COMTE-SPONVILLE, André (1998), « Le philosophe et le politique », dans André COMTE-SPONVILLE et Luc FERRY, *La sagesse des modernes. Dix questions pour notre temps*, Paris, Robert Laffont, p. 462-465.

CONFUCIUS (1981), *Entretiens* [trad. Anne Cheng], Paris, Seuil, coll. « Points Sagesse ».

Congrégation pour la doctrine de la foi (1974), « Déclaration sur l'avortement provoqué », *La documentation catholique*, n° 1666, novembre, p. 1068-1073.

Conseil du statut de la femme (1990), *La question de l'avortement au Québec*, Québec, Conseil du statut de la femme, janvier.

Conseil international des infirmières (1973), *Code de l'infirmière. Principes déontologiques appliqués aux soins infirmiers*, Genève, CII.

COOPER, John M. (1977), « Aristotle on the Forms of Friendship », *The Review of Metaphysics*, vol. 30, p. 645-648.

—— (1980), « Aristotle on Friendship », dans A. O. RORTY (dir.), *Essays on Aristotle's Ethics*, University of California Press, p. 301-340.

CORETH, Emerich (1985), *Vom Sinn der Freiheit*, Innsbruck-Wien, Tyrolia-Verlag.

CUSHING, M. (1982), « A Matter of Judgment », *American Journal of Nursing*, vol. 82, n° 5, p. 990-991.

DANTE (1950), *La divine comédie. Le paradis*, [trad. Alexandre Masseron], Paris, Albin Michel.

DAVIS, A. J., M. A. AROSKAR, J. LIASCHENKO et T. S. DROUGHT (1997), *Ethical Dilemmas and Nursing Practice*, Connecticut, Appleton & Lange.

Déclaration universelle des droits de l'homme ([1948], 1988), Amnesty International Belgique francophone, Bruxelles, coll. « Folio ».

DE KONINCK, Thomas (1995), *De la dignité humaine*, Paris, PUF.

DEMAN, T. (1949), *La prudence*, Paris, Tournoi, Éditions de la Revue des jeunes.

DESJARDINS, E., S. GIROUX et E. C. FLANAGAN (1970), *Histoire de la profession infirmière au Québec*, Montréal, Éditions du Richelieu.

DOUCET, Hubert (1988), *Mourir. Approches bioéthiques*, Paris, Desclée Novalis.

—— (1991), « Droit et éthique en bioéthique », *Cahiers de recherche éthique*, vol. 16, p. 129-141.

—— (1992), « Le code de déontologie. Un instrument utile mais limité », *Nursing Québec*, vol. 12, n° 3, p. 40-43.

—— (1996), *Au pays de la bioéthique. L'éthique biomédicale aux États-Unis*, Montréal et Genève, Labor et Fides.

DRUET, Pierre-Philippe (1981), *Pour vivre sa mort. Ars moriendi*, Paris, Lethielleux.

DUCHESNE, L. (1977), *La situation démographique au Québec*, Québec, Statistiques démographiques, Bureau de la statistique du Québec.

DUMONT, Fernand (1985), « Le projet d'une anthropologie médicale », dans Jacques DUFRESNE, Fernand DUMONT et Yves MARTIN (dir.), *Traité d'anthropologie médicale. L'institution de la santé et de la maladie*, Québec, Presses de l'Université du Québec, Institut québécois de recherche sur la culture, Presses universitaires de Lyon.

DURAND, Guy (1987), « La bioéthique : réalité, divergence ou nuances ? », *L'Union médicale du Canada*, vol. 116, n° 5, p. 304, 305, 309, 310, 312, 314, 315 et 317.

—— (1989), *La bioéthique*, Montréal, Fides.

DWORKIN, Ronald (1993), *Life's Dominion. An Argument about Abortion, Euthanasia, and Individual Freedom*, New York, Alfred A. Knopf.

EDELMAN, Gerald M. (1993), *Biologie de la conscience* [trad. Anna Gerschenfeld], Paris, Odile Jacob, coll. « Points ».

EINSTEIN, Albert (1952), *Conceptions scientifiques, morales et sociales*, Paris, Flammarion.

ENGELS, F. ([1888], 1946), *Ludwig Feuerbach et la fin de la philosophie classique allemande*, Paris, Éditions sociales.

ERNOUT A. et A. MEILLET (1959), *Dictionnaire étymologique de la langue latine*, 4e éd., Paris, Klincksieck.

ETCHEGOYEN, Alain (1991), *La valse des éthiques*, Paris, Éditions François Bourin.

FAHY, K. (1992), « Advocacy ? Reflections on the Risks and Rewards », *Australian Nurses Journal*, vol. 21, n° 11, p. 12-14.

FERRY, Luc (1998), « Le philosophe et le politique », dans André COMTE-SPONVILLE et Luc FERRY, *La sagesse des modernes. Dix questions pour notre temps*, Paris, Robert Laffont, p. 478-481.

FINNIS, John (1991), *Moral Absolutes*, Washington, D.C., The Catholic University of America.

FLETCHER, Joseph (1966), *Situation Ethics*, Philadelphie, Westminster Press.

FLORIDA, R. E. (1991), « Buddhist Approaches to Abortion », *Asian Philosophy*, vol. 1, n° 1, p. 39-50.

FOLSCHEID, Dominique (1992), « L'embryon, ou notre plus-que-prochain », *Éthique*, n° 4, p. 20-43.

FOLSCHEID, Dominique, Brigitte FEUILLET-LE MINTIER et Jean-François MATTEI (dir.) (1997), *Philosophie, éthique et droit de la médecine*, Paris, PUF.

FREDE, Michael (1987), « Philosophy and Medicine in Antiquity », dans *Essays in Ancient Philosophy*, Minneapolis, University of Minnesota Press, p. 225-242.

FRY, S. J., A. R. KILLEN et E. H. ROBINSON (1996), « Care-Based Reasoning, Caring, and the Ethic of Care : A Need for Clarity », *The Journal of Clinical Ethics*, vol. 7, n° 1, p. 41-47.

GADOW, S. (1980), « Existential Advocacy », dans S. F. SPICKER et S. GADOW (dir.), *Nursing Images and Ideals. Opening Dialogue with the Humanities*, New York, Springer.

GASTMANS, C., B. DIERCKX DE CASTERLE et P. SCHOTSMANS (1998), « Nursing Considered as Moral Practice : A Philosophical-Ethical Interpretation of Nursing », *Kennedy Institute of Ethics Journal*, vol. 8, n° 1, p. 43-69.

GIROUX, Guy (1997), *La pratique sociale de l'éthique*, Montréal, Bellarmin.

GLORION, B. (1993), « La confiance et le devoir de l'humanité », *Bulletin de l'Ordre des médecins*, février.

GODDARD, H. (1988), « "Voluntary Euthanasia Declaration" Goes Step Beyond Living Will », *Canadian Medical Association Journal*, vol. 139, n° 3, p. 246.

GOETHE ([1831], 1955), *Conversation de Goethe avec Eckermann* [trad. Jean Chuzeville], Paris, Gallimard.

GOSSELIN, J. S., Contentieux CSS de Québec opinion juridique (1989), *L'article 287 du code criminel* [après la décision de la Cour suprême dans l'affaire R. C. Morgentaler].

Gouvernement du Québec (1973), *Code des professions*, LRQ, c. C-26, Québec, Éditeur officiel du Québec.

—— (1989), *Code de déontologie des infirmières et infirmiers*, LRQ, Québec, Éditeur officiel du Québec.

GOYARD-FABRE, Simone (1983), *L'interminable querelle du contrat social*, Ottawa, Éditions de l'Université d'Ottawa.

GRANET, Marcel (1968), *La pensée chinoise*, Paris, Albin Michel.

Groupe de travail sur la notification des partenaires au Québec (1993), *La notification des partenaires de personnes infectées au VIH au Québec*, rapport final, ministère de la Santé et des Services sociaux du Québec.

GUILBERT, E., S. DUMAS et L. CYR (1994), *Grossesse à l'adolescence et interruption volontaire de grossesse. État de la situation et organisation des services de prévention*, Québec, Centre de santé publique de Québec.

HABERMAS, Jürgen (1991), *Morale et communication*, Paris, Cerf.

—— (1992), *De l'éthique de la discussion*, Paris, Cerf.

HARRIS, J. (1996), « Would Aristotle Have Played Russian Roulette », *Journal of Medical Ethics*, vol. 22, n° 4, p. 209-215.

HARVEY, Julien (1982), « Un appel en faveur de la vie : Pourquoi si mal reçu ? », *Relations*, vol. 42, n° 477, p. 32-37, 39.

HENNEZEL, Marie de (1995), *La mort intime*, préface de François Mitterand, Paris, Robert Laffont.

HIPPOCRATE (1990), *L'ancienne médecine*, édition préparée par J. Jouanna, Paris, Les Belles Lettres.

Hôpital Mount Sinai/Casey House Hospice (1995), *Un guide complet des soins aux personnes atteintes d'une infection à VIH. Module 4 : soins palliatifs*, Toronto.

HOTTOIS, Gilbert (1984), *Le signe et la technique*, Paris, Aubier.

JACQUARD, Albert (1982), *Au péril de la science*, Paris, Seuil.

—— (1984), *Inventer l'homme*, Bruxelles, Éditions Complexes.

JANKÉLÉVITCH, Vladimir (1986), *Les vertus et l'amour I*, Paris, Flammarion, coll. « Champs ».

JASPERS, Karl (1919), *Psychologie der Weltanschauungen*, Berlin

JEAN-PAUL II (1994), *Entrez dans l'espérance*, Paris, Plon/Mame.

—— (1995), *Lettre encyclique Evangelium Vitæ sur la valeur et l'inviolabilité de la vie humaine*, Cité du Vatican. (On peut trouver ce texte aux éditions Fides de même qu'aux éditions Paulines à Montréal.)

JECKER, N. S. et D. J. SELF (1991), « Separating Care and Cure : An Analysis of Historical and Contemporary Images of Nursing and Medicine », *The Journal of Medicine and Philosophy*, vol. 16, n° 3, p. 285-306.

JOHNSON, J. L. (1991), « Nursing Science : Basic, Applied, or Practical ? Implications for the Art of Nursing », *Advances in Nursing Science*, vol. 14, n° 1, p. 7-16.

JONAS, Hans (1974), « Technologie et responsabilité : pour une nouvelle éthique », *Esprit*, vol. 24, n° 9, p. 163-184.

—— (1996), *Le droit de mourir*, Paris, Rivages.

KANT, Emmanuel (1985a), *Critique de la raison pratique* [trad. Luc Ferry et Heinz Wismann], dans *Œuvres philosophiques II*, Paris, Gallimard, « Bibliothèque de la Pléiade ».

—— (1985b), *Fondements de la métaphysique des mœurs*, deuxième section [trad. Victor Delbos revue et annotée par Ferdinand Alquié], dans *Œuvres philosophiques II*, Paris, Gallimard, « Bibliothèque de la Pléiade ».

KÉROUAC, S., J. PÉPIN, F. DUCHARME, A. DUQUETTE et F. MAJOR (1994), *La pensée infirmière*, Laval, Éditions Études vivantes.

KEYSERLINGK, Edward W. (1979), *Le caractère sacré de la vie ou la qualité de la vie*, Ottawa, Commission de réforme du droit du Canada.

KIKUCHI, J. F. et H. SIMMONS (dir.) (1992), *Philosophy Inquiry in Nursing*, Californie, Sage Publications.

KIKUCHI, J. F., H. SIMMONS et D. ROMYN (1996), *Truth in Nursing Inquiry*, Californie, Sage Publications.

LABORIT, Henri (1974), *La nouvelle grille*, Paris, Robert Laffont.

—— (1983), *La colombe assassinée*, Paris, Grasset.

LADRIÈRE, Paul (1991), « La notion de personne, héritière d'une longue tradition », dans Simone NOVAES (dir.), *Biomédecine et devenir de la personne*, Paris, Seuil, p. 27-85.

LAMB, Marianne (1981), *Nursing Ethics in Canada : Two Decades*, mémoire de maîtrise, Département de nursing, Université d'Alberta.

LAVALLÉE, Carmen (1993), « À la frontière de l'éthique et du droit », *Revue de droit de l'Université de Sherbrooke*, vol. 24, n° 1, p. 1-70.

LEBEER, Guy (1997), « La violence thérapeutique », *Sciences sociales et santé*, vol. 15, n° 2, p. 69-96.

LEPLÈGE, A. et S. HUNT (1997), « The Problem of Quality of Life in Medicine », *Journal of the American Medical Association*, vol. 278, n° 1, p. 47-50.

LEVINAS, Emmanuel (1971), *Totalité et infini*, La Haye, Martinus Nijhoff.

—— (1972), *Humanisme de l'autre homme*, Paris, Fata Morgana.

—— (1982), *Éthique et infini*, Paris, Fayard.

—— (1983), *Le temps et l'autre*, Paris, PUF, Quadrige.

LEWIS, C. S. (1986), *L'abolition de l'homme* [trad. Irène Fernandez], Paris, Critérion.

LIDDELL AND SCOTT (1968), *A Greek-English Lexicon*, Oxford, Clarendon Press.

L'Infirmière canadienne / The Canadian Nurse (1988), «Position de l'AIIC sur les soins aux clients atteints du sida», vol. 84, n° 3, mars.

LLOYD, G. E. R. (1974), *Les débuts de la science grecque* [trad. J. Brunschwig], Paris, Maspero.

LOCKE, John (1972), *Essai philosophique concernant l'entendement humain*, édition préparée par E. Naert, Paris, Vrin.

Loi sur les services de santé et les services sociaux, LRQ, c. S-4.2.

McFARLANE, J. K. (1988), «Nursing: A Paradigm of Caring», dans G. FAIRBAN et S. FAIRBAN (dir.), *Ethical Issues in Caring*, Avebury, Aldershot.

MACHIAVEL, Nicolas (1980), *Le prince*, Paris, Garnier-Flammarion.

MALDINEY, Henri (1991), *Penser l'homme et la folie*, Paris, Jérôme Millon.

MALHERBE, J.-F. (1987), *Pour une éthique de la médecine*, Paris, Larousse.

MARCEL, Gabriel (1991), *Les hommes contre l'humain*, nouvelle édition, avec une préface de Paul Ricœur, Paris, Éditions universitaires.

MARTINEZ, Roy (1998), «An Ethic of Compassion in a World of Technique», *Laval théologique et philosophique*, vol. 54, n° 1, février, p. 83-90.

MASLOW, Abraham (1968), *Toward a Psychology of Being*, 2ᵉ éd., New York, D. Van Nostran Company.

MEYER, Philippe P. (1993), *L'irresponsabilité médicale*, Paris, Grasset.

—— (1998), *Leçons sur la vie, la mort et la maladie*, Paris, Hachette Littératures.

MILLER, B. K., T. J. MANSEN et H. LEE (1983), «Patient Advocacy: Do Nurses Have the Power and Authority to Act as Patient Advocate?», *Nursing Leadership*, vol. 6, juin, p. 56-60.

MINEAU, André, Gilbert LAROCHELLE et Thomas DE KONINCK (1998), «Le nazisme et l'idéologie de la santé: les avatars modernes de la dignité humaine», *Revue d'histoire de la Shoah. Le monde juif*, Paris, octobre.

Ministère de la Justice (1994), *Le mandat donné en cas d'inaptitude*, Québec.

MONOD, Jacques (1970), *Le hasard et la nécessité. Essai sur la philosophie naturelle de la biologie moderne*, Paris, Seuil.

MONTEFIORE, Alan (1996), «Identité morale», dans Monique CANTO-SPERBER (dir.), *Dictionnaire d'éthique et de philosophie morale*, Paris, PUF.

MOORE, G. E. ([1903], 1968), *Principia Ethica*, Cambridge University Press.

MORIN, Edgar (1981), *Science avec conscience*, Paris, Fayard.

—— (1982), « Préface », dans M. SALOMON, *L'avenir de la vie*, Paris, Seghers.

MORIN Lucien et Louis BRUNET (1996), *Philosophie de l'éducation, 2. La formation fondamentale*, Sainte-Foy et Bruxelles, Presses de l'Université Laval et De Boeck.

MORISSETTE, Michel R. (1994), « La notification des partenaires dans le contexte de l'infection au VIH : un conflit de droits et de devoirs ou un problème de communication ? », dans David J. ROY, Charles-Henri RAPIN et Michel R. MORISSETTE (dir.), *Archives de l'éthique clinique. Au chevet du malade : analyse de cas à travers les spécialités médicales*, Montréal, Centre de bioéthique, Institut de recherches cliniques de Montréal, coll. « Panetius ».

MORSE, J. M., S. M. SOLBERG, W. L. NEANDER, J. L. BOTTORFF et J. L. JOHNSON (1990), « Concepts of Caring and Caring As a Concept », *Advances in Nursing Science*, vol. 13, n° 1, p. 1-14.

MOSCOVICI, S. (1977), *Essai sur l'histoire humaine de la nature*, Paris, Flammarion.

NANJI, Azim (1991), « Islamic Ethics » dans Peter SINGER (dir.), *A Companion to Ethics*, Oxford, Basil Blackwell.

NÉDONCELLE, Maurice (1948), « *Prosôpon* et *persona* dans l'Antiquité classique », *Revue des sciences religieuses*, vol. 83, n° 3, p. 227-297.

NEUMAN, Edna L. (1979), « The Most Pressing Ethical Problems Faced by Nurses », *Practice Advances in Nursing Science*, vol. 1, n° 3.

NEWMAN, M. A. (1992), « Prevailing Paradigms in Nursing », *Nursing Outlook*, vol. 40, n° 1, p. 10-13.

NIETZSCHE, Friedrich (1963), *Werke in drei Bänden*, Darmstadt, Wissenschaftliche Buchgesellschaft, vol. III, *Aus dem Nachlass der Achtzigerjahr*.

—— (1991), *La volonté de puissance* [trad. Henri Albert], Paris, Le Livre de Poche.

OREM, D. E. (1971), *Nursing : Concepts of Practice*, New York, McGraw-Hill.

PARIZEAU, Marie-Hélène (1987-1988), « Classification progressive du champ de la bioéthique et de ses méthodes », *Réseaux*, Belgique, n°ˢ 53-54, p. 51-65.

—— (1989), *Bioéthique, méthodes et fondements*, Montréal, ACFAS.

PASCAL (1949), *Pensées*, Paris, Nelson, Ed. Brunschwicq.

PENCE, T. et J. CANTRALL (1990), « The Nurse as Advocate : Concepts and Controversy », dans *Ethics in Nursing : An Anthology*, New York, National League for Nursing, vol. 20, n° 2294.

PESCH, Otto Hermann (1994), *Thomas d'Aquin. Grandeur et limites de la théologie médiévale* [trad. Joseph Hoffmann], Paris, Cerf.

PINCKAERS, Servais (1987), « La dignité de l'homme selon Saint Thomas d'Aquin », dans *De dignitate hominis*, Mélanges offerts à Carlos-Josaphat Pinto de Oliveira, Freiburg Schweiz, Universitätsverlag.

PLATON (1935), *Politique* [trad. A. Diès], Paris, Les Belles Lettres.

—— (1951), *Les lois* [trad. A. Diès et É. des Places], Paris, Les Belles Lettres.

—— (1963), *Protagoras* [trad. A. Croiset], Paris, Les Belles Lettres.

—— (1989), *Phèdre* [trad. Luc Brisson], Paris, Flammarion.

POINCARÉ, Henri (1913), *Dernières pensées*, Paris, Flammarion.

PRIGOGINE, I. et L. STENGERS (1979), *La nouvelle alliance*, Paris, Gallimard.

PRUVOST, Philippe-André (1989), « Les régimes politiques et l'opinion », dans Jean-Marie THERRIEN, Philippe-André PRUVOST et Yves CONTANT, *Éthique et politique. Liberté et pouvoir*, Boucherville, Gaëtan Morin.

QUINN, C. A. et M. D. SMITH (1987), *The Professional Commitment : Issues and Ethics in Nursing*, Philadelphie, Saunders.

RECKLING, J. B. (1997), « Who Plays What Role in Decisions about Withholding and Withdrawing Life-Sustaining Treament ? », *Journal of Clinical Ethics*, vol. 8, n° 1, p. 39-45.

RENÉ, L. (1992), « Parler avec le malade », *Bulletin de l'Ordre des médecins*, juillet-août.

RICŒUR, Paul (1988), « Pour l'être humain du seul fait qu'il est humain », dans Jean-François DE RAYMOND (dir.), *Les enjeux des droits de l'homme*, Paris, Larousse.

—— (1996), *Soi-même comme un autre*, Paris, Seuil, coll. « Points ».

RINFRET, M. C., F. BOUCHER et C. GIROUX (1972), *100 femmes devant l'avortement*, Montréal, Éditions du Centre de planning familial du Québec.

ROMILLY, Jacqueline de ([1975], 1986), *Problèmes de la démocratie grecque*, Paris, Hermann, coll. « Agora ».

—— (1989), *La Grèce antique à la découverte de la liberté*, Paris, Éditions de Fallois.

RORTY, Amelia (1976), *The Identities of Persons*, Berkeley, University of California Press.

ROSTAND, Jean (1959), *Carnet d'un biologiste*, Paris, Stock.

ROUSSEL, Michel (1992), « Hippocrate de Cos », dans *Encyclopédie philosophique universelle, III, Les œuvres philosophiques*, Paris, PUF, t. 1.

ROY, David J. (1976), « La bioéthique : une responsabilité nouvelle pour le contrôle d'un nouveau pouvoir », *Relations*, vol. 36, n° 420, p. 308-312.

ROY, David J. (dir.) et Groupe de travail sur le sida / section éthique et législation (1988), *VIH et SIDA : rapport d'étude sur les aspects éthiques et juridiques*, ministère de la Santé et des Services sociaux du Québec.

ROY, David J. et A. M. WAECHTER (1985), « Médecine, éthique, anthropologie », Jacques DUFRESNE, Fernand DUMONT et Yves MARTIN (dir.), *Traité d'anthropologie médicale. L'institution de la santé et de la maladie*, Québec, Presses de l'Université du Québec, Institut québécois de recherche sur la culture, Presses Universitaires de Lyon, p. 1169-1217.

Roy, David J., J. R. WILLIAMS, B. M. DICKENS et J.-L. BAUDOUIN (1995), *La bioéthique, ses fondements et ses controverses*, Saint-Laurent, ERPI.

Sacrée Congrégation pour la doctrine de la foi (1980), *Déclaration sur l'euthanasie*, Rome.

SAILLANT, F. (1992), « La part des femmes dans les soins de santé », *Revue internationale d'action communautaire*, vol. 28, n° 66, p. 95-106.

SAILLANT, F. et E. GAGNON (1996), « Le *self-care*: de l'autonomie-libération à la gestion du soi », *Sciences sociales et santé*, vol. 14, n° 3, p. 17-45.

SAINT-JOHN-STEVAS, N. (1964), *The Right to Life*, New York, Holt, Rinehart and Winston.

Santé Canada (1989), *La confidentialité concernant la séropositivité à l'égard du VIH*, relevé hebdomadaire des maladies du Canada, vol. 158, 25 février.

SARTRE, Jean-Paul (1943), *L'être et le néant*, Paris, Gallimard.

—— (1966), *L'existentialisme est un humanisme*, Paris, Nagel.

SCHELER, Max (1958), *L'homme du ressentiment*, Paris, Gallimard.

SEGESTEN, K. (1993), « Patient Advocacy. An Important Part of the Daily Work of the Expert Nurse », *Scholarly Inquiry for Nursing Practice: An International Journal*, vol. 7, n° 2, p. 129-135.

SELWYN, P. A. (1989), « Knowledge of HIV Antibody Status and Decisions to Continue or Terminate Pregnancy », *Journal of the American Medical Association*, vol. 261, n° 24, 23 juin, p. 3567-3571.

SERTILLANGES, A. S. (1946), *La philosophie morale de saint Thomas d'Aquin*, Paris, Aubier.

SHAKESPEARE (1988), *Hamlet* [trad. Yves Bonnefoy], Paris, Mercure de France.

SILVA, M. C. (1995), « Politics: The Neglected Ethical Dimension of an Ethic of Care », *Nursing Connections*, vol. 8, n° 3, p. 43-46.

SILVERMAN, Henry (1997), « The Role of Emotions in Decisional Competence, Standards of Competency, and Altruistic Acts », *The Journal of Clinical Ethics*, vol. 8, n° 2, p. 171-175.

Société royale du Canada (1988), *Le SIDA: l'état de la question au pays*, Ottawa.

SOMERVILLE, M. et N. GILMORE (1987), *HIV Antibody Testing in Canada*, Montréal, Université McGill.

SOPHOCLE (1960), *Œdipe à Colone*, texte établi par Alphonse Dain [trad. Paul Mazon], Paris, Les Belles Lettres.

SPAEMANN, Robert (1997), *Bonheur et bienveillance. Essai sur l'éthique* [trad. Stéphane Robillard], Paris, PUF.

SPIKE, Jeffrey (1997), « What's Love Got to Do with It? The Altruistic Giving of Organs », *The Journal of Clinical Ethics*, vol. 8, n° 2, p. 165-175.

SPINOZA (1965), *Éthique* [trad. Appuhn], Paris, Garnier-Flammarion.

SWAIN, Gladys (1994), *Dialogue avec l'insensé*, Paris, Gallimard.

TAYLOR, Charles (1989), *Sources of the Self*, Cambridge University Press.

—— (1992), *Grandeur et misère de la modernité*, Québec, Bellarmin.

TESTART, Jacques (1997), *Pour une éthique planétaire* (avec Jens Reich), Paris, Mille et une nuits.

THOMAS D'AQUIN (saint) (1950), *Summa theologiæ*, édition préparée par T. Caramells, Rome, Marietti.

—— (1984), *Somme théologique*, Paris, Cerf.

THOMAS, Lewis (1983), *The Youngest Science. Notes of a Medicine-Watcher*, New York, Viking Press.

—— (1992), *The Fragile Species*, New York et Don Mills (Ont.), Charles Scribner's Sons et Maxwell Macmillan Canada.

TOLSTOÏ, Léon (1993), *La mort d'Ivan Ilitch. Nouvelles et récits (1851-1885)*, Paris, GF-Flammarion.

TUNG CHUNG-shu (1963), « Ch'un-ch'iu fan-lu (Luxuriant Gems of the Spring and Autumn Annals)», dans Wingtsit Chan (trad. et comp.), *A Source Book in Chinese Philosophy*, Princeton University Press, chap. 35.

VALADIER, Paul (1990), *Inévitable morale*, Paris, Seuil.

VAN ASBECK, F. M. (dir.) (1949), *The Universal Declaration of Human Rights and its Predecessors (1679-1948)*, Leiden, E. J. Brill.

VAN RENSSELAER, Potter (1971), *Bioethics : Bridge to the Future*, Englewood Cliffs, Prentice-Hall.

Vatican II (1967), *Gaudium et spes*, dans *Concile œcuménique I, Vatican II*, Paris, Centurion.

VON BERTALANFFY, Ludwig ([1928], 1962), *Modern Theories of Development. An Introduction to Theoretical Biology*, New York, Harper Torchbooks.

WATSON, J. (1979), *Nursing : The Philosophy and Science of Caring*, Boston, Little, Brown and Co.

WEBB, C. (1996), « Caring, Curing, Coping: Towards an Integrated Model », *Journal of Advanced Nursing*, vol. 23, p. 960-968.

WEIL, Éric (1971), *Philosophie politique*, 3ᵉ éd., Paris, Vrin.

WHITE Michael et John GRIBBIN (1992), *Stephen Hawking. A Life in Science*, Londres, Penguin Books.

YOUNG, Allan (1990), « Moral Conflicts in a Psychiatric Hospital Treating Combat-Related Posttraumatic Stress Disorder (PTSD) », G. WEISZ (dir.), *Social Science Perspectives on Medical Ethics*, Dordrecht, Kluwer Academic Publishers, p. 65-82.

Notes biographiques

Danielle Blondeau est infirmière et a obtenu un doctorat en philosophie. Elle est professeure titulaire à la Faculté des sciences infirmières de l'Université Laval. Elle s'intéresse à la bioéthique, à l'éthique et à la déontologie. Ses recherches portent sur les fondements de l'éthique, la mort, les directives de fin de vie, la population séropositive et le don d'organes. Elle a publié plusieurs articles et quelques ouvrages dont, notamment, un livre cosigné avec le juge Jean-Louis Baudouin, *Éthique de la mort et droit à la mort* (Presses universitaires de France, 1993). Elle a également dirigé un ouvrage collectif destiné à l'enseignement de l'éthique, *De l'éthique à la bioéthique : repères en soins infirmiers* aux Éditions Gaëtan Morin.

Thomas De Koninck est professeur titulaire à l'Université Laval et ancien doyen de la Faculté de philosophie de la même université. Maître es arts (Université d'Oxford, Angleterre) et docteur en philosophie (Université Laval, Québec), il a été boursier Rhodes, Stipendiat de la Alexander von Humboldt-Stiftung, professeur à l'Université Notre-Dame (É.-U.), à l'Université de Bourgogne et à l'Institut d'études politiques de Paris. Son ouvrage *De la dignité humaine* (Presses universitaires de France, 1995) a été couronné en 1996 par le prix La Bruyère de l'Académie française.

Jacqueline Fortin est infirmière. Elle a une maîtrise en sciences infirmières, une maîtrise en théologie et a fait des études doctorales en philosophie. Elle est conseillère en éthique au Centre hospitalier de l'Université de Montréal (CHUM), préside le Comité de bioéthique de cet établissement de santé et fait partie de plusieurs comités d'éthique au Québec. Elle enseigne la bioéthique et l'éthique de gestion des services de santé à l'Université de Montréal. Elle a publié plusieurs articles et collaboré à des ouvrages collectifs touchant à l'éthique et à la bioéthique.

Martine Francis a une maîtrise en philosophie de l'Université Laval. Depuis huit ans, elle enseigne au Département de philosophie du cégep de Lévis-Lauzon. Présentement, elle poursuit des études de maîtrise en éthique de l'enseignement au Québec.

Éric Gagnon est chercheur-boursier rattaché à la Direction de la santé publique de Québec et au Département de médecine sociale et préventive de l'Université Laval. Ses objets d'étude actuels sont les soins domestiques, l'entraide et les différentes significations de l'autonomie dans l'univers de la santé. Il a publié *Les comités d'éthique. La recherche médicale à l'épreuve* (Presses de l'Université Laval, 1996).

Pierre Gaudette est, depuis 1967, professeur d'éthique fondamentale à la Faculté de théologie et de sciences religieuses de l'Université Laval. Il a été doyen de la Faculté de théologie (1974-1982), membre du Comité catholique du Conseil supérieur de l'éducation (1979-1985). Il est présentement membre de la Commission théologique internationale. Sa recherche porte principalement sur les principes fondamentaux de la morale et sur les questions d'interculturalité. Il est l'auteur d'un ouvrage intitulé *Le péché* (Novalis, 1991).

Colette Gendron est professeure titulaire retraitée de l'Université Laval et membre du Groupe de recherche multidisciplinaire féministe de l'Université Laval (GREMF). Elle s'intéresse particulièrement à la question de l'avancement des femmes et ses recherches portent sur les pertes, le deuil et la mort. Son dernier ouvrage, *La mort, condition de la vie* (Presses de l'Université du Québec, 1997), en collaboration avec Micheline Carrier, a obtenu le Prix de la ministre de l'Éducation pour l'avancement de la condition féminine, de même qu'une mention de la ministre dans la catégorie volume (1998) pour la valeur pédagogique servant à la formation universitaire de premier cycle.

Martin Hébert est avocat de pratique privée. Il s'est récemment joint à l'équipe du droit de la santé du cabinet Heenan Blaikie. Il a une maîtrise en bioéthique et en droit de la santé du King's College, à Londres. Il a enseigné dans plusieurs universités du Québec. En tant qu'avocat, il a représenté, entre autres, des établissements de santé et de services sociaux, des associations d'établissements, ainsi que des regroupements de professionnels. Il a siégé comme commissaire à la Commission royale d'enquête sur les nouvelles techniques de reproduction (1989-1991). Membre fondateur de la Société de médecine et de droit du Québec, il est membre de la Société canadienne de bioéthique et fait partie de plusieurs comités d'éthique en milieu hospitalier.

Cécile Lambert, B.Sc.N. (Toronto), M.A. (McGill), Ph.D. (Montréal), est professeure titulaire au Département des sciences infirmières de l'Université de Sherbrooke. Elle est présidente du comité de déontologie de la recherche sur l'humain de la Faculté de médecine de l'Université de Sherbrooke et du Centre universitaire de santé de l'Estrie et membre des unités Fondements et Formation du Réseau FRSQ de recherche en éthique clinique. Elle coordonne les travaux du regroupement Université de Sherbrooke-Collèges d'Estrie-Montérégie-Beauce pour la partie universitaire.

Lucien Morin est professeur titulaire d'éthique et de philosophie de l'éducation à la Faculté des sciences de l'éducation de l'Université Laval. Il a fait des études doctorales de philosophie à l'Université Laval et des études doctorales en sciences de l'éducation à l'Université Laval et à l'Université de Caen. Il a mené des recherches postdoctorales avec René Girard, à la Stanford University. Ses travaux portent sur la logique et la philosophie des sciences, l'éthique et la bioéthique, la justice et la violence, l'éducation à la paix, l'éducation aux valeurs, l'éducation en prison. Il a publié, en collaboration avec Louis Brunet,

Philosophie de l'éducation, 2. La formation fondamentale (Presses de l'Université Laval, 1996).

Michel R. Morissette est médecin omnipraticien. Il travaille dans le domaine du sida depuis 1986, à la clinique de l'Unité hospitalière de recherche, d'enseignement et de soins du sida (UHRESS) du Centre hospitalier universitaire de Québec (CHUQ) – pavillon CHUL et à la Direction de la santé publique de Québec, où il s'occupe de la prévention des MTS-sida. Il est membre du comité de bioéthique du CHUQ depuis plusieurs années.

Raymonde Vézina, travailleuse sociale, fait actuellement partie de l'équipe de soins palliatifs de l'Hôpital Laval, à Québec. Elle a travaillé aux cliniques de planning familial du Centre hospitalier de l'Université Laval (1981-1990) et de l'Hôpital Saint-François d'Assise (1991-1995). Elle est régulièrement conférencière invitée dans le cadre de cours d'éthique médicale et de déontologie infirmière à l'Université Laval. Elle a écrit des articles portant sur l'interruption volontaire de grossesse et la grossesse non planifiée.

Table

DEUXIÈME PARTIE

Éthique, valeurs et profession infirmière

TROISIÈME PARTIE
Droits des bénéficiaires

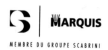

MEMBRE DU GROUPE SCABRINI

Québec, Canada
2006